図表でわかる

臨床症状・検査異常値のメカニズム

著者／奈良　信雄

第一出版

【著者紹介】

奈良 信雄　日本医学教育評価機構常勤理事
順天堂大学医学部客員教授
東京医科歯科大学名誉教授

はじめに

メタボリックシンドロームや生活習慣病の増加を受け，保健医療従事者の役割も大きく変貌してきています。

社会習慣の変化や，医療費の高騰などの諸問題を受け，薬物中心の医療偏重に対して反省がみられるようになりました。すなわち，生活習慣病などに対しては，動脈硬化が基になって心筋梗塞や脳梗塞などといった重症の病気になる前に，食生活や運動習慣を見直し，事前に予防することの重要性が強調されるようになっています。こうした背景を受け，健診・保健指導の効果に大きな期待が寄せられるようになったわけです。すなわち，国民が健康的な生活を送る上でもっとも重要でかつ基本的な食生活に対して適切なアドバイスを行い，指導・教育を行うことが管理栄養士をはじめとする保健医療従事者に求められています。

このようなニーズに十分に対応していくには，生活習慣病はもちろんのこと，肝臓病，腎臓病，貧血などを始め，食事療法が重要な役目をもつ疾患などにおいて，病気そのものに関する知識，とりわけ病態生理を理解しておくことが重要になります。NSTをはじめとするチーム医療にたずさわる関係者にはもちろん，さらには介護現場のスタッフにおいても，患者や利用者の身体状況の維持・改善のために必要な知識を得るのにお役に立てることと思います。

本書では，臨床症状や疾患がどのような病態生理で発生しているのか，またそれを解き明かすのに有用な検査値の読み方などを解説することにしました。とくに理解を助けるのに役立つよう，図や表を多く取り入れるようにしました。

是非本書を十分にご活用いただき，各疾患の病態生理を中心とした特徴を理解いただいた上で保健指導や栄養指導，食事療法に当たっていただきたいと思います。日頃の業務でご多忙を極める保健医療従事者の方々にとっても，業務の合間に読みやすいように工夫してあります。また，これらの職種を目指して勉学に励む学生諸君にとっても，きっと役立つものと信じております。皆さんのご努力によって国民の生活習慣が大きく改善され，もって国民の健康が増進され，疾病の予防・改善が行われることを切望しています。

本書の刊行にあたっては第一出版編集部の甚大なるご協力をいただきました。ここに深謝します。

2008年初夏　　　　著者　識す

CONTENTS

第2章　検査異常値になるメカニズム

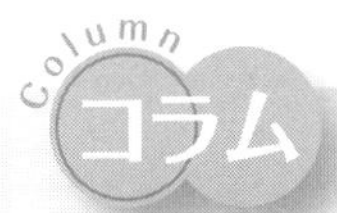
Column
コラム

第3章　検査の基準値

第1章
臨床症状が起こるメカニズム

I 臨床症状の種類と特徴

臨床症状には肥満ややせ，悪心・嘔吐，発熱，頭痛・腹痛など，様々なものがある。ここでは，主要な臨床症状における定義，メカニズム，原因疾患，臨床症状，診断，治療などについてまとめた。

臨床症状 1

肥満（ひまん）

英文

obesity

定義

体内の脂肪が増加した状態を肥満という。肥満症は，肥満度｛(実測体重－標準体重)÷標準体重｝が20%以上またはBMIが25以上で，肥満による健康障害や，肥満が原因となり健康障害を起こす危険性が高い場合を指す(1-1)。

メカニズム

肥満は，エネルギーの供給と消費のバランスが正に傾き，脂肪組織が身体に過剰に蓄積して生じる。

原因疾患

肥満の原因には，単純性肥満（本態性肥満，原発性肥満）と，基礎疾患に附随する症候性肥満とがある。

BMI	日本肥満学会の判定	WHO基準
＜18.5	やせ	低体重
18.5≦～＜25	普通	正常
25≦～＜30	肥満（1度）	前肥満
30≦～＜35	肥満（2度）	Ⅰ度
35≦～＜40	肥満（3度）	Ⅱ度
40≦	肥満（4度）	Ⅲ度

＊1-1　**体重増加の判断基準**＊

BMIは体重(kg)÷身長(m)÷身長(m)により算出する。

標準体重(理想体重)はBMI22とする。

単純性肥満は，遺伝的要因のほかに，食習慣・嗜好などによるエネルギーの摂り過ぎや運動不足に基づくもので，肥満者の90～95％を占める(1-2)。

症候性肥満は，クッシング症候群（副腎皮質機能亢進症）などの内分泌疾患によるものが多く，前頭葉疾患，視床下部疾患，遺伝性疾患などがある(1-3)。

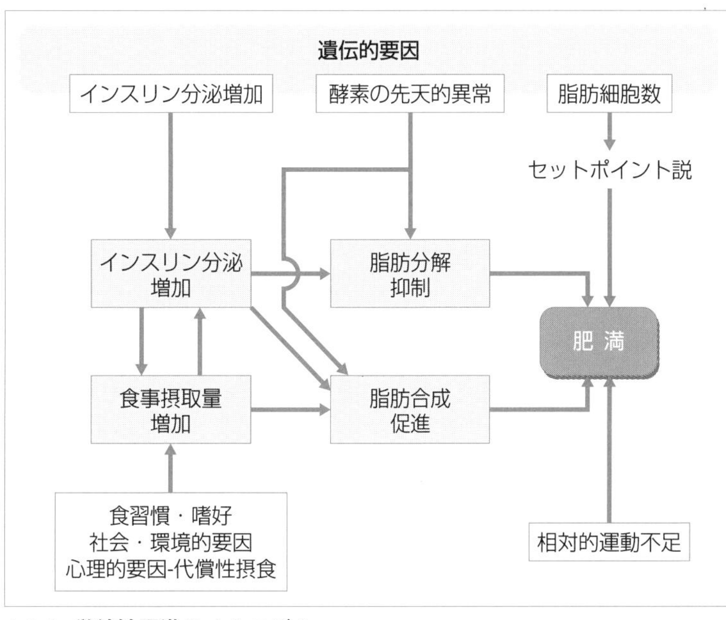

＊1-2 単純性肥満のメカニズム

前頭葉疾患	前頭葉ロボトミー，前頭葉腫瘍
視床下部疾患	フレーリッヒ症候群，頭蓋咽頭腫，炎症，外傷
内分泌疾患	クッシング症候群，粘膜水腫，偽性副甲状腺機能低下症，副腎皮質ステロイド薬による治療，インスリノーマ，スタイン・レーベンタール症候群
遺伝性疾患	ローレンス・ムーン・バルデ・ビードル症候群，プラダー・ウィリー症候群

＊1-3 症候性肥満の原因疾患＊

肥満は，脂肪の体内分布から，次のように分類される。

・上半身肥満，下半身肥満
・中心性肥満，末梢性肥満
・内臓蓄積型肥満，皮下型肥満

内臓蓄積型肥満と皮下型肥満の鑑別は，腹部CT検査で判定する。

臨床症状

肥満症は，脂質異常症，高血圧症，糖尿病，虚血性心疾患などを伴いやすい。これらは，特に上半身肥満，中心性肥満，内臓蓄積型肥満に多く発生しやすい。

診　断

①**身体計測**　身長，体重，ウエスト／ヒップ比，皮脂カリパスを用いた皮下脂肪厚，インピーダンス法による体脂肪量などを測定し，判定する。

②**CT検査**　臍部での横断面で内臓に分布する脂肪面積と皮下に分布する脂肪面積を算出し，その比が0.4以上を内臓蓄積型肥満と判定する。

③**エコー検査**　内臓蓄積型肥満の診断に有用である。

治　療

①**食事療法**　肥満の食事療法の基本は，エネルギー出納を負に保ち，除脂肪組織の減少を抑制しながら体脂肪の燃焼を促進する。

②**生活習慣の改善**　食生活の改善が肥満の治療になるということを自覚させ，適切な食事療法を実行させるように指導する。

③**運動療法**　治療の動機付け，基礎代謝の亢進に有用である。高血圧などの合併症がなければ１日１万歩の歩行を指導する。

④**手術**　重症例では胃縮小術を行う。

メ　モ

①**β_3アドレナリン受容体遺伝子**

β_3アドレナリン受容体は，脂肪組織に特異的に存在し，熱産生と脂肪分解に関わっている。このβ_3アドレナリン受容体遺伝子の異常は肥満，特に内臓蓄積型肥満に関連するとされる。

②**レプチン**　脂肪組織から分泌され，視床下部満腹中枢を刺激して食欲を抑制し，エネルギー消費の亢進などの作用がある。レプチン作用の障害が肥満につながるとされる。

臨床症状 ②

やせ（るい痩）

英文 emaciation, leanness

定 義

脂肪組織だけでなく，筋肉組織のタンパク量が減少した状態をいい，肥満度が－10～－20％を体重減少，－20％未満をやせ（るい痩）とすることが多い。また，BMIが18.5未満の場合もやせとされている（p.2, 1-1）。

メカニズム

やせは，エネルギーの供給と消費のバランスが負に傾き，脂肪組織や除脂肪組織が減少して生じる。

原因疾患

やせをきたす体重減少の主な原因には，2-1のようなものがある。

やせは，その原因から単純性やせ

食物摂取量の低下	**食物不足**：栄養失調 **食欲不振，拒食**：食欲中枢異常（脳腫瘍，脳血管障害），精神神経疾患（不安神経症，うつ病），消化管疾患（胃炎，胃潰瘍，胃ガン），全身性疾患（感染症，肝不全，腎不全，悪性腫瘍，高カルシウム血症），中毒（薬物中毒，アルコール中毒），その他（神経性食欲不振症） **食物通過障害**：食道ガン，球麻痺
消化・吸収の障害	**消化管の異常**：切除胃，膵炎 **吸収の異常**：潰瘍性大腸炎，吸収不良症候群，慢性下痢，小腸手術後
栄養素の利用障害	**先天性代謝異常**：ガラクトース血症，リピドーシス **ホルモン作用異常**：糖尿病，アジソン病 **その他**：肝不全，鉛中毒，ヒ素中毒
代謝の亢進	**ホルモン作用異常**：甲状腺機能亢進症，褐色細胞腫 **その他**：悪性腫瘍，感染症（肺結核），覚醒剤中毒
摂取エネルギーの喪失	**寄生虫症**：条虫症，回虫症 **尿細管異常**：ファンコニー症候群，腎性糖尿 **体液の喪失**：外傷，外科手術

＊2-1 **体重減少の原因**＊

と症候性やせに分類できる。

単純性やせは，生来やせていて身体の機能には異常のない体質性やせや，食物不足やダイエットが原因で起こる。

症候性やせは，神経性食欲不振症（2-2）にみられるような精神的影響や，食欲中枢異常や消化管疾患のために食欲不振や拒食があったり，消化・吸収の障害が原因で起きる。また，代謝の亢進，内分泌疾患（糖尿病，アジソン病，甲状腺機能亢進症など）などでもやせになる。悪性腫瘍や肺結核などの重症もしくは慢性消耗性疾患では，末期に高度のやせとなり，皮膚が乾燥して弛緩し，眼窩や両頬がくぼんで特徴的な顔貌になる。このときの顔貌を悪液質（cachexia）という。

臨床症状

やせそのものには，自覚症状はない。内分泌疾患や悪性腫瘍など，基礎疾患が原因となっている場合には，基礎疾患に基づく症状がある。

診　断

①**身体計測**　身長，体重などを計測し，判定する。

②**検体検査**　尿検査，血液生化学検査（炎症反応，血糖値，ホルモン値など），腫瘍マーカー，便潜血反応検査を行う。

③**画像検査**　胸部X線検査，腹部エコー検査，上部内視鏡検査，胸部・腹部CT検査などを行い，やせとなる基礎疾患の有無を診断する。

治　療

①**原因療法**　症候性やせには，原因となった基礎疾患を治療することが欠かせない。

②**食事・栄養療法**　適切なエネルギーと栄養素のバランスがとれた食事を行う。必要に応じ，経鼻腔栄養，経中心静脈栄養による高カロリー輸液を行う。

メ　モ

やせでは単なる体重や脂肪組織の減少にとどまらず，自律神経系や内分泌系の異常を伴うことがあるので，注意する。

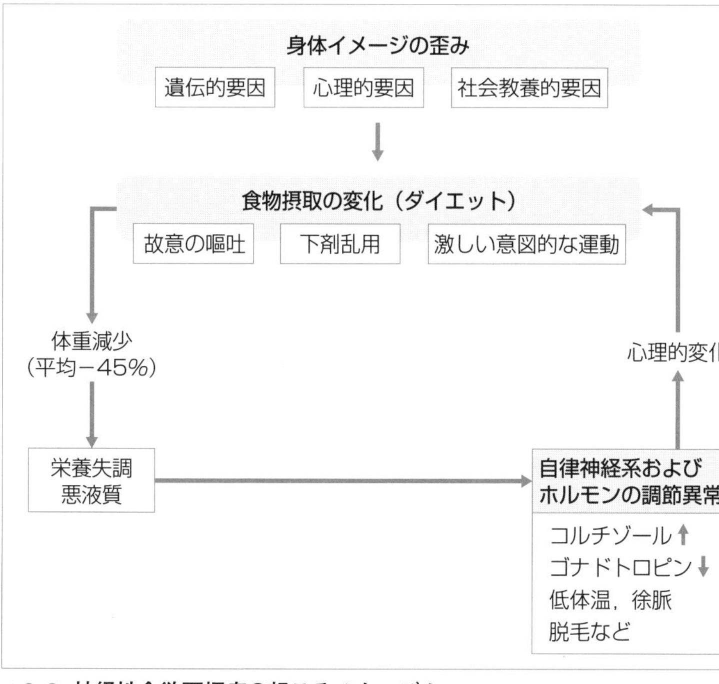

＊2-2 神経性食欲不振症の起こるメカニズム＊

臨床症状 3

食欲不振（しょくよくふしん）

英文

appetite loss, anorexia

定義

食欲不振は，食物を摂取したいという人間本来がもつ生理的な欲求の食欲が低下もしくは消失した状態である。

メカニズム

食欲は，視床下部外側核にある空腹中枢と，視床下部腹内側核にある満腹中枢によってコントロールされている。空腹中枢が刺激されると食欲を感じ，満腹中枢が刺激されると食欲が抑制される。しかし，3-1のように空腹中枢が破壊されると食欲が抑制され，満腹中枢が破壊されると食欲を感じる。

空腹中枢，満腹中枢は，血糖値，インスリン・グルカゴン・甲状腺ホルモン・副腎皮質ホルモンなどのホルモン刺激，胃壁をはじめとする消化管粘膜の緊張状態などの影響を受ける。さらに食欲は，視覚，嗅覚，味覚からの刺激にも影響され，精神，心理，記憶などの大脳皮質のはたらきの作用も受ける（3-2）。

食欲不振は，食欲をコントロールする中枢性，末梢性の調節が障害されて起きる。病的な要因だけでなく，生理的要因や環境要因も加わっていたりする。

原因疾患

食欲不振は，消化器疾患をはじめ，感染症や内分泌疾患など，多くの疾患で発生しうる。急性肝炎，慢性肝炎の急性増悪，高齢者の胃潰瘍，うつ病などが原因になったりする（3-3）。

臨床症状

食事が全く食べられなかったり，固形物が食べられなかったりする。体重減少を伴うことも多い。原因となる疾患により，全身倦怠感，黄疸，悪心，嘔吐，腹痛，浮腫，発熱，めまいなどの症状を伴う。

診断

食欲不振は自覚症状から判断するが，体重の変化，体温，皮膚，便通などに注意する。

食欲不振をきたす原因を判断するために，心理検査，血液検査，尿検査，X線検査などを行って基礎疾患の有無を診断する。

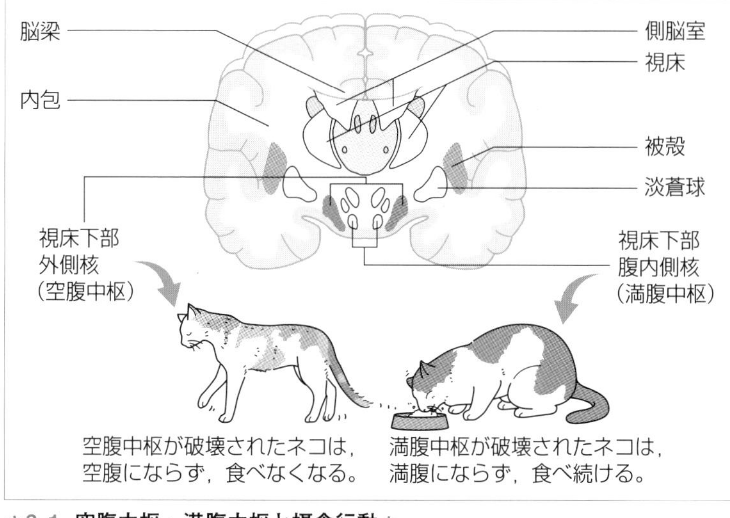

＊3-1　**空腹中枢・満腹中枢と摂食行動**＊

両中枢は外耳道から吻側約11～12mmの位置にあり，大きさは約1mmである。

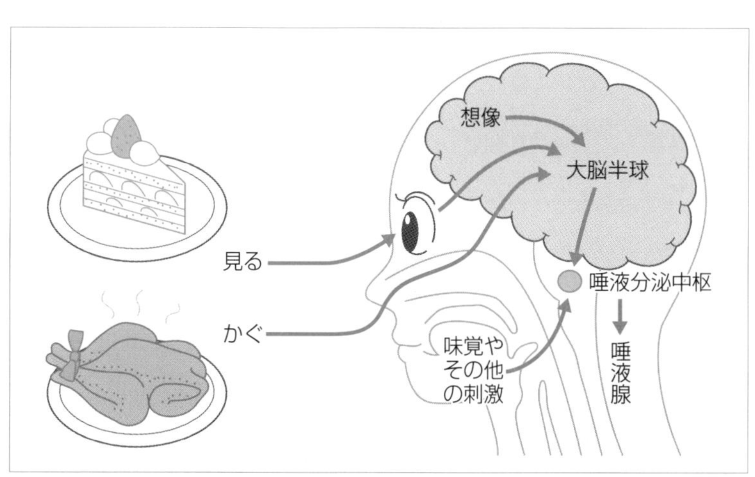

＊3-2　**視覚，嗅覚，味覚によっても食欲をかきたてる**＊

好きなデザートを見たり，肉の焼けたにおいをかいだりすると，唾液分泌中枢が刺激され，唾液腺から唾液が分泌される。また，胃腸運動が活発になる。

治　療

①**原因療法**　基礎疾患を診断し，その治療を行う。

②**栄養療法**　必要に応じて入院させ，飢餓状態や脱水に応じて補液や中心静脈栄養を行う。

メ　モ

食欲不振は精神的・心因的側面が大きい。基礎となる器質的疾患が否定されたときは，心療内科や精神科医の診察を勧める。

生理的要因	ストレス，過労・睡眠不足，二日酔い，妊娠悪阻（つわり），運動不足
環境要因	高温・多湿（夏バテ），食事がまずい，口に合わない
病的要因	**消化器疾患：**胃・十二指腸潰瘍，急性胃炎・慢性胃炎，胃ガン，胆石症，急性肝炎，慢性肝炎，肝硬変，肝臓ガン，膵臓ガン，過敏性腸症候群，急性腸炎，大腸ガン **感染症：**上気道炎，気管支炎，肺炎，尿路感染症，敗血症，ウイルス感染症 **内分泌疾患：**甲状腺機能低下症 **脳血管障害：**脳梗塞，脳出血 **血液疾患：**鉄欠乏性貧血，白血病，悪性リンパ腫 **腎疾患：**腎炎，腎不全 **精神神経疾患：**うつ病，不安神経症
悪性腫瘍	腫瘍の産生する食欲低下物質の産生，抑うつ状態，ガン性疼痛
薬剤による副作用	抗菌薬，非ステロイド性消炎鎮痛薬，降圧薬，抗ガン薬など

＊3-3　**食欲不振の原因**＊

悪心・嘔吐

英文 nausea, vomiting

定義

悪心は,「嘔吐したい」あるいは「嘔吐しそうだ」といった差し迫った感覚や心理的体験のことで，嘔気とも呼ばれる。嘔吐は，胃の内容物が食道，口腔を通して体外に排出される現象である。

メカニズム

4-1は悪心・嘔吐をきたす刺激経路を示したもので，これらに関係する中枢は，延髄網様体にある嘔吐中枢と第4脳室底にある化学受容器引金帯(chemoreceptor trigger zone：CTZ）である。これらの中枢へ消化管や身体各部から求心性迷走神経や交感神経を介する刺激，大脳皮質や小脳などの高位中枢からの刺激，脳圧亢進や脳循環障害による直接刺激，代謝障害や中毒での催吐性物質による刺激が伝わり，嘔吐が起きる。

嘔吐は，まず胃内圧の上昇と胃噴門の弛緩によって胃内容物が食道内へ逆流し，次いで横隔膜の収縮による胸腔内圧の上昇によって胃内容物が口腔内へ逆流し，口腔から吐出するという現象で起きる(4-2)。

原因疾患

悪心・嘔吐は，反射性嘔吐と中枢性嘔吐に分けることができる(4-3)。消化器疾患をはじめとして，脳出血や内耳疾患，薬物中毒，心理的・感情的要因などが原因になる。

臨床症状

悪心・嘔吐現象のほか，基礎疾患によって随伴症状がある。

①**神経性**　頭痛，めまい，意識障害，麻痺など。

②**心因性**　不定愁訴(ふていしゅうそ)など。

③**代謝・内分泌性**　各疾患に特徴的な症状がある。

④**薬物・化学物質**　各薬物・化学物質に応じた症状がある。

⑤**消化器性**　腹痛，便通異常，発熱，黄疸など。

診断

臨床症状に加え，体温，脈拍，血圧，呼吸，意識状態などのバイタルサインを確認する。基礎疾患を診断するには，尿検査，血液検査，腹部X線検査・エコー検査・CT検査・内視鏡検査，頭部CT検査・MRI検査などを行う。

治　療

①原因療法

・基礎疾患に応じた治療を行う。

②対症療法

・経口摂取ができる場合：制吐薬を内服する。

・症状が強く内服できない場合：制吐薬を筋注，静注，座薬などで代用する。

③嘔吐による合併症への対応

・気道閉塞や誤嚥の予防：仰臥位（ぎょうがい）ではなく側臥位にする。

・頻回の嘔吐による脱水，電解質異常の補正：適宜輸液を行う。

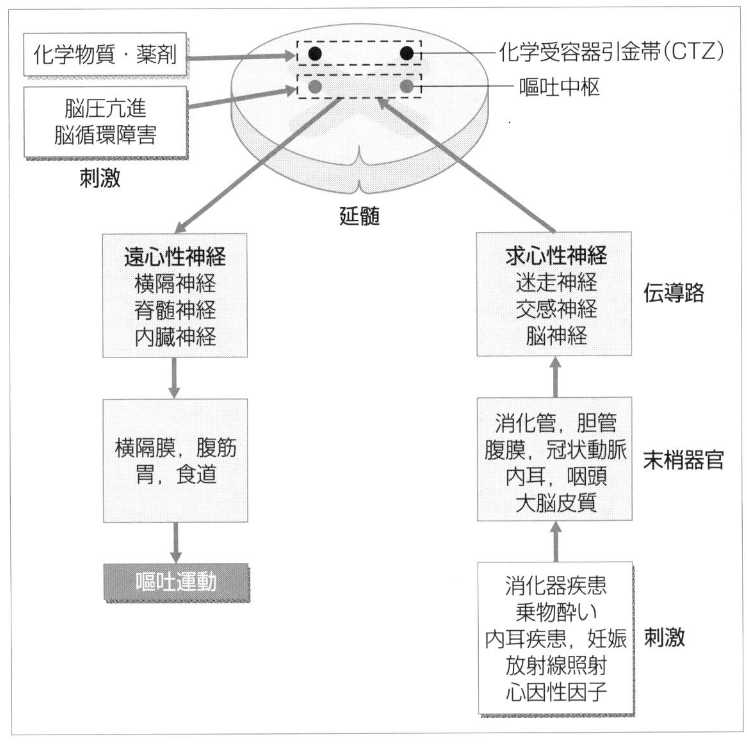

＊4-1　悪心・嘔吐をきたす刺激経路＊

メモ

嘔吐中枢の近くには，呼吸中枢，血管運動中枢，消化管運動中枢，唾液分泌中枢，前庭神経核などが密集している。このため，悪心・嘔吐をきたすような刺激が嘔吐中枢に作用する際には，これらの中枢も刺激されやすい。この結果，悪心・嘔吐の際には，冷汗，唾液分泌亢進，顔面蒼白，脈拍微弱，徐脈，頻脈，血圧動揺，めまいなどの多彩な症状がみられることが多い。

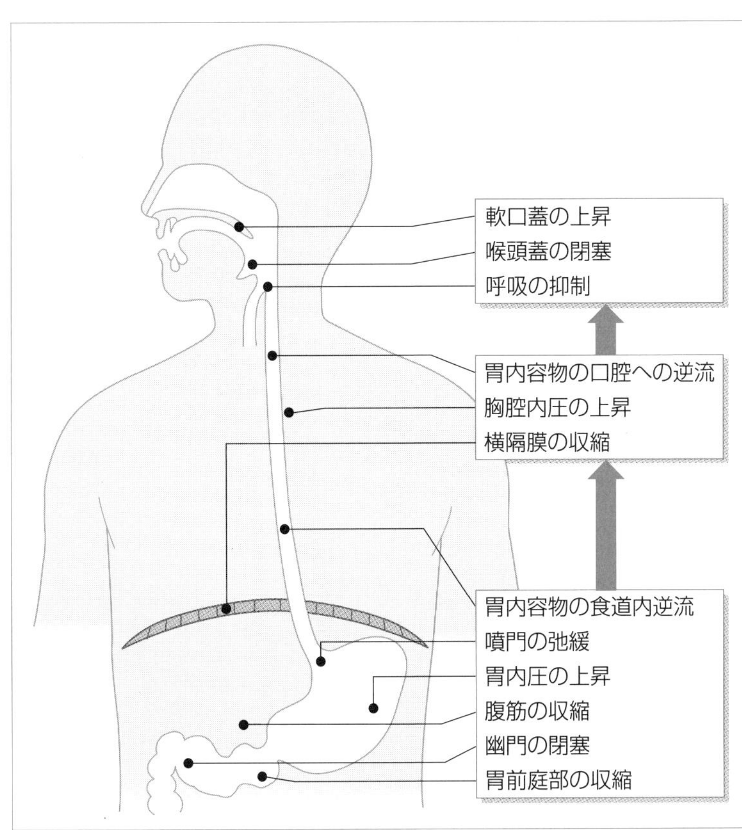

＊4-2 嘔吐が起きるときの消化管の動き＊

反射性嘔吐	
肝・消化管経由	**咽頭刺激症状：**指の挿入，異物，舌・咽頭炎 **消化器疾患：**胃・十二指腸疾患（胃炎，胃潰瘍，胃ガン，幽門狭窄，十二指腸潰瘍），腸疾患（イレウス，腸炎，食中毒，虫垂炎，上腸間膜動脈症候群），肝・胆道疾患（急性肝炎，肝硬変，胆のう炎，胆石症），膵疾患（急性膵炎，慢性膵炎），腹膜疾患（腹膜炎），尿路疾患（尿路結石），婦人科系疾患（子宮付属器炎）
前庭器経由	メニエール病，中耳炎，動揺病（乗物酔い）
その他	片頭痛，心不全，心筋梗塞
中枢性嘔吐	
脳圧亢進，脳循環障害	脳腫瘍，脳出血，クモ膜下出血，髄膜炎，緑内障
薬物	シスプラチン, ジギタリス製剤, モルヒネなど
代謝性・内分泌性・中毒性疾患	腎不全（尿毒症），糖尿病ケトアシドーシス，アジソン病，妊娠悪阻（つわり），周期性嘔吐症
精神性嘔吐	心因性･神経性食欲不振症，うつ状態，視覚･聴覚・味覚刺激

＊4-3　**悪心・嘔吐の原因疾患**＊

便秘（べんぴ）

英文 constipation

定 義

便秘は，糞便が腸管内に異常に長く停滞したり，通過時間が異常に延長して，排便回数や排便量が減少した状態をいう。糞便が腸管内に長く停滞する結果，水分量が減少して糞便は硬くなる。排便回数や排便量は個人差が大きく，また食事の内容や量によっても変動するので便秘の定義は難しいが，一般には排便回数の減少（3～4日以上にわたり排便がない），便量の減少（35 g/日以下），硬い便の排出のいずれかによって排便に困難を感じた状態と定義する。

メカニズム

胃および小腸で消化・吸収された食物の残渣は，水分の吸収を受けながら，結腸の運動によって直腸へ送られる(5-1)。この結腸の運動は食後，特に朝食後に強く起こり，直腸内の便量が増加して直腸内圧が高まり，直腸壁を伸展させる。この直腸壁伸展刺激は直腸壁に分布する神経末梢から骨盤神経を介して仙髄の排便中枢および大脳に伝わる。この結果，便意を催し，さらに排便中枢は直腸の強い収縮を起こし，大脳の刺激による腹筋の収縮および肛門括約筋の弛緩が生じ，排便を起こす(5-2)。こうした一連の排便反射のいずれかに障害が起きると便秘になる。

原因疾患

便秘は，急性もしくは慢性に起き，主に機能性便秘と器質性便秘に分けられ，原因は多岐にわたる(5-3)。

急性便秘では，食事・生活習慣の変化，精神的ストレスによる機能性の便秘が原因としては最も多い。腸管腫瘍，腸管癒着などによる腸管の狭窄，腸管外腫瘍による腸管の圧迫などは腸管内容物の通過障害を起こし，器質性便秘になる。

慢性便秘には，高齢者，経産婦，抗コリン薬使用などによる腸管蠕動運動低下による機能性便秘がある。腸管狭窄や腸管外腫瘍による腸管圧迫は器質性便秘，糖尿病や膠原病は症候性便秘を起こす。

臨床症状

排便回数，排便量の減少があり，硬い便が排出される。

診　断

臨床症状を確認し，腹部ならびに直腸の診察を行う。原因となる疾患を診断するためには，尿検査，血液検査，腹部X線検査，内視鏡検査，注腸造影検査などを行う。

治　療

①**原因療法**　器質性便秘の原因となった疾患の治療を疾患別に行う。

②**生活習慣の改善**　水分の摂取，排便習慣の改善を指導する。

③**下剤の使用**　適宜，下剤を使用して排便を促す。

メ　モ

ストレスにより便秘と下痢を繰り返す過敏性腸症候群が近年増加している。

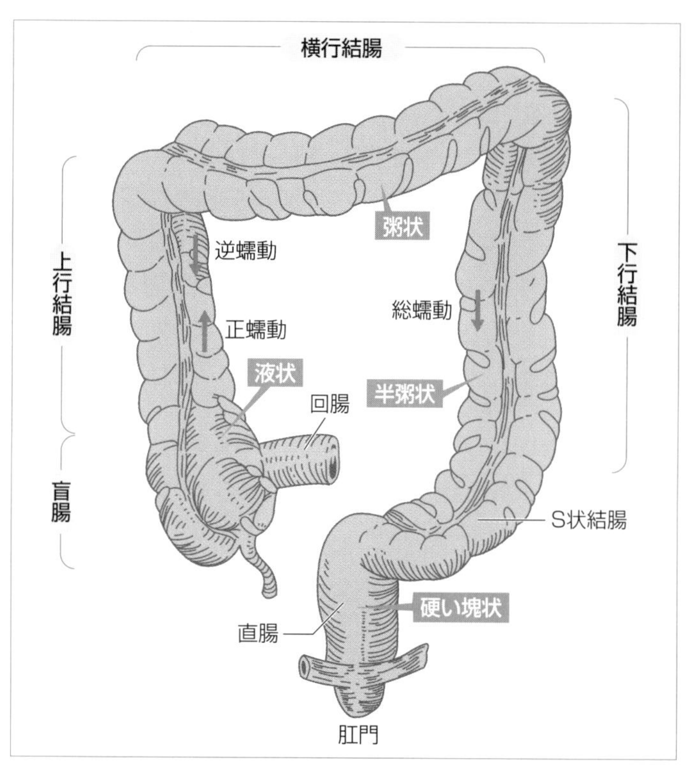

＊5-1　大腸の各部名称と内容物の性状＊

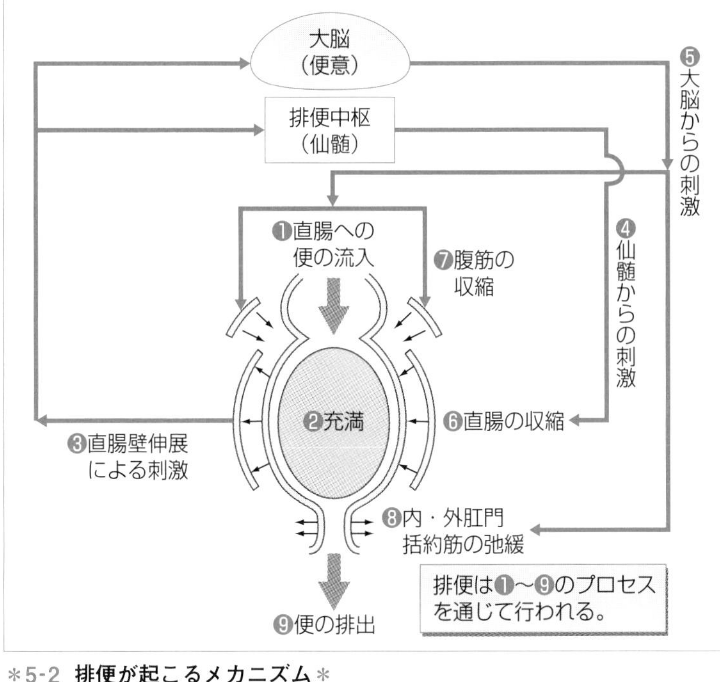

＊5-2 **排便が起こるメカニズム**＊

急性便秘	
機能性便秘	食事・生活習慣の変化，精神的要因，薬物
器質性便秘	**管内狭窄，閉塞**：腸閉塞（イレウス），直腸の急性炎症 **管外狭窄，閉塞**：腹腔内器官の炎症 **急性代謝異常，急性心不全，感染症**
慢性便秘	
機能性便秘	**弛緩性便秘**：高齢者，経産婦，腹筋力・蠕動運動の低下，薬物 **直腸性便秘**：直腸・肛門疾患，便意の抑制の習慣 **痙攣性便秘**：過敏性腸症候群
器質性便秘	**管内狭窄，閉塞**：腫瘍，炎症，癒着（術後），腸の形成異常（ヒルシュスプルング病，S状結腸過長症） **管外狭窄，閉塞**：腹腔内臓器の腫瘍・炎症，術後，ヘルニア
症候性便秘	代謝・内分泌疾患（甲状腺機能低下症，糖尿病），神経筋疾患，膠原病，鉛中毒

＊5-3 **便秘の原因**＊

臨床症状 6

下痢（げり）

英文

diarrhea

定　義

下痢は，水分含量の多い液状の糞便を頻回に排出する状態を指す。排便は個人差，あるいは同じ人でも食事内容や環境によって変化するので，一般には，便通回数の明らかな増加，便の液状化，1日の便重量が平均250 g を超すときに下痢と定義する。

下痢には，急性下痢と慢性下痢がある。急性下痢は急激に発症し，しばしば腹痛を伴って1日4回以上の排便がある。持続期間は通常1～2週間である。

一方，慢性下痢は必ずしも排便回数とは関係なく，便中の水分が200 mL以上の軟便を2週間以上にわたって排出している状態をいう。小児や成人では3週間以上，乳児では4週間持続した場合を慢性下痢とする。

メカニズム

健康人は，食事や飲料によって1日に通常約2Lの水分を経口的に摂取する。これが上部消化管を通過する間に唾液や胃液などが約7L加わり，合計約9Lが小腸に流入する。このうち，約70％の水分は小腸で吸

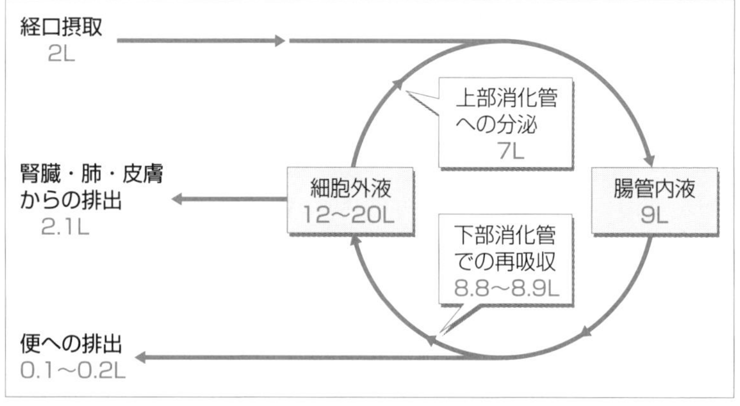

＊6-1　体内での水分の循環と排出＊

収され，残り約20％は結腸で吸収される。そして，便に排出される水分は1日わずか0.1〜0.2Lに過ぎない（6-1）。

水分の吸収過程に異常が起きると便中の水分が増量し，下痢になる。下痢になるメカニズムは，次のようなものがある（6-2）。

①**浸透圧性下痢**　食物が十分に消化されなかったり，本来吸収の悪いマグネシウムやソルビトールを過量に摂取したような場合に，浸透圧の高い溶質が多量に腸管内に存在し，腸管からの水分の吸収阻害や体液の腸管内移行によって下痢になる。

②**滲出性下痢**　細菌やウイルスなどの感染で消化管が炎症を起こし，腸管壁の透過性が亢進して多量の滲出液が腸管内に排出されて下痢になる。

③**分泌性下痢**　ホルモンや細菌の毒素の影響で腸管から過剰の腸液の分泌が起きて下痢になる。

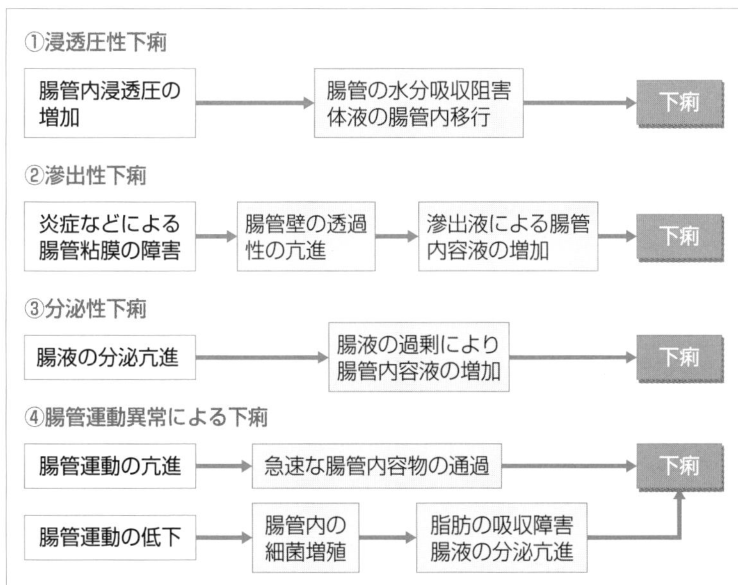

＊6-2　下痢の分類とメカニズム＊

④腸管運動異常による下痢　過敏性腸症候群や甲状腺機能亢進症などでは腸管運動が過剰に亢進し，腸管内容物が早く通過するために吸収が十分に行われずに下痢になる。

逆に，糖尿病や強皮症などにより腸管運動が低下すると，腸管内容物の通過が遅延して細菌が増殖し，下痢になる。

原因疾患

下痢を起こす原因疾患は，6-3のように多彩なものがある。これらの疾患により腸管運動亢進，腸液分泌亢進，吸収障害などを起こして下痢になる。

臨床症状

水分含量の多い便が頻回に起きる。腹痛，発熱，脱水などを伴うこともある。

診　断

臨床症状を確認し，便検査を行う。原因を明らかにするために，血液検査や消化管内視鏡検査などを行う。

治　療

①原因療法　原因疾患に応じた治療を行う。

②対症療法　水分と電解質を補給する。必要により，止痢薬を使用する。

メ　モ

急性下痢では，特に発熱や腹痛を伴う場合には食中毒の恐れもあり，注意が必要である。なお，食中毒を引き起こす細菌は，6-4のような特徴をもっている。

感染症	**細菌性**：赤痢菌，チフス菌，サルモネラ菌，コレラ菌，腸炎ビブリオ，カンピロバクター，腸管病原性大腸菌，*Y.enterocolitica*，ウェルシュ菌，*C.difficile*，黄色ブドウ球菌，セレウス菌 **原虫**：アメーバ，ランブル鞭毛虫 **ウイルス**：ロタウイルス，ノロウイルス
薬剤	下剤，抗菌薬，胆石溶解薬，コルヒチンなど
食事	過食・過飲，食事アレルギー
術後	胃切除後，幽門形成術後，小腸切除後
炎症性腸疾患	潰瘍性大腸炎，クローン病
過敏性腸症候群	
消化吸収不良疾患	スプルー，乳糖不耐症，タンパク漏出性胃腸症，慢性膵炎
ホルモン産生腫瘍	カルチノイド，水様性下痢・低カリウム血症・塩酸欠乏（WDHA）症候群，ゾリンジャー・エリソン症候群
全身性疾患	甲状腺機能亢進症，アミロイドーシス，糖尿病，アジソン病，心不全，尿毒症，強皮症

＊6-3 下痢の原因疾患＊

細　菌	潜伏期間	原因食品
コレラ菌	24～72時間	患者や保菌者により汚染された飲食物
赤痢菌	24～72時間	患者や保菌者により汚染された飲食物
サルモネラ菌	12～36時間	肉類・卵類（生卵）・乳類とその加工品
大腸菌	24～72時間	患者や保菌者，ペットにより汚染された飲食物
ブドウ球菌	4～8時間	調理従事者の化膿巣により汚染された食品（弁当・寿司など）

＊6-4 食中毒を引き起こす細菌の特徴＊

検査項目 7

消化管出血（吐血・下血）

英文

hematemesis, melena, hematochezia

定義

消化管出血は，消化管からの出血が原因となって口もしくは肛門から血液が排出される病態である。口に近い上部消化管から大量に出血すると血を吐く状態になり，吐血をきたす。それ以外の消化管出血は肛門から血液が排泄され，下血をきたす。

メカニズム

消化管出血は，消化管粘膜の炎症や潰瘍により，出血が生じて起こる。

吐血は，新鮮血あるいは暗赤色，黒褐色の血性の嘔吐で，一般にはトライツ靱帯より口側の消化管からの出血が原因になる。血液は胃液によってヘモグロビンが塩酸ヘマチンに変化し，時間の経過とともに赤色→暗赤色→黒褐色となり，黒褐色のものはコーヒー残渣様と表現される。

下血は，新鮮血または暗赤色便と，コールタールのようなタール便（メレナ）がある。肛門に近い部位からの出血ほど，新鮮な赤色血が排出される。タール便は，食道，胃，上部小腸からの大量出血でみられる。新鮮血あるいは暗赤色の下血は，主に左側の大腸からの出血でみられる。右側の大腸や下部回腸からの出血は黒色の下血となるが，厳密にはタール便とは異なる。ただし，これらの性状は，出血部位，出血速度，出血量，腸管の蠕動状態などに影響され，一概には判断できない。

原因疾患

消化管の炎症，潰瘍，腫瘍などが原因で吐血もしくは下血が起きる（7-1，7-2）。

臨床症状

血液を吐いたり，血液の混じった便を排出する。吐き気，嘔吐，腹痛，発熱などを伴うこともある。

診断

正確に出血部位を特定し，さらに出血の原因になった疾患を診断するには，内視鏡検査のほか，血管造影検査，出血シンチグラフィ検査，小腸造影検査，エコー検査，CT検査などを行う（7-3）。

なお，吐血，下血に伴う症状，身体所見，あるいは薬物摂取の既往などから，ある程度の原因は推測できる(7-4)。

治　療

内視鏡的に止血できる消化性潰瘍などには，内視鏡下でエタノール，エピネフリン（アドレナリン）などを注入したり，クリップで止血する。出血量が多く，止血が困難な場合には手術を行う。

メ　モ

トライツ靱帯は，十二指腸空腸曲部分で後腹膜に腸管を固定する靱帯である。

食道疾患	食道潰瘍，食道炎，食道ガン，食道静脈瘤，マロリー・ワイス症候群ほか
胃・十二指腸疾患	出血性胃炎，胃潰瘍，胃ガン，平滑筋（肉）腫，胃静脈瘤，十二指腸潰瘍，血管異常（*vascular ectasia* など）ほか
空腸・回腸・結腸疾患	**炎症，潰瘍：**クローン病，潰瘍性大腸炎，腸結核，アメーバ性腸炎，細菌性腸炎，薬剤性腸炎，虚血性腸炎，放射性腸炎，急性出血性直腸潰瘍ほか **腫瘍：**ガン腫，腺腫，脂肪（肉）腫，平滑筋（肉）腫，（悪性）リンパ腫，転移性腫瘍ほか **血管性病変：**動静脈奇形，血管腫，腸間膜動脈血栓症，大動脈腸管瘻ほか **その他：**大腸の憩室，メッケル憩室，腸重積，医原性（ポリペクトミー後など）
肛門疾患	痔核，裂肛ほか
肝臓・胆のう・膵臓疾患	胆道出血（外傷，手術，胆石，炎症，腫瘍など）
全身性疾患	オスラー病，膠原病（結節性多発動脈炎〈PN〉など），白血病，播種性血管内凝固症候群（DIC）ほか

＊7-1　**吐血・下血の原因疾患**＊

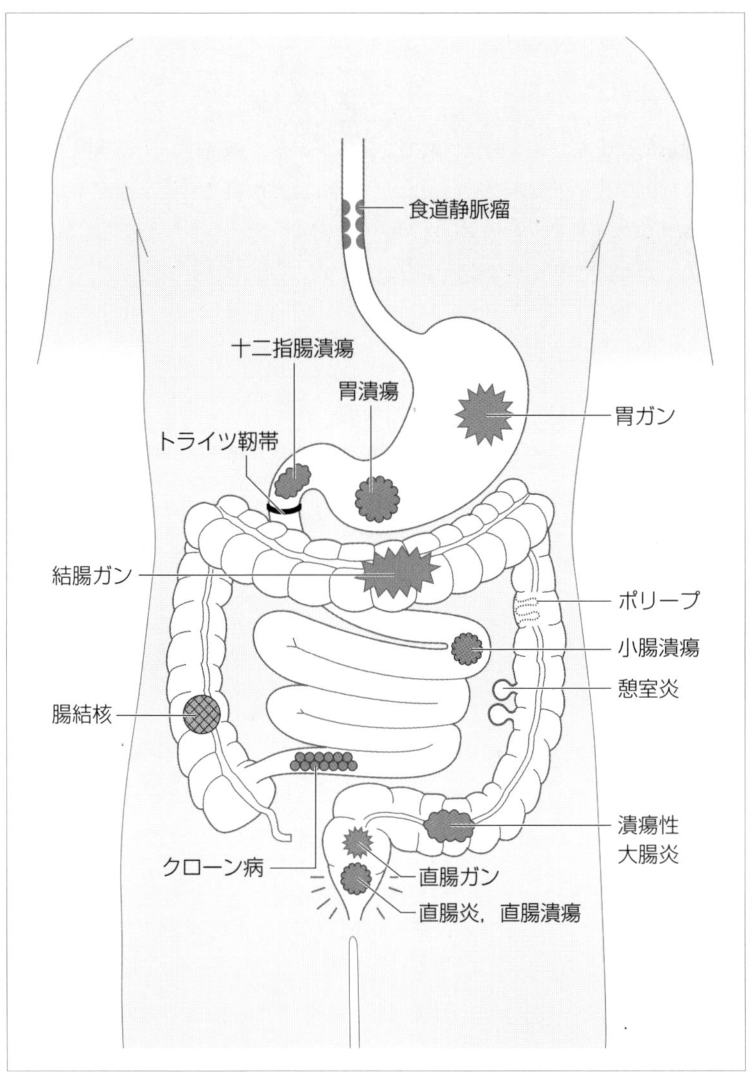

＊7-2 消化管出血の主な原因＊

消化管の粘膜がただれたり，炎症，潰瘍，ガンなどの疾患があると消化管出血をきたす。白血病や特発性血小板減少性紫斑病，血友病などの血液病が原因の場合もある。

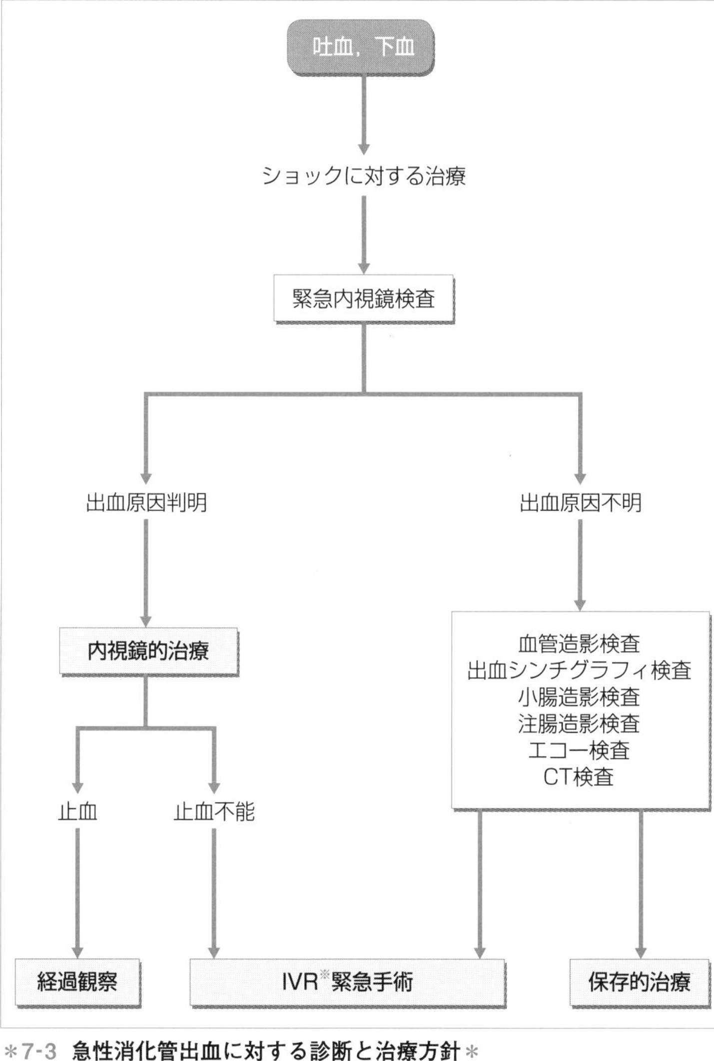

＊7-3 急性消化管出血に対する診断と治療方針＊

※【IVR】Interventional Radiologyの略で，「放射線診断技術の治療的応用」と訳される。IVRは超音波像やCTを見ながら体内にカテーテルや針を入れて疾病を治す治療法で，疾病の場所だけを正確に治療できるため，身体にあたえる負担が少なくなるといった優れた特徴をもつ。

問診および身体所見

吐血・下血

- 遺伝歴
  - 皮膚・粘膜の血管拡張
  - 出血傾向，関節血腫
- 薬物服用
  - 抗菌薬カプセルの就寝前服用
  - 非ステロイド系抗炎症薬
  - 副腎皮質ホルモン薬
  - 抗凝固薬
- 消化性潰瘍の既往 ― 心窩部圧痛
- 肝疾患の既往 ― 女性化乳房，手掌紅斑，クモ状血管腫 腹水，腹壁静脈怒張
- 大量飲酒
- 激しい嘔吐
- 精神的ストレス，術後，外傷，敗血症，腎不全
- 嚥下困難，嚥下痛
- 食欲不振，体重減少 ― 胃腫瘤，リンパ節触知
- 進行性の便秘 ― 腹部腫瘤
- 粘血便・下痢・慢性再発性
- 広域抗菌薬服用歴
- 高齢者，急激な腹痛 鮮血下血 ― 腹部圧痛，腹膜刺激症状
- 鮮血下血，粘血便 ― 直腸診：腫瘤触知
- 鮮血滴下，肛門痛 ― 直腸診
- 全身の出血傾向 ― 白血病，血小板減少性紫斑病 播種性血管内凝固症候群(DIC)など

＊7-4 **問診および身体所見による消化管出血の診断アプローチ**＊

消化管病変

オスラー病 — 消化管粘膜血管拡張
血友病 — 消化管粘膜出血・潰瘍
食道潰瘍
出血性胃炎，急性潰瘍
慢性潰瘍の増悪
出血傾向 — 消化管粘膜出血
胃・十二指腸潰瘍
食道・胃静脈ガン

出血性胃炎，急性潰瘍
マロリー・ワイス症候群
マロリー・ワイス症候群
ストレス潰瘍
食道炎，食道潰瘍，食道ガン
胃ガン
大腸ガン
潰瘍性大腸炎
薬剤性腸炎
虚血性腸炎

直腸ガン
痔核，裂肛
消化管粘膜出血，出血性胃炎

臨床症状 8

発熱（はつねつ）

英文

fever

定義

発熱とは，体温が生理的変動の範囲を超えて上昇した病態で，一般には腋窩（えきか）（わきの下）で体温が37.0℃以上になっている場合をいう。37.0～37.9℃を微熱，38.0～38.9℃を中等度熱，39.0℃以上を高熱，41.5℃以上を過高熱とする。

メカニズム

生体には外部の環境温度の変化に対しても，視床下部にある体温調節中枢が自律神経系，内分泌系，体性神経系などを介して一定の体温に維持する機構が備えられている(8-1)。

例えば，外気温が低下すると，代謝活動を亢進させて熱を産生し，一方では皮膚の血管を収縮させて放熱を防ぎ，さらに筋肉を収縮させて熱を産生する。逆に外気温が高い場合には，発汗で熱を放出し，皮膚の血管も拡張して熱の放出を行う。

このような機構により，生体は体温を一定のレベルに維持する。このレベルを体温セットポイントと呼ぶが，何らかの原因で体温セットポイントが高いレベルにずれ，体温が高くなるのが発熱である。発熱を引き起こす原因物質を発熱物質といい，ウイルス・細菌などの外因性発熱物質と，インターロイキン-1（IL-1），腫瘍壊死因子（TNF），インターフェロン（IFN）などの内因性発熱物質がある(8-2)。

原因疾患

発熱は，8-3に示すような多くの疾患や病態によって発生する。外因性もしくは内因性発熱物質が体温セットポイントを高め，熱の産生と放出のバランスが乱れて発熱する。

臨床症状

体温を測定すると高くなっている。熱の産生を高めるためにふるえたり，寒気を感じる。また，原因となった疾患による症状を伴う。

診断

発熱の原因疾患は，病歴，身体所見からある程度の診断がつけられる。さらに，尿検査，血液検査，血液生化学検査，免疫・血清検査，細菌検査，X線検査，エコー検査，CT検査などを行って確定診断を行う。

治療

①**原因療法**　原因となった疾患の治療を行う。例えば，細菌感染が原因の場合には，適切な抗菌薬で治療する。

②**対症療法**　患者の状態に応じて，安静，水分・栄養補給，解熱薬投を行う。

メモ

発熱している場合には発汗して脱水に傾きやすい。水分ならびに栄養補給を適切に行うようにする。

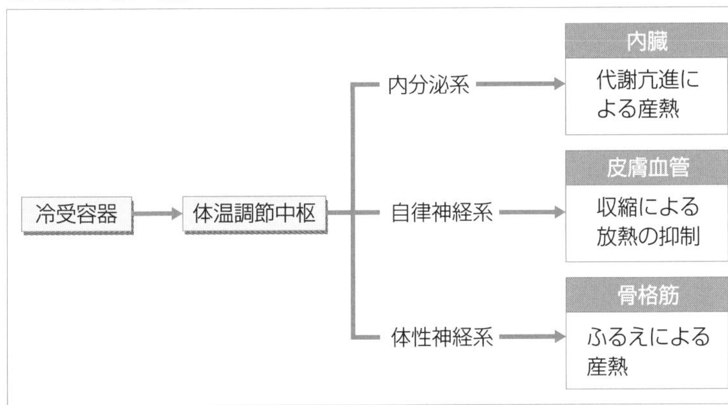

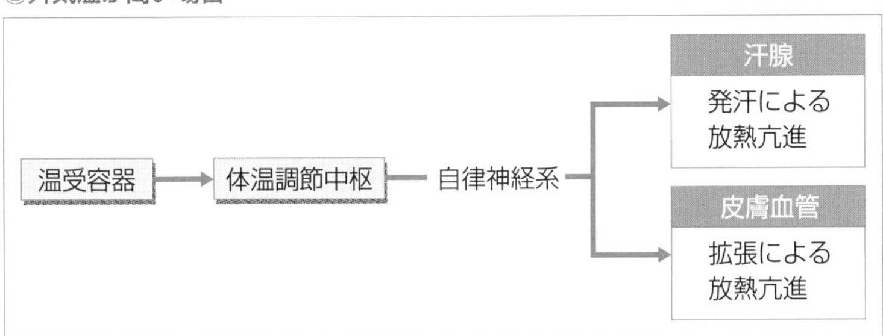

＊8-1　体温調節のしくみ＊

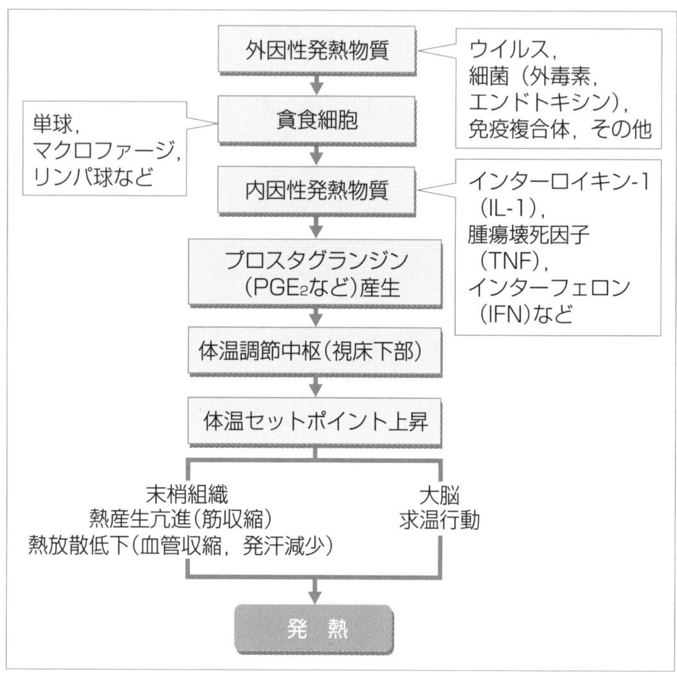

＊8-2 発熱が起きるメカニズム＊

感染症	細菌，ウイルス，真菌，リケッチア，原虫感染症
炎症性疾患	自己免疫疾患（膠原病・血管炎），結晶起因性炎症（痛風）
組織障害	心筋梗塞，肺梗塞，外傷，熱傷，手術後など
腫瘍	悪性リンパ腫，白血病，肝細胞ガンなど
その他	薬剤アレルギー，慢性疲労症候群，溶血，肉芽腫性疾患（サルコイドーシス），クローン病，甲状腺機能亢進症，悪性症候群，中枢神経障害，熱射病など

＊8-3 発熱の原因疾患＊

頭痛（ずつう）

英文

headache

定義

頭頸部に限局する痛みの自覚症状である。

メカニズム

頭痛の分類と発生のメカニズムは，次のようなものがある。

①**血管由来の頭痛**　片頭痛（偏頭痛），群発頭痛

②**頭蓋外の原因による頭痛**　緊張型頭痛，頸部・眼・耳・鼻疾患などによる頭痛

③**牽引・炎症による頭痛**　脳腫瘍・脳膿瘍・慢性硬膜下血腫，占拠性病変，クモ膜下出血，髄膜炎などによる頭痛

④**神経痛による頭痛**

＊

特に多いのは片頭痛であり，頭蓋外で頭皮下の血管が拡張して，片側に拍動性の頭痛を起こす。9-1のように，原因となった動脈を圧迫すると改善することがある。

緊張型頭痛は頻度が高く，疲労，ストレス，曇天，精神的緊張，抑うつ状態，頭部前屈などによって頭蓋の筋肉（9-2）や，首・肩の筋肉が収縮し，頭全体が締め付けられるように感じられたり，頭重感や眼窩痛として訴えられる。しばしば頭筋の張りや肩の凝りを伴う。

クモ膜下出血は，突然に頭を割られるような激痛で発症する。意識障害を起こすこともあり，緊急処置を受けなければならない。

原因疾患

頭痛の原因疾患は多彩であり，国際頭痛分類第３版（2013年）によると，片頭痛などの一次性頭痛，頭頸部の外傷や血管障害などによる二次性頭痛，神経性によるその他の頭痛に分類される（9-3）。

臨床症状

頭痛のほか，吐き気，嘔吐，発熱，視力障害，意識障害などの症状を伴うこともある。

診断

片頭痛や緊張型頭痛のように，特徴的な発症のしかた，頭痛の性質，改善法などで診断がつけられることもある。器質的な疾患を鑑別するために，CT検査，MRI検査，脳血管造影検査などを行う。

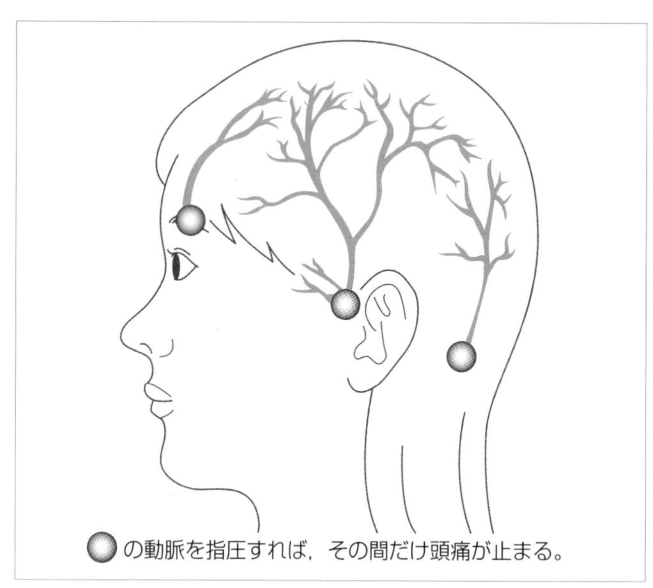

＊9-1　血管性頭痛（片頭痛）を発生させる頭蓋外動脈＊

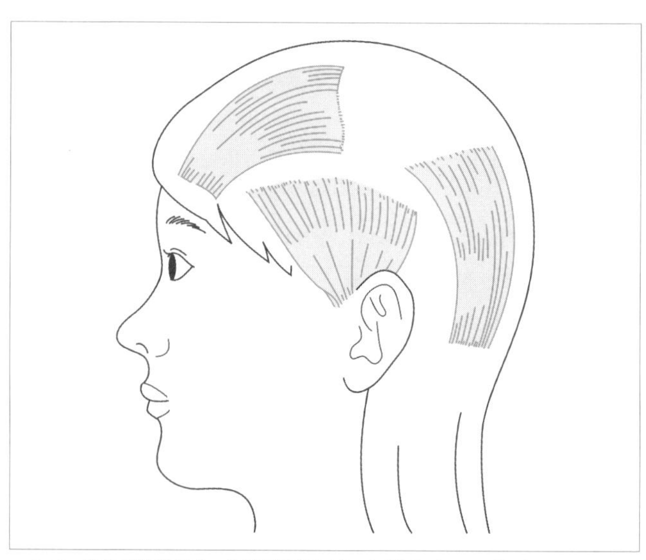

＊9-2　筋収縮性頭痛（緊張型頭痛）を発生させる筋肉＊

頭痛の診断の詳細については，「A 頭痛の診察の進め方」(p. 68) を参照。

治　療

①**原因療法**　頭痛の原因となった疾患を診断し，その治療を行う。クモ膜下出血などには手術が必要となる。

②**対症療法**　安静にし，適宜鎮痛薬を使用する。

メ　モ

片頭痛は，コーヒー，紅茶，チョコレートなどが誘因となることがある。

発作前に視野がチカチカしたり，ギザギザの線が見えたり，視野が暗くなったりするのは，後頭葉への血流低下が考えられる。発作的に頭痛が起き，数十分から数時間，ときには数日におよぶ。反復しやすい。

一次性頭痛	①片頭痛 ②緊張型頭痛 ③群発頭痛と他の三叉神経・自律神経性頭痛 ④その他の一次性頭痛
二次性頭痛	⑤頭頸部外傷による頭痛 ⑥頭頸部血管障害による頭痛 ⑦非血管性頭蓋内疾患による頭痛 ⑧物質またはその離脱による頭痛 ⑨感染による頭痛 ⑩ホメオスタシスの障害による頭痛 ⑪頭蓋骨，頸，眼，耳，鼻，副鼻腔，歯，口あるいはその他の顔面・頭蓋の構成組織の障害に起因する頭痛あるいは顔面痛 ⑫精神疾患による頭痛
頭部神経痛，顔面痛およびその他の頭痛	⑬頭部神経痛および中枢性顔面痛 ⑭その他の頭痛

＊9-3　頭痛の分類（国際頭痛分類第３版，2013年）＊

臨床症状 ⑩

胸痛（きょうつう）

英文 chest pain

定義

胸痛とは，胸部に感じる痛みを総じていう。

メカニズム

胸の皮膚表面から胸腔内臓器に至るまでの炎症，循環障害，腫瘍などがあると胸痛を生じる。

胸の皮膚では神経の走行に沿った帯状疱疹で痛みを感じる。

肺末梢部には知覚神経線維はなく，小気管支や肺に限局した病変では胸痛を生じることはない。病変が横隔膜，縦隔（じゅうかく）（胸腔の正中部で，心臓，食道などを含む），壁側胸膜に波及すれば胸痛として感じられる。

狭心症や心筋梗塞など，心筋に虚血性変化が起こると胸痛として感じる。

解離性大動脈瘤などの動脈疾患でも胸痛を訴える。

原因疾患

胸痛を訴える疾患は，胸郭病変，胸膜病変，肺病変，心血管系病変，縦隔病変，胸郭外他臓器病変などがある(**10-1**)。これらのうち，急性心筋梗塞，解離性大動脈瘤，肺血栓塞栓症，気胸，心膜炎，心タンポナーデは痛みが強く，かつ生命に危険な場合もある。よって，これらの疾患は，緊急に診断をして適切な治療を行わなければならない。

臨床症状

胸痛のほか，肺疾患では咳・呼吸困難などの呼吸器症状がある。急性心筋梗塞や解離性大動脈瘤では激烈な痛みがあり，低血圧や脈拍微弱などを伴う，ショック状態になることもある。

診断

臨床症状，身体診察に加え，血液検査，胸部X線検査，心電図，心エコー検査，CT検査，MRI検査，血管造影検査，気管支鏡検査などを行って診断する。疾患によっては痰検査やガン検査を行う必要がある。

詳細は，「B 胸痛の診察の進め方」(p. 70）を参照。

治療

①**原因療法**　原因疾患に応じた治療を行う。急性心筋梗塞や急性大動脈解離などでは緊急処置や緊急手術が必要になる。

②**対症療法**　痛みに対して鎮痛薬，鎮静薬を適宜使用する。急性心筋梗塞などでは救急蘇生の必要な場合もある。

メ　モ

帯状疱疹は，小児期に罹患した水痘のウイルス（水痘・帯状疱疹ウイルス）が神経節に潜伏感染したもので，感染症や悪性腫瘍などに罹患して体力が低下したときに再活性化されて神経の走行に沿って発疹，水疱を生じ，ピリピリとした胸痛を訴える。

胸郭（骨，筋肉，皮膚）病変	外傷，肋間神経痛，帯状疱疹，肋軟骨炎，肋間神経炎，膿瘍，胸壁静脈炎，腫瘍，椎間板ヘルニア，脊髄腫瘍，脊椎症，乳腺症，乳腺腫瘍
胸郭内臓器病変	**胸膜・肺病変**：胸膜炎，気胸，中皮腫，気管支炎，気管支喘息，異物，腫瘍，肺炎，肺ガン **心血管系病変**：肺血栓塞栓症，肺高血圧症，心筋病変／弁病変（狭心症，心筋梗塞，大動脈弁疾患，僧帽弁疾患，心筋症），心膜病変（心内膜炎，心外膜炎），血管疾患（解離性大動脈瘤，心タンポナーデ） **縦隔病変**：縦隔腫瘍，縦隔炎，縦隔気腫，食道炎，食道痙攣，食道潰瘍，食道腫瘍
胸郭外他臓器病変	胃・十二指腸潰瘍，胃炎，胃穿孔，胃腫瘍，膵炎，胆のう炎，胆石症，膵腫瘍，肝腫瘍
その他	心臓神経症，過換気症候群

＊10-1　**胸痛の原因疾患**＊

臨床症状 ⑪

腹痛(ふくつう)

英文

abdominal pain

定義

腹部に感じる痛みの総称で，激烈な痛みから軽度の不快感程度のものまで様々である。

メカニズム

腹痛は，内臓痛，体性痛，関連痛が複雑に絡み合って生じる(11-1)。

内臓痛は，胃炎や胆石症などにみられるように，胃腸や胆管などの管腔臓器が伸展，拡張，収縮されて発生する。腹部正中線上に疼痛を感じ，局在性には乏しい。痛みは鈍痛のことが多いが，比較的強い痛みが周期的に反復する疝痛(せんつう)のこともある。

体性痛は，疾患を起こした臓器の近くの腹膜が刺激されて起きるもので，鋭い痛みが持続する。痛みを感じる部位と，病変部位はほぼ一致する。

関連痛は，激しい内臓痛が脊髄内で隣接する神経線維に波及し，その神経支配の皮膚分節に疼痛を感じるものである。このうち，腹部以外の皮膚に感じられる関連痛を放散痛という。例えば，胆のう炎では右肩に痛みが放散する。

原因疾患

腹痛を起こす疾患は多いが，腹痛の部位別で，ある程度疾患が限られる(11-2)。消化器の疾患が原因になることが多いが，消化器以外にも，血管，腎臓，泌尿器，婦人生殖器の疾患や，全身性疾患，心因性疾患のこともある。

臨床症状

腹部の痛みに加え，原因疾患によっては悪心・嘔吐，下痢，吐血・下血，発熱などの症状を伴うこともある。

診断

痛みの性状，部位，誘因(食後など)などからある程度は診断が可能である。正確な診断を下すには，身体診察に加え，血液検査，腹部X線検査，エコー検査，内視鏡検査，CT検査，MRI検査などを行う。

詳細は，「C 腹痛の診断の進め方」(p.72) を参照。

治療

①**原因療法**　原因疾患に応じた原因療法を行う。例えば，胃潰瘍には，抗潰瘍薬を使用する。場合によっ

ては手術が必要なこともある。

②**対症療法**　軽微な痛みの場合には鎮痛薬などで対症的に治療する。

メ　モ

急激な激痛が起こり，生命にも危険があるような病態を急性腹症という。消化管穿孔による急性腹膜炎，大量消化管出血，子宮外妊娠などが該当し，緊急手術が必要になる。

新鮮な魚が感染経路となり発症する胃アニサキス症は，胃内視鏡検査を行って虫体を除去する。

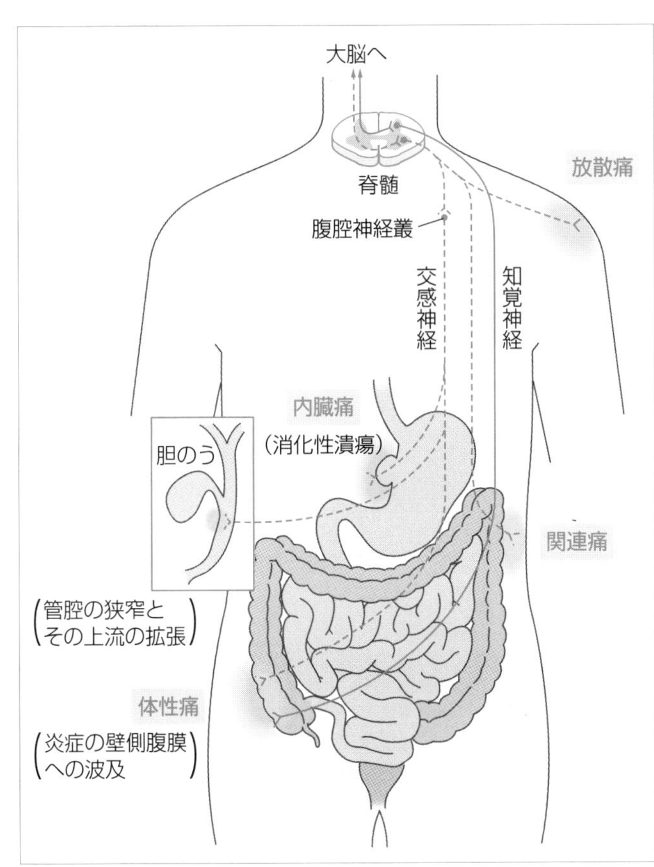

＊11-1　**腹痛の原因と種類**＊

①腹部上部

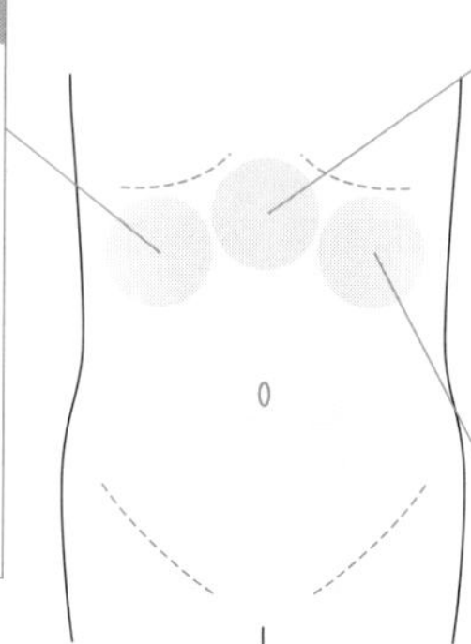

右季肋部痛
胆石症 　胆のう結石(胆のう炎) 　総胆管結石(胆管炎) ガン(胆のう・胆管) 急性肝炎 原発性肝ガン 肝膿瘍 横隔膜下膿瘍 横隔膜炎

心窩部痛
食道炎 胃炎・消化性潰瘍（穿孔を含む） 急性膵炎・慢性膵炎 ガン(胃・膵臓など) 単純性イレウス 急性心筋梗塞

左季肋部痛
脾彎曲部症候群 大動脈瘤破裂 大腸穿孔，胃潰瘍 急性膵炎 単純性イレウス

②腹部下部

右下腹部痛
急性虫垂炎 回盲部重積 クローン病 腸型ベーチェット病 単純性潰瘍 大腸憩室症 右卵巣のう腫茎捻転 右鼠径・大腿ヘルニア メッケル憩室炎 右腸腰筋膿瘍

左下腹部痛
大腸憩室症 潰瘍性大腸炎 虚血性大腸炎 腸間膜脂肪織炎 Ｓ状結腸捻転 大腸穿孔 左鼠径・大腿ヘルニア 単純性イレウス 左腸腰筋膿瘍

下腹部痛	
急性腸炎	腸重積
潰瘍性大腸炎	急性虫垂炎後期
Ｓ状結腸軸捻転	大腸憩室炎
卵巣のう腫茎捻転	子宮外妊娠
ガン(大腸・婦人科・泌尿器科系)	
睾丸の炎症・腫瘍・捻転	

腹部全体の痛み
汎発性腹膜炎 消化管穿孔 絞扼性イレウス 腸間膜動脈血栓症 腹部大動脈瘤破裂

＊11-2　**腹痛の部位別にみた原因疾患**＊

関節痛（かんせつつう）

英文
arthralgia

定　義

肘関節，膝関節などの関節に感じる自発痛，圧痛，運動痛をいう。

メカニズム

関節痛は，痛覚神経終末からの求心性神経によって知覚される。関節軟骨および骨皮質には神経がないが，関節包，滑膜，靱帯には知覚神経終末枝が分布している。これらの部位に，炎症，外傷，関節面不適合，関節腔内の微小結晶沈着，腫瘍などの病変，関節付近の筋肉攣縮，関節内貯留液の増加，出血などが起きると関節痛を生じる。

中高年に多い変形性膝関節症では，膝関節軟骨が磨耗し，関節を包んでいる関節包に炎症が起きて関節包が腫脹し痛みが生じる。また，関節腔内の関節液が過剰に貯留し，炎症が悪化する。さらに関節軟骨の磨耗が進むと大腿骨と脛骨が直接ぶつかるようになり，痛みが強くなる（12-1）。

原因疾患

関節に炎症をおよぼす膠原病，感染症，腫瘍，代謝性疾患，変形性疾患などで関節痛が起きる（12-2）。

臨床症状

①**自発痛**　刺激を加えなくても，拍動性の痛みや焼けるような痛みがある。急性炎症時に訴える。

②**圧痛**　関節表面を圧迫すると痛む。急性炎症があると圧痛を訴える。

③**運動痛**　関節運動を行うと痛む。急性炎症，慢性炎症，血行障害，変形などが原因となって起きる。

診　断

臨床症状と関節付近の発赤，腫脹，変形などから関節痛を診断する。

原因疾患の診断は，血液検査，関節X線検査，関節造影検査，CT検査，骨シンチグラフィ検査，関節液検査などを行う。詳細は，「D　関節痛の診察の進め方」（p.74）を参照。

治　療

①**原因療法**　原因疾患が特定できれば，それぞれに応じた治療を行う。

②**対症療法**　痛みが強いときは安静とし，湿布薬や鎮痛薬を使用する。

メ　モ

変形性関節症では，関節の筋力を鍛えることが重要である。ストレッチング，筋力強化運動などを行う。

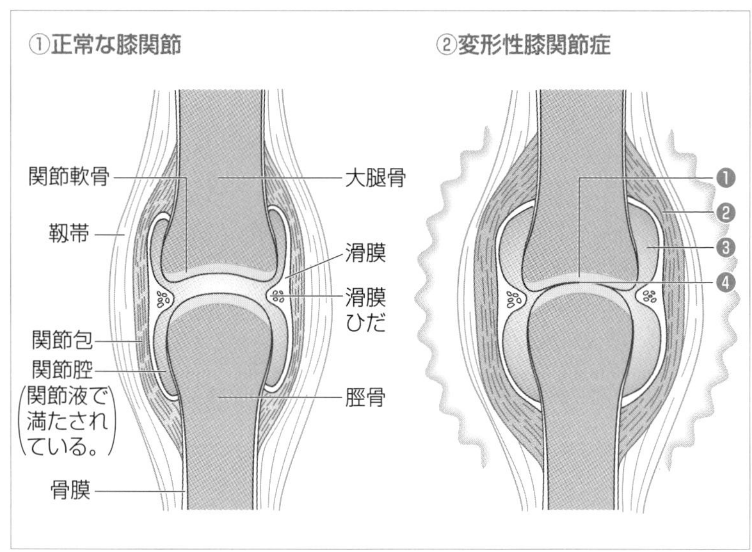

＊12-1　**変形性膝関節症が起こるメカニズム**＊

変形性膝関節症では，❶関節軟骨が磨耗し，❷関節包に炎症が起こり，❸関節液が過剰に貯留している。症状が悪化すると，❹大腿骨と脛骨が直接ぶつかる。

膠原病とその類縁疾患	関節リウマチ，多発性筋炎／皮膚筋炎，リウマチ性多発筋痛症，好酸球性筋膜炎，再発性多発軟骨症，全身性エリテマトーデス，大動脈炎症候群，強皮症，リウマチ熱，ベーチェット病
感染症	結核症，ブルセラ症，敗血症，梅毒，ウイルス性肝炎，細菌性心内膜炎，伝染性単核症，風疹
腫　瘍	関節周辺の骨腫瘍，悪性腫瘍の関節周辺骨転移，悪性リンパ腫，骨髄腫，骨肉腫，軟骨肉腫
代謝性疾患	ポルフィリン症，痛風，仮性痛風
変形性疾患	変形性関節症
その他	骨組織球症，外傷，結節性紅斑，肩関節周囲炎，血友病，アミロイドーシス，薬物アレルギー

＊12-2　**関節痛の原因疾患**＊

臨床症状 ⑬

乏尿・無尿

英文 oliguria, anuria

定義

健康成人では1日尿量はおよそ800～1600mLで，1日の溶質排泄量を維持して水・電解質平衡を保つには最低500mLの排尿が必須である。400～500mL以下を乏尿，100mL以下を無尿とする。

メカニズム

体内の水分量は，飲水・食事からの摂取と，尿・便・不感蒸泄による排出とのバランスで調節され，平衡状態が保たれている(13-1)。

水・電解質の調節に重要な役割を演ずるのは腎臓である。腎臓の微細構造は，13-2のように糸球体とボーマンのうからなる腎小体と，それに続く尿細管からなり，これらの機能的単位をネフロンと呼ぶ。糸球体では血液から水分・溶質がろ過され，尿細管では再吸収や分泌されながら，尿となって尿管を経て膀胱，尿道から排尿される。水分排泄にとりわけ重要なのが糸球体で，分子量の大きなタンパク質を除いた血漿成分がろ過され，原尿となる。原尿は1日約180Lもろ過されるが，その99％は再吸収され，尿として体外に排出されるのは1.5L程度である。尿量が減少し，乏尿・無尿になるのは，腎臓を中心にして病態を考察する。

まず第1が，腎前性のメカニズムである。出血や脱水で体液量が減少したり，低血圧や循環障害で腎臓への血流量が減少する。この結果，腎糸球体でのろ過量が減少し，尿量が減少する。

第2は，腎性のメカニズムである。腎臓の糸球体機能が障害され，尿の生成が十分に行われず，尿量が減少する。

第3は，腎後性のメカニズムである。腎臓で尿は通常量に生成されるものの，腎盂，尿管，膀胱に至る過程で尿路の障害があると尿が流れず，尿量が減少する。結石，腫瘍，炎症，外傷などが原因となる。

原因疾患

腎前性，腎性，腎後性の尿量減少をきたす原因疾患として主なものを13-3に示す。

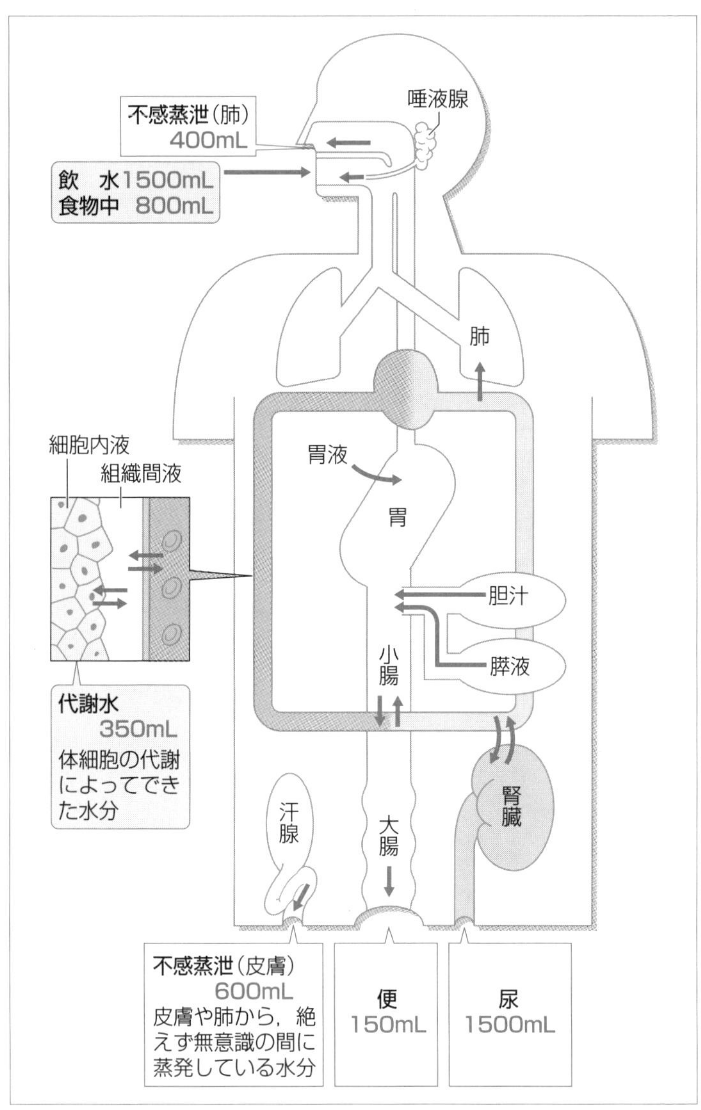

＊13-1　1日当たりの水の出納＊

□は水の摂取量・代謝水で合計2650mL，□は水の排出量で合計2650mLで等しい値となる。

臨床症状

排尿量の減少のほかに，原因疾患によって様々な臨床症状が生じる。例えば，腎前性の原因となる低血圧では，ショック症状がある。腎不全の場合には，全身倦怠感，食欲不振などの症状がある。

診　断

臨床症状に加え，尿検査，血液検査，血液生化学検査（特に尿素窒素(BUN)，クレアチニン，アルブミン，β_2ミクログロブリン，電解質），胸部X線検査，腹部X線検査，腹部エコー検査，腹部CT検査などを行って原因疾患を診断する。

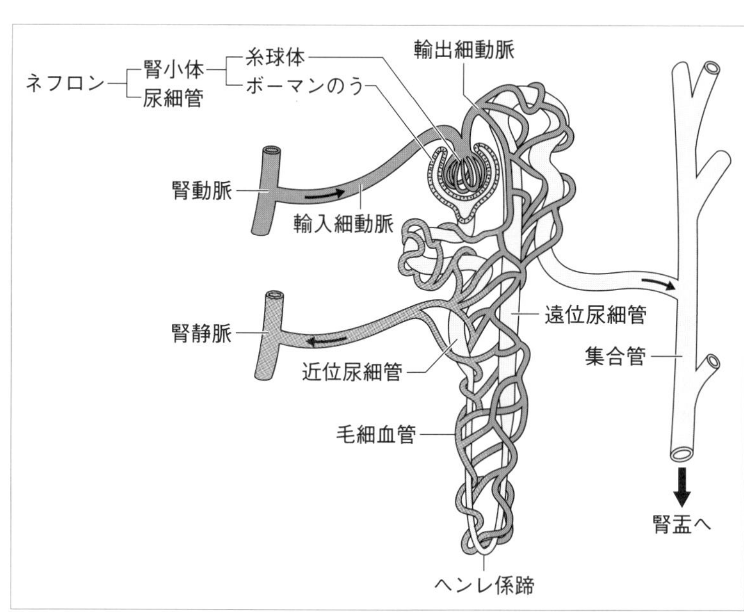

＊13-2 腎臓の微細構造＊

治　療

①**腎前性**　病態に応じて水・電解質を補充する。

②**腎性**　利尿薬投与，食事療法（タンパク制限，塩分制限）や，必要に応じて副腎皮質ホルモン薬治療，透析療法などを行う。

③**腎後性**　結石症や腫瘍に対しては外科的処置が必要になることもある。

メ　モ

膀胱まで尿が達しているのに膀胱頸部や尿道が腫瘍，結石，炎症などによって閉塞されて排尿できない病態を特に尿閉という。尿道カテーテルを挿入すると排尿される。

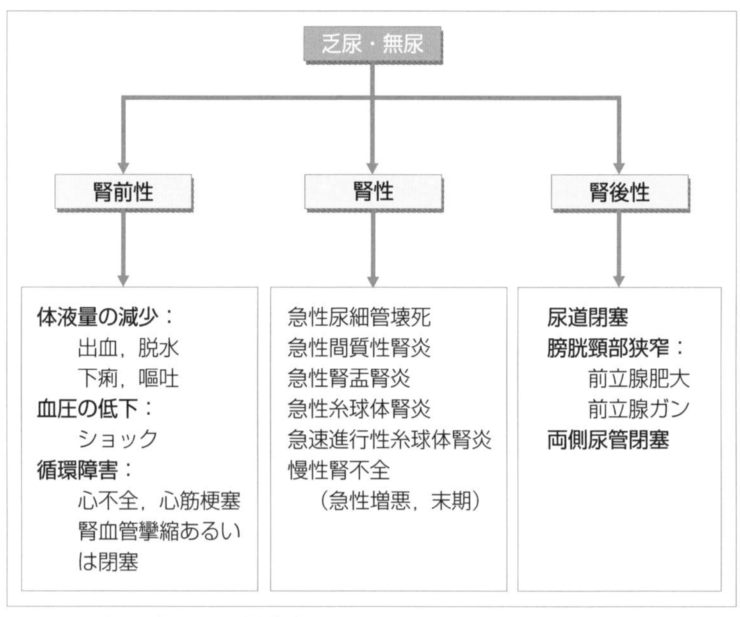

＊13-3　**乏尿・無尿の原因疾患**＊

臨床症状 ⑭

多尿

英文 polyuria

定義

尿量が増加し，1日2500mL以上の場合を多尿という。

メカニズム

生体内の水分量は，循環血漿量，血漿浸透圧によって維持されており，これらには水・ナトリウム代謝ならびに血管の収縮・拡張が関与している。

水分を多量に喪失して血漿浸透圧が上昇すると，下垂体後葉からバソプレシン（抗利尿ホルモン：ADH）が放出され，腎遠位尿細管や集合管から水分の再吸収が促進し，飲水量も増加して血漿浸透圧を低下するように作用する。また，水分の喪失で循環血漿量も減少し，それに伴ってレニン・アンジオテンシン・アルドステロン系が活性化され，細小動脈が収縮し，血圧が上がる。さらに副腎皮質からアルドステロンが分泌され，腎臓でのナトリウムの再吸収が亢進して循環血漿量を増大するように作用する(14-1)。

逆に，水分が過剰で循環血漿量が増加した場合には，バソプレシンやアルドステロンの放出が減り，余分の体液を排出するとともに，心房性および脳性ナトリウム利尿ペプチドによってナトリウムが尿中に排泄され，循環血漿量が減少する。

これらの水分調節機構に障害が起きると多尿になる。

原因疾患

多尿は，尿の浸透圧を測定して，低張性利尿か，等張性利尿かに大きく分類し，その上で原因疾患を考える(14-2，3)。

低張性利尿は，バソプレシンの濃度が低い場合（中枢性尿崩症）と，バソプレシンに対する腎臓の感受性が低下している場合（腎性尿崩症）とがある。また，心理的な原因で水を飲みすぎて起きる心因性多飲もある。

等張性利尿は，ブドウ糖（糖尿病），マニトール（マニトール輸液），尿素（慢性腎不全，急性腎不全の利尿期など）などの非電解質や，電解質（輸液過剰など）が尿細管に溶質負荷過剰となり，尿の濃縮力が低下して浸透圧利尿となる。

臨床症状

尿量が多く，心因性多飲や浸透圧利尿では水分摂取が多くなっている。

診　断

尿量と尿および血漿浸透圧を測定する。低張性の多尿（水利尿）では水制限試験を行い，心因性多飲を鑑別する。

治　療

①**原因療法**　原因疾患に応じて適切な治療を行う。

②**対症療法**　脱水にならないよう，水分と電解質を適宜補う。

メ　モ

心因性多飲には，心理的背景を考慮したカウンセリングが重要になる。

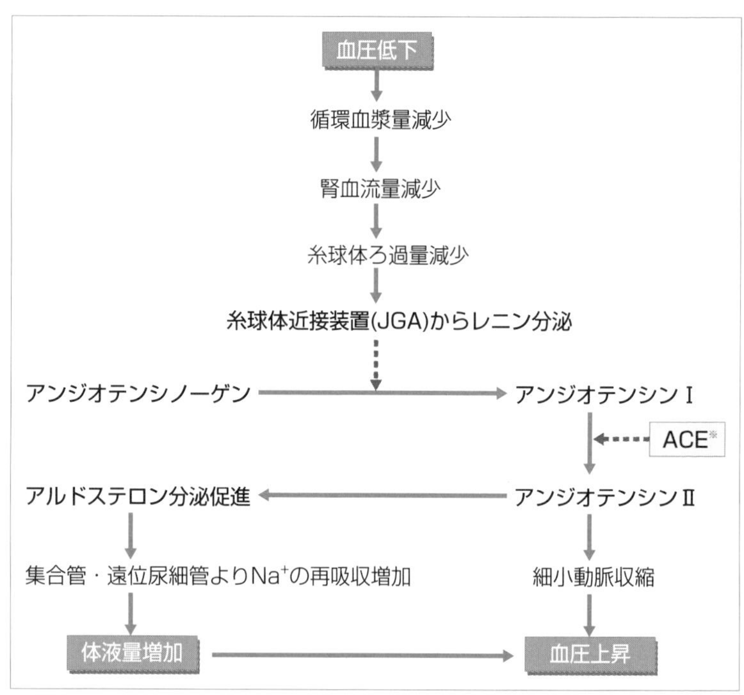

＊14-1　レニン・アンジオテンシン・アルドステロン系による水分量の調節＊

※【ACE】アンジオテンシン変換酵素

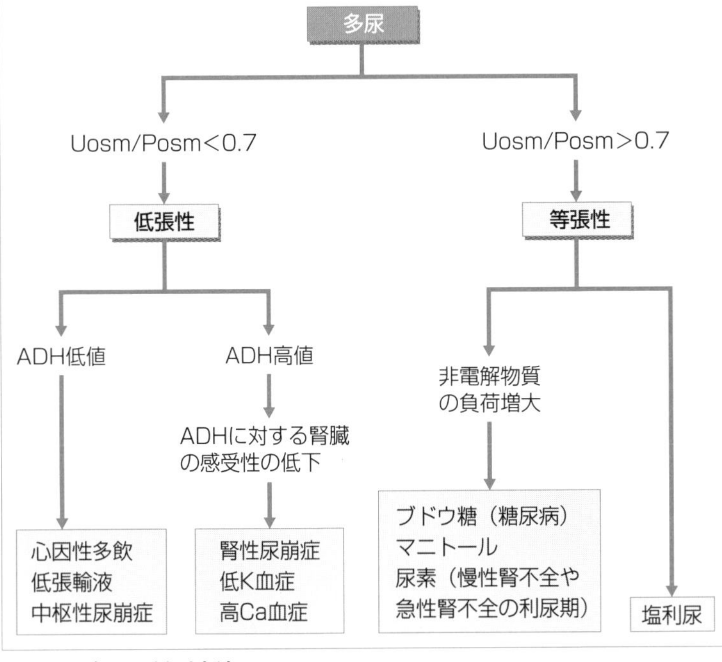

＊14-2　**多尿の鑑別方法**＊

Uosmは尿浸透圧，Posmは血漿浸透圧，ADHはバソプレシンを示す。

腎における水保持の異常	**尿崩症**	中枢性尿崩症，腎性尿崩症
	腎障害	腎盂腎炎，骨髄腫腎，アミロイドーシス，水腎症，慢性腎炎，尿細管性アシドーシス，ファンコニー症候群，高Ca血圧，低K血症，腎血管性高血圧，急性腎不全利尿期，のう胞腎，痛風腎
	浸透圧利尿	糖尿病，慢性腎不全，その他（マニトール投与，生理食塩水大量投与）
心因性多飲		

＊14-3　**多尿の原因疾患**＊

臨床症状 ⑮

浮腫(ふしゅ)

英文 edema

定義

細胞外液，特に組織間液量の増加した状態である。下腿に生じることが多く，脛骨前面を指で押すと，圧痕が残る。

メカニズム

生体の体重の約60％は水，すなわち体液で，このうちの2／3（体重の約40％）は細胞内に，1／3(約20％)は細胞外にある(15-1)。細胞外液の1／4（5％）は血管内にあり，残りは組織間質にある。血管内の血漿と，組織間液の間は，動脈圧，毛細血管圧，静脈圧，膠質浸透圧によって水分の移動が調節されている(15-2)。このバランスが乱れると組織間液が過剰に増え，浮腫となる。

浮腫は，局所循環の変化，水・ナトリウム代謝の変化による水分貯留などの全身性因子が関与して起きる。局所循環の変化は，毛細血管圧の上昇（心不全や腎不全による静脈系血漿流量の増加，局所での静脈閉塞)，膠質浸透圧の低下（タンパク漏出性胃腸症，ネフローゼ症候群，肝硬変，低栄養などによる血漿アルブミンの低下)，毛細血管透過性の亢進（熱傷，外傷，炎症，アレルギー反応など)，リンパ管の閉塞（悪性腫瘍のリンパ節転移など）などのメカニズムで起きる(15-4)。

原因疾患

浮腫は全身性に起きることと，局所性に起きることがある(15-3)。局所性浮腫は局所性因子が主に原因となるが，全身性浮腫は全身性因子と局所性因子が組み合わさって発生する。

臨床症状

浮腫の部分は腫れぼったくなる。さらに浮腫が進行すると，腹腔内や胸腔内に水分が貯留し，それぞれ腹水，胸水と呼ばれる。

診断

浮腫の存在は下腿などの腫脹でわかる。その原因を確定するには，まず尿検査，血液検査，血液生化学検査を行い，疑われる疾患を鑑別するために心電図検査，胸部X線検査，心エコー検査などを行う。

詳細は，「E 浮腫の診察の進め方」(p.76）を参照。

治　療

①**原因療法**　原因疾患が診断されればそれぞれに応じた治療を行う。例えば，心不全の場合には，利尿薬のほか，強心薬などを使用する。

②**対症療法**　安静にし，利尿薬を使用する。必要に応じて塩分制限，水分制限を行う。

メ　モ

甲状腺機能低下症では顔面を中心に圧痕を残さない浮腫があり，粘液水腫と呼ばれる。これは，組織に親水性のムコ多糖が沈着する病態である。

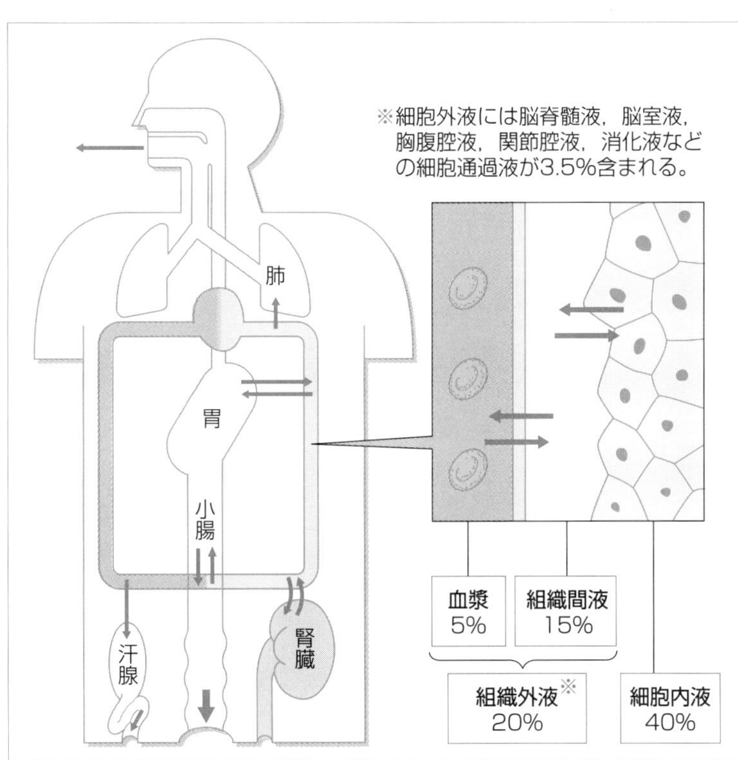

＊15-1　**体液の分布とその移動**＊

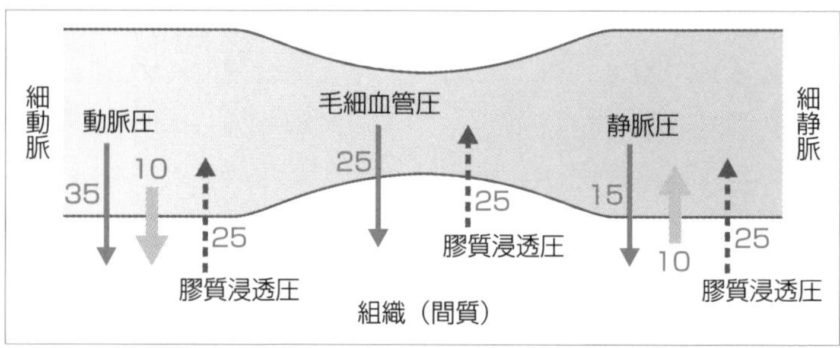

＊15-2　**血漿－細胞間の限外ろ過の法則（単位：mmHg）**＊
膠質浸透圧と動脈圧・静脈圧の 2 つの因子が均衡を保つことによって，見かけ上の水の移動はなく安定している。

全身性浮腫	
心原性浮腫	うっ血性心不全
肝性浮腫	肝硬変
腎性浮腫	糸球体腎炎，ネフローゼ症候群，腎不全
内分泌性浮腫	甲状腺機能低下症，月経前浮腫，インスリン浮腫
薬物性浮腫	女性ホルモン（経口避妊薬），血管拡張薬，抗炎症薬
低栄養性浮腫	飢餓，タンパク漏出性胃腸症，脚気
妊娠	正常妊娠，妊娠高血圧症候群
特発性浮腫	
局所性浮腫	
リンパ性浮腫	象皮病，悪性腫瘍リンパ節転移
静脈性浮腫	静脈瘤，上大静脈症候群，静脈血栓症
動静脈瘻	
血管神経性浮腫	遺伝性（クインケ浮腫），非遺伝性
炎症，アレルギー	

＊15-3　**浮腫の原因疾患**＊

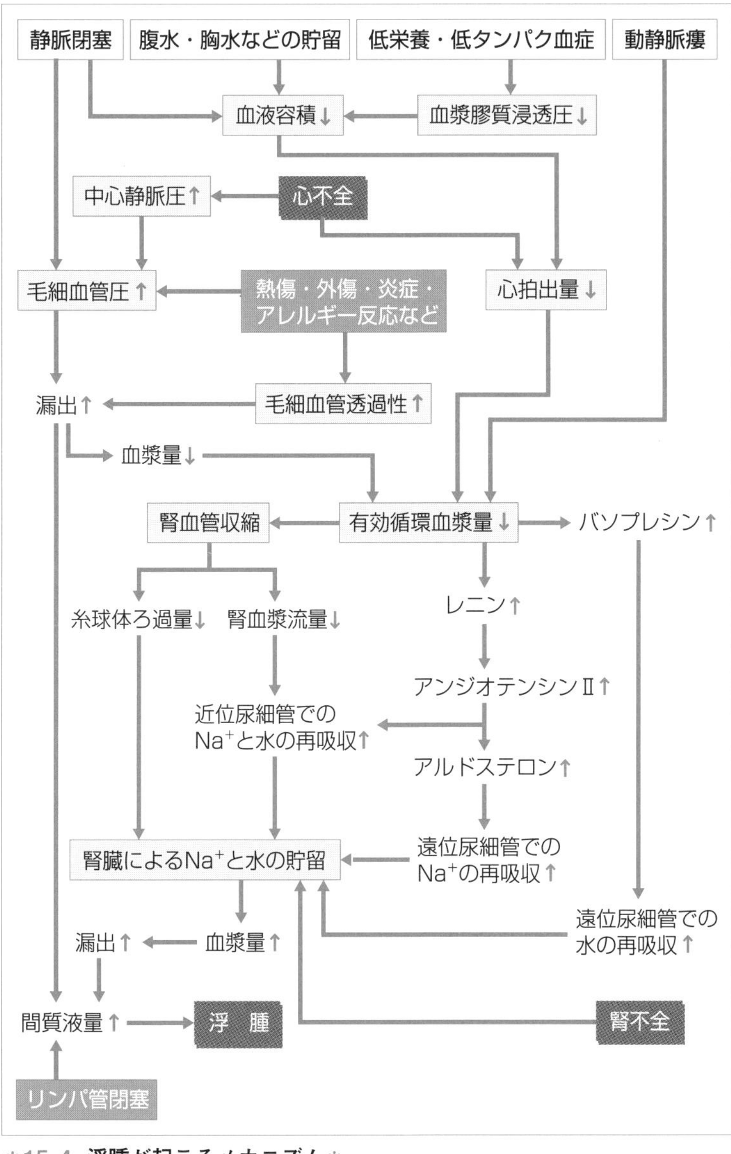

＊15-4 **浮腫が起こるメカニズム**＊

臨床症状 16

意識障害（いしきしょうがい）

英文 consciousness disturbance

定義

意識の明るさ（覚醒度）の低下，もしくはその内容（思考，判断，記憶などの能力）が障害された状態をいう。意識障害の程度は，16-1のように昏睡（こんすい），半昏睡，昏迷（こんめい），傾眠（けいみん）と表現される。

さらに客観的な指標として3-3-9度方式（日本昏睡尺度：JCS）やグラスゴー昏睡スケール（GCS）が利用される(16-2，3)。意識内容の変容は，せん妄，もうろう，錯乱状態などがある。

メカニズム

意識は，脳幹網様体賦活系と視床下部調節系が適切に統合した機能で，自己を正しく認識し，周囲に対しても適切に反応できる。16-4は意識調節系を示したもので，この部分に異常があると，意識の清明度や意識内容が変化する。意識障害は，脳幹網様体の障害を起こす限局性の脳幹病変や，大脳皮質を広範に障害する病変で起こる場合(一次性脳障害)と，脳以外の全身性障害が原因になって起きる場合（二次性脳障害）とがある。

昏睡 (coma)	覚醒状態の完全な消失。患者は目を閉じたまま，いかなる外的刺激にも反応しないで無動の状態を示す。
半昏睡 (semicoma)	ときどき自動的な体動や開眼がみられる以外は，睡眠状態にあり，刺激に対する反応はない状態。
昏迷 (stupor)	強い刺激でかろうじて開眼，払いのけなどの反応を示すが，十分には覚醒させることのできない状態。
傾眠 (somnolence)	患者は放置すると眠ってばかりいるが，大声で呼びかけるなどの刺激で短時間は目覚めることができる状態。

＊16-1 **意識障害の程度を示す用語**＊

Ⅰ	刺激しないでも覚醒している状態
1	意識清明とはいえない。
2	見当識障害がある。
3	自分の名前，生年月日が言えない。
Ⅱ	刺激すると覚醒する状態（刺激をやめると眠り込む）
10	普通の呼びかけで容易に開眼する。
20	大きな声または体を揺さぶることにより開眼する。
30	痛み刺激を加えつつ呼びかけを繰り返すと，かろうじて開眼する。
Ⅲ	刺激をしても覚醒しない状態
100	痛み刺激に対し，払いのけるような動作をする。
200	痛み刺激で少し手足を動かしたり，顔をしかめる。
300	痛み刺激に反応しない。

＊16-2 JCS（3-3-9度方式）による意識レベルの評価法＊

不穏状態（restlessness）はR，尿失禁（incontinence）はI，慢性意識障害（akinetic mutismまたはapallic state）はAを付ける。〔例〕30-R，200-I

Ⅰ	開眼反応（eye opening：E）		
1	全く開眼しない。	3	話しかけて開眼する。
2	疼痛刺激で開眼する。	4	自分で開眼している。
Ⅱ	言語反応（verbal response：V）		
1	全く音声を発しない。		
2	言葉にならない音のみ。		
3	言葉は発するが意味をなさない。		
4	話はできるが会話にならない。		
5	正確な受け答えができる。		
Ⅲ	運動動作（motor response：M）		
1	全く反応しない。	4	逃避運動
2	刺激に対する伸展運動	5	刺激に対し払いのける動作
3	刺激に対する屈曲運動	6	命令に応じた動きをする。

＊16-3 グラスゴー昏睡スケール（GCS）による意識レベルの評価法＊

E＋V＋Mの合計点で判定する。3点が最も重症，15点が最も軽症。

原因疾患

脳が一次性に障害される疾患には，脳出血・脳梗塞などの脳血管障害，脳腫瘍，てんかんなどがある(16-5)。全身性（二次性）障害には，循環障害による脳低酸素症，低酸素血症，内分泌疾患や代謝障害などがある。

臨床症状

意識の清明度の低下は，呼びかけに応答しなかったり，強い刺激を与えても覚醒しないような状態になる。意識内容の変容は，幻覚や困惑などの状態になる。

診　断

意識障害の程度は診察によって評価する。原因疾患を明らかにするために，脳CT検査・MRI検査などにより脳疾患を鑑別する。また，二次性障害は，尿検査，血液生化学検査，心電図，胸部X線検査などを行って診断する。

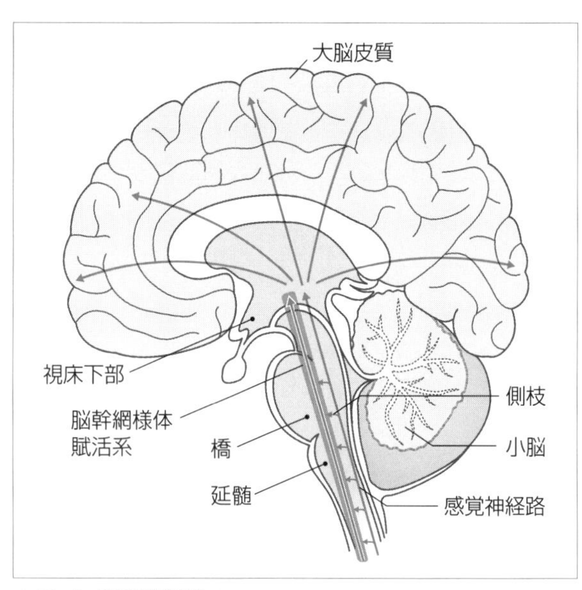

＊16-4 意識調節系＊

意識は，感覚神経路→脳幹網様体賦活系→視床→大脳皮質へ電気的刺激が伝わることで，一定の興奮が保たれている。

治　療

①**原因療法**　原因疾患に応じて対応する。例えば，クモ膜下出血などの脳疾患では脳外科手術が必要になる。糖尿病などの全身性疾患がある場合には，原因疾患を是正する。

②**対症療法**　意識障害のある患者では循環や呼吸，さらに排泄障害などを伴いやすいため，これらの管理を行う必要がある。また，長期化すると褥瘡ができやすいので注意が必要である。嚥下性肺炎の合併などにも留意する。

メ　モ

意識障害の患者では，経口からの摂食ができにくくなるので，栄養管理が重要となる。状態に応じて，経静脈栄養や経管栄養を行う。

一次性脳障害	**脳血管障害：**脳出血，脳梗塞，クモ膜下出血，硬膜下血腫，硬膜外血腫 **脳腫瘍** **てんかん** **炎症：**髄膜炎，脳炎
二次性脳障害（全身性障害）	**循環障害による脳低酸素症：**不整脈（アダムス・ストークス症候群），心筋梗塞，ショック，高血圧性脳症 **低酸素血症：**慢性閉塞性肺疾患（COPD），肺炎，重症貧血 **内分泌疾患：**低血糖性昏睡，糖尿病性昏睡，甲状腺クリーゼ **代謝障害：**尿毒症，肝性昏睡

＊16-5　**意識障害の原因疾患**＊

臨床症状 ⑰

呼吸困難(こきゅうこんなん)

英文
dyspnea

定義

呼吸困難は，患者が「息が苦しい」といった，呼吸に伴う不快感や努力感を感じる自覚症状をいう。換気に対する要求が換気応答能力を超えた場合に生じることが多い。

メカニズム

呼吸は延髄にある吸気中枢およびその背側にある呼気中枢の支配を受け，それぞれの興奮によって吸気ならびに呼気運動が行われる(17-1)。

一方，肺の迷走神経反射により，呼吸運動は規則正しいリズムに調節されている。肺が膨張すれば吸気は抑制され，肺が収縮すると吸気を促進するようにはたらく。さらに，動脈血酸素濃度低下，二酸化炭素濃度上昇，pH低下などの化学的成分の変化が呼吸を促進させる。

これらの呼吸調節機構に障害が起きると呼吸困難を感じることになる。呼吸困難の程度は，17-2に示すように分類される。

原因疾患

呼吸困難をきたす原因疾患は，呼吸器疾患，心疾患，血液疾患，代謝性疾患，神経筋疾患，心因性疾患などがある(17-3)。このうち，呼吸器疾患と心疾患が原因になることが多い。

臨床症状

息をするのが苦しいといった不快感を訴える。呼吸器疾患では咳嗽(がいそう)，喀痰，胸痛など，心疾患では動悸，胸痛などの症状を伴う。

診断

呼吸器疾患と心疾患を鑑別するために，胸部X線検査，心電図，心エコー検査，胸部CT検査などを行う。血液検査や呼吸機能検査も必要になる。

詳細は，「F 呼吸困難の診察の進め方」(p.78) を参照。

治療

①**原因療法**　原因疾患に応じた治療を行う。例えば，肺炎や肺結核が原因の場合には，抗菌薬，抗結核薬を投与する。心疾患による心不全が原因の場合には，利尿薬，強心薬を投与する。

②**対症療法**　呼吸困難が強く，動脈血酸素飽和度が低下している場合

には，酸素吸入，気管挿管による人工呼吸などを行う。

メ　モ

過換気症候群は，不安や恐怖のために換気が亢進し，動脈血二酸化炭素濃度が低下するために呼吸中枢が抑制されて起きる。気分を静め，不安感をとるように指導する。

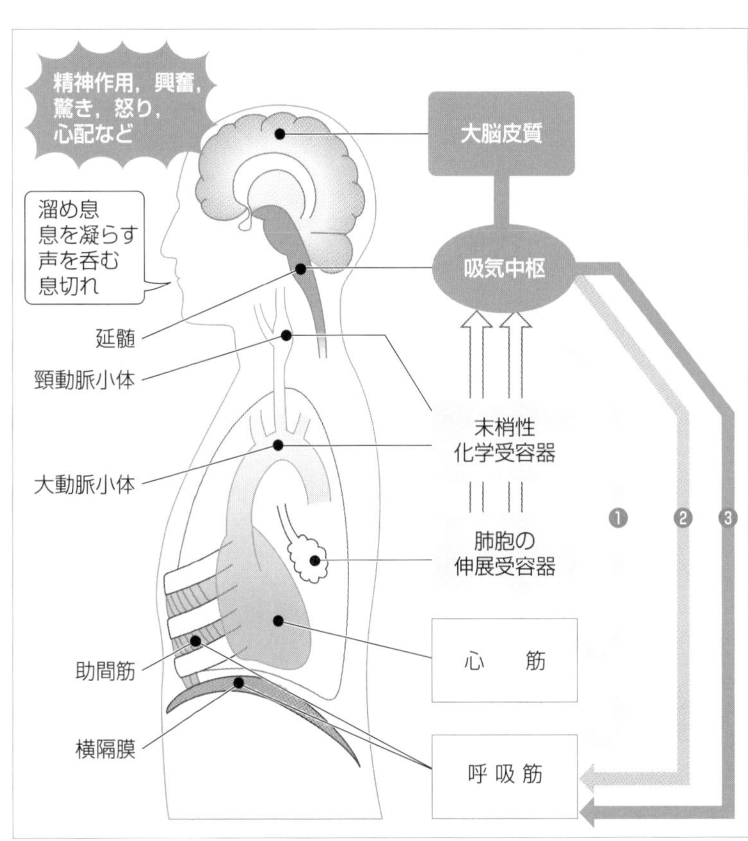

＊17-1　呼吸運動の調節のしくみ＊

❶は運動時など，心臓と呼吸が連動するときの経路，❷は無意識時の安定した呼吸での経路（肺迷走神経呼吸反射），❸は意識的に呼吸を調節するときの経路を示している。

Ⅰ度	同年齢の健常者と同様の労作ができ，歩行，階段昇降も健常者なみにできる。
Ⅱ度	同年齢の健常者と同様に歩行はできるが，坂，階段の昇降は健常者なみにはできない。
Ⅲ度	平地でさえ健常者なみには歩けないが，自分のペースでなら1マイル（1.6km）以上歩ける。
Ⅳ度	休みながらでなければ50ヤード（約46m）も歩けない。
Ⅴ度	会話，着物の着脱にも息切れを自覚する。息切れのため外出できない。

＊17-2 **ヒュー・ジョーンズの呼吸困難重症度の分類**＊

呼吸器疾患	**上気道疾患：**異物吸引，気道閉塞(炎症，水腫，気腫，腫瘍) **肺疾患：**気管支喘息，肺気腫，びまん性汎細気管支炎，肺実質疾患(肺炎，間質性肺炎，肺線維症，肺ガン，塵肺症)，胸膜疾患(胸膜炎，気胸)，胸郭疾患(脊椎変形，高度肥満，横隔膜麻痺)，肺循環障害(肺血栓・塞栓症，肺水腫，肺高血圧症)
心疾患	**うっ血性心不全：**弁膜症，高血圧，冠動脈疾患(心筋梗塞，狭心症)，心筋症，心膜炎 **左・右短絡疾患(先天性疾患)：**心室・心房中隔欠損，動脈管開存など
血液疾患	貧血，異常タンパク症，異常ヘモグロビン血症，多血症，血管内凝固異常症
代謝性疾患	甲状腺機能亢進症，糖尿病性アシドーシス，尿毒症
神経筋疾患	**呼吸中枢の制御：**中枢性肺胞低換気症候群，脳血管障害，脳腫瘍，脳圧亢進，モルヒネなどの呼吸抑制薬 **呼吸筋麻痺：**ポリオ(急性灰白髄炎)，ギランバレー症候群，重症筋無力症
心因性疾患	過換気症候群，神経症
O_2不足，ガス中毒	高山病，CO中毒，毒ガス中毒

＊17-3 **呼吸困難の原因疾患**＊

咳・痰（せき・たん）

英文
cough, sputum

定　義

咳は気道内の分泌物や異物を体外に排出するために起こる突発的な防御反応で，痰は気道分泌物が体外に排出される状態である。

メカニズム

咳は気道を通して肺胞内へ吸入された空気が，咳反射によって急激に胸腔内圧が高められて爆発的に吐出されるもので，特徴的な音声を伴う。

咳受容体は主として喉頭，気管，気管支に分布し，化学的刺激や機械的刺激を受けると迷走神経を介して延髄の咳中枢に情報が伝えられる(18-1)。また，鼻粘膜，副鼻腔粘膜，咽頭，胸膜などにも咳受容体はあり，三叉神経，舌咽神経，迷走神経，横隔膜神経を介して同様に咳中枢へ刺激が伝達される。刺激が伝えられた咳中枢からは反射経路を経て呼吸筋に情報が伝達され，まず呼気，ついで有声呼出をする。このとき，160～220m/秒もの強い流速に達する。

痰は気管支腺や杯細胞から分泌される分泌物が主体で，粘膜上皮，異物，血液成分などが混じる。気管支喘息の発作時などのように感染を起こしていない場合には，白色泡状の粘性の低い痰である。肺炎などの感染症を起こすと，膿性で粘性の高い痰になる。

原因疾患

咳は煙などの化学的刺激，異物などの機械的刺激では健康人にも起こる。呼吸器感染症，アレルギー性肺疾患，肺ガンなどで咳が出る(18-2)。

痰の排出を伴う咳を湿性咳嗽といい，18-3に示すように，疾患によって特徴的な痰が出る。なお，痰を伴わない咳を乾性咳嗽という。

臨床症状

咳・痰のほか，原因疾患によって発熱，胸痛，呼吸困難などの症状がある。

診　断

化学的あるいは機械的刺激による咳は，刺激を受けたものから判断できる。咳・痰の原因は呼吸器疾患が多いので，まずは胸部X線検査を行い，呼吸器疾患を鑑別する。痰の細菌培養検査，細胞診，血液検査，胸部CT検査なども行って原因疾患を鑑別する。

詳細は，「G 咳・痰の診察の進め方」(p.80) を参照。

治　療

①**原因療法**　肺炎や気管支炎などの感染症には，起炎菌に応じた抗菌薬を投与する。肺ガンには外科手術，抗ガン薬，放射線治療などが行われる。

②**対症療法**　咳も痰も元来は防御反応であるが，咳が長く続くと体力が消耗するため，適宜鎮咳薬や去痰薬を使用する。

メ　モ

1回の咳で約2キロカロリーのエネルギーが消費される。

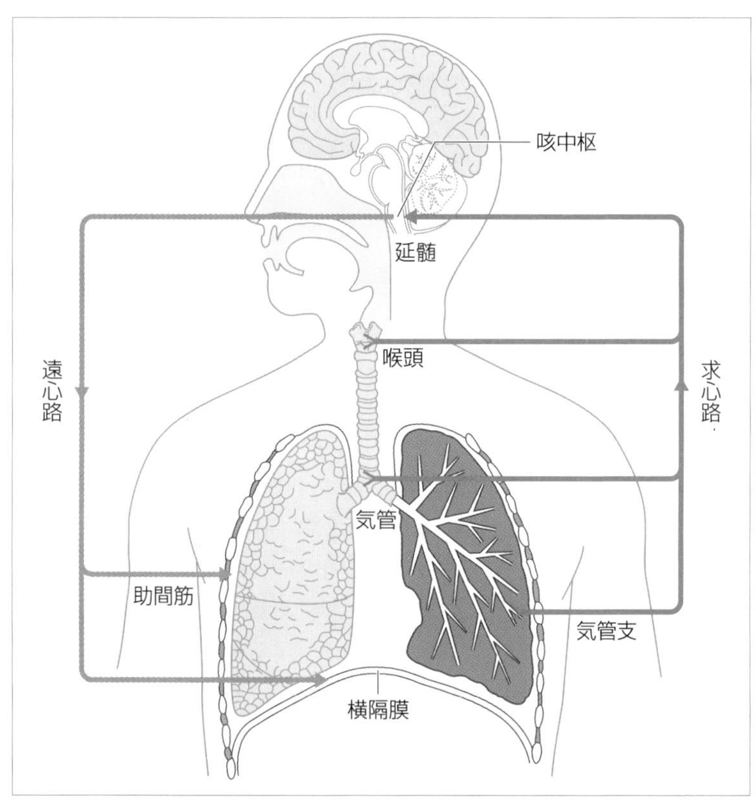

＊18-1　咳反射の経路＊

外因性の刺激	タバコの煙，亜硫酸ガス，スモッグなど
機械的刺激	気道内異物，気道内分泌物貯留，後鼻漏，声帯ポリープ，口蓋垂下垂
呼吸器感染症	急性喉頭炎，急性気管支炎，肺炎，胸膜炎，心膜炎
アレルギー性	気管支喘息，気道過敏，肺好酸球症
閉塞性気道変病	慢性気管支炎，慢性肺気腫，気管支拡張症
拘束性肺病変	肺線維症：膠原病肺，うっ血性心不全，肉芽腫性肺疾患，塵肺
肺血管病変	肺塞栓症，肺高血圧症
悪性新生物	肺ガン，喉頭ガン，腫瘍による気道圧迫

＊18-2 咳の原因＊

急性気管支炎 慢性気管支炎	粘性で，鏡検・培養で各種細菌を認める。慢性気管支炎では，朝，痰が多い。
気管支拡張症	朝に多く，時に大量のことがある。コップにとると3層に分かれる。
肺気腫	粘性で，排出後は症状が軽快することが多い。
気管支喘息	硝子様透明，好酸球，シャルコーライデン結晶，クルシュマンらせん体をみることがある。
大葉性肺炎	量は少ない。典型的な場合は淡紅色または鉄さび色である。
肺化膿症	膿性で大量である。白血球，各種細菌などを含む。コップにとると3層に分かれる。悪臭がある。
肺結核	膿性で量は少ない。血痰，喀血を伴うことがある。結核菌を認めれば確実である。
肺ジストマ	血痰が多く，特有な虫卵を含む。特有な臭気がある。粘稠，量は様々である。
肺ガン	喀血，血痰を伴うことが多い。ガン細胞を認めれば確実である。
心不全 （肺水腫）	さらさらした水性，バラ色のことがある。

＊18-3 湿性咳嗽をきたす疾患と痰の性状＊

臨床症状 ⑲

動悸（どうき）

英文 palpitation

定義

動悸とは，心臓の存在を意識することで，心拍異常の症状であることが多い。心拍数の増加，乱れ，拍動の増強，心室壁運動の異常などを動悸として感じる。

メカニズム

心臓は洞結節で発生した電気的刺激が房室結節，ヒス束，左脚・右脚，プルキンエ線維を経て心室壁の筋肉に伝わり，心筋が収縮して拍動する（19-1）。このような経路を刺激伝導系という。

心拍動のリズムは自律神経によって調節され，交感神経が興奮すると心拍数は亢進し，副交感神経が興奮すると抑制される。この自律神経による調節に異常が起きるような病態が生じると動悸を感じる。種々の心疾患，甲状腺機能亢進症，電解質異常，薬物中毒などで心拍動に変化が起きる。

原因疾患

動悸の原因は心疾患によるものが多いが，貧血や甲状腺機能亢進症などの心疾患以外の全身性疾患でも起きる。また，いわゆる心臓神経症などの心因性でみられることもある（19-2）。

臨床症状

患者は，「脈がとぶ」「胸がドキドキする」「脈が速くなる」「胸が詰まる」「心臓がおどる」「心臓が飛び跳ねる」などと表現する。胸痛や呼吸困難を伴うこともある。

診断

まず，薬物の服用を確認する。薬物を服用していなければ，血液検査，心電図，胸部X線検査を行い，原因疾患を鑑別する。

詳細は，「H 動悸の診察の進め方」（p.82）を参照。

治療

①**原因療法**　原因疾患が特定できれば，それぞれに応じた治療を行う。心疾患の中でも不整脈が多いが，この場合は適宜抗不整脈薬を使用する。

②**対症療法**　動悸に伴って不安を感じることが多いので，鎮静薬を適宜使用する。

メモ

動悸の訴え方は人によって異なり，軽微な変化を重篤のように訴えたり，逆に重症の疾患でも強く訴えない人もいる。自覚症状だけでなく，身体診察や心電図検査などを行って客観的に判断することが重要である。

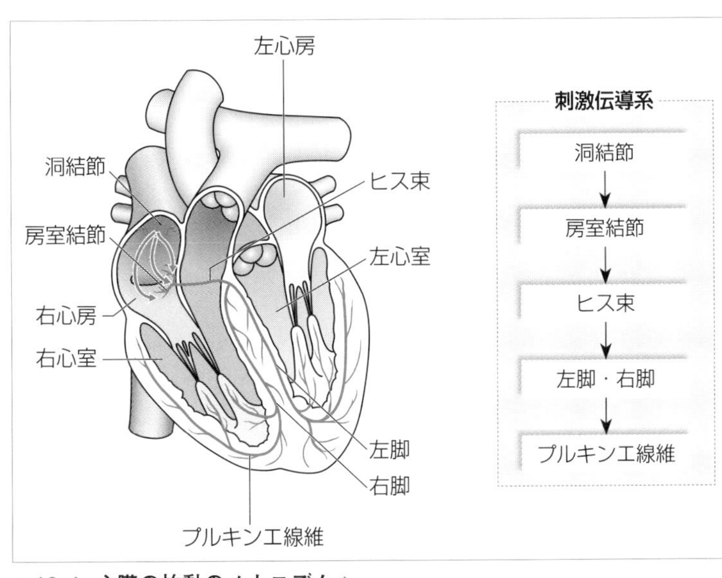

＊19-1 **心臓の拍動のメカニズム**＊

非心疾患性	心因性	心臓神経症，不安神経症，過換気症候群
	二次性	貧血，発熱，甲状腺機能亢進症，低血糖，ダンピング症候群，肺血栓塞栓症
心疾患性	非不整脈性	虚血性心疾患，心筋炎，心のう炎，高血圧性心疾患，先天性心疾患，心不全
	不整脈性	洞性頻脈，徐脈性不整脈，期外収縮，発作性上室性頻拍，発作性心房細動

＊19-2 **動悸の原因疾患**＊

発疹（はっしん）

英文
eruption

定義

発疹とは，皮膚にみられる肉眼的な変化を総称したもので，発疹の大きさ，硬さ，色調などの性状から，20-1のように斑，丘疹，結節，腫瘤，水疱，膿疱，びらん，潰瘍などに分類される。

メカニズム

発疹は，皮膚や粘膜の局所性の変化のほかに，全身性疾患の一部分症として現れることがある。

原因疾患

種々の疾患により，20-2のような発疹などの皮膚の変化が出現しうる。原因によっては種々の発疹が組み合わさったり，経過とともに二次的に発疹が生じる（続発疹）こともある。

臨床症状

皮膚の所見のほか，掻痒感（そうようかん）（かゆみ），痛み，発熱などの症状を伴うことがある。

診断

皮膚の所見を丹念に観察する。必要に応じて皮膚の一部を生検して診断する。

治療

①**原因療法**　内臓疾患が原因となっていれば，基礎疾患の治療が欠かせない。

②**対症療法**　外用薬と内服薬を使用する。例えば，湿疹や皮膚炎にはステロイド外用薬，乾皮症には保湿薬を使用する。

メモ

発疹にはしばしばステロイド薬が使用されるが，副作用の発現に十分な注意が必要である。

薬物の副作用として発疹のみられることがある。この場合は，紅斑，丘疹，水痘など，様々な発疹が生じる。薬物を服用中に発疹が出現する場合は，薬物を中止し，医師に相談するようにする。ときに重症となるので，決して軽視してはならない。

斑※	紅斑	炎症性の血管拡張，充血で起こる発赤斑。湿疹，皮膚筋炎，薬疹，感染症，炎症性角化症，膠原病などでみられる。
	紫斑	出血によりできる紫紅色の斑。小さいもの（1～5 mm径）を点状出血，大きいもの（1～5 cm径）を溢血斑という。
	白斑	メラニン色素の減少による白色の斑。
	色素斑	メラニン色素の沈着などによる黒色や青色などの斑の総称。
丘疹・結節・腫瘤	丘疹	径1 cm以下の限局性隆起性病変。
	結節	径1～3 cmの限局性隆起性病変。皮下にできた炎症性のしこりは硬結という。
	腫瘤	径3 cm以上の限局性隆起性病変。
水疱・膿疱	水疱	透明な水様の内容を有する病変。
	膿疱	表皮内水疱の内容が膿性になった病変。
びらん・潰瘍・亀裂・瘻孔	びらん	表皮レベルの組織欠損。
	潰瘍	真皮レベル以上の組織欠損。
	亀裂	角質増生部に線状に生じた皮膚の裂け目。
	瘻孔	深部より続く皮膚の孔。
鱗屑・落屑・痂皮	鱗屑	皮膚上に厚く貯留した角質。
	落屑	鱗屑が脱落する状態。
	痂皮	分泌物が乾燥して硬くなった状態。
その他	萎縮	真皮の退行性変化で皮膚が菲薄化した状態。
	硬化	真皮の膠原線維もしくは基質の増加によって皮膚が硬く触れる状態。

＊20-1　発疹の種類と特徴＊

※【斑】表面が平坦であるが，その部分に色の変化（限局性色調変化）がみられる。

頭部の脱毛	円形脱毛症，壮年性脱毛症，抜毛狂，脂腺母斑，剣傷状強皮症，ケルスス禿瘡
丘疹	急性湿疹，接触皮膚炎，アトピー性皮膚炎，痒疹，新生児痤瘡，尋常性痤瘡，毛孔性苔癬，扁平苔癬，疥癬，青年性扁平疣贅
紅斑	脂漏性皮膚炎，アトピー性皮膚炎，接触皮膚炎，スイート病，酒皶，サーモン・パッチ，全身性エリテマトーデス（SLE），円板状エリテマトーデス，シェーグレン症候群，皮膚筋炎，多型滲出性紅斑，凍瘡，手掌紅斑，尋常性乾癬，伝染性紅斑，風疹，麻疹（はしか），梅毒，薬疹，紅皮症
毛細血管拡張	くも状血管腫
膨疹，浮腫	じんましん，リンパ浮腫
色素沈着，色素斑	肝斑，老人斑，太田母斑，扁平母斑，蒙古斑，青色母斑，色素性母斑，神経線維腫症，固定疹型薬疹，仮性黒色表皮腫，癜風，抗ガン薬，アジソン病，慢性腎不全，ポイツ・イェガー症候群
色素脱失，白斑	尋常性白斑，癜風，老人性白斑，脱色素性母斑，白皮症
水疱，膿疱，びらん，アフタ	単純ヘルペス，帯状疱疹，水痘，手足口病，尋常性天疱瘡，類天疱瘡，掌蹠膿疱症，汗疱，熱傷，ベーチェット病，伝染性膿痂疹，ブドウ球菌性熱傷様皮膚症候群，白癬症，カンジダ症
皮膚の硬化	汎発性強皮症，限局性強皮症
爪の異常	爪白癬，陥入爪，爪甲剥離症
角質増生	尋常性疣贅，鶏眼，胼胝，魚鱗癬
腫瘍，結節	基底細胞ガン，有棘細胞ガン，悪性黒色腫，パージェット病，菌状息肉症，ボーエン病，日光角化症，脂漏性角化症，脂肪腫，石灰化上皮腫，毛細血管拡張性肉芽腫，血管腫，皮膚線維腫，ケロイド，瘢痕，色素性母斑，眼瞼黄色腫，サルコイドーシス，伝染性軟属腫，尖圭コンジローム
のう腫	粉瘤
潰瘍	褥瘡，皮膚悪性腫瘍，ベーチェット病
皮下硬結	結節性多発動脈炎，糖尿病性壊疽，静脈瘤症候群，結節性紅斑
下肢の紫斑	アナフィラクトイド紫斑，慢性色素性紫斑，老人性紫斑，血小板減少性紫斑

＊20-2　**発疹の性状と皮膚疾患**＊

Ⅱ 診察の進め方

診察とは，患者の訴えた症状を聞きとり，身体に現れた所見を観察して患者のもつ疾病を診断するための行為である。これによって，疾病を正しく診断し，適切な治療が開始されることとなる。

実際の診察では，まず診療面接（問診）によって患者の愁訴を聞きとり，医師や医療従事者が視診・触診・打診・聴診によって，身体所見を確認する。また，臨床検査を適宜行うことによって診断を行う。

臨床検査は患者への負担が少ないものから開始し，必要に応じて精密検査を組み合わせる。臨床検査は，客観的で正確かつ精密な情報を提供してくれる。

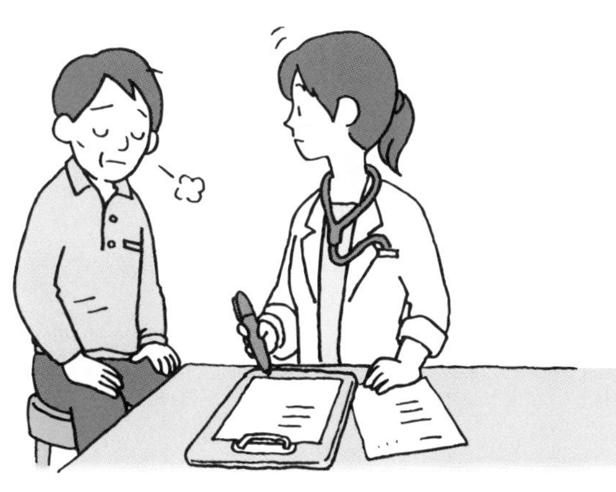

A 頭痛の診察の進め方

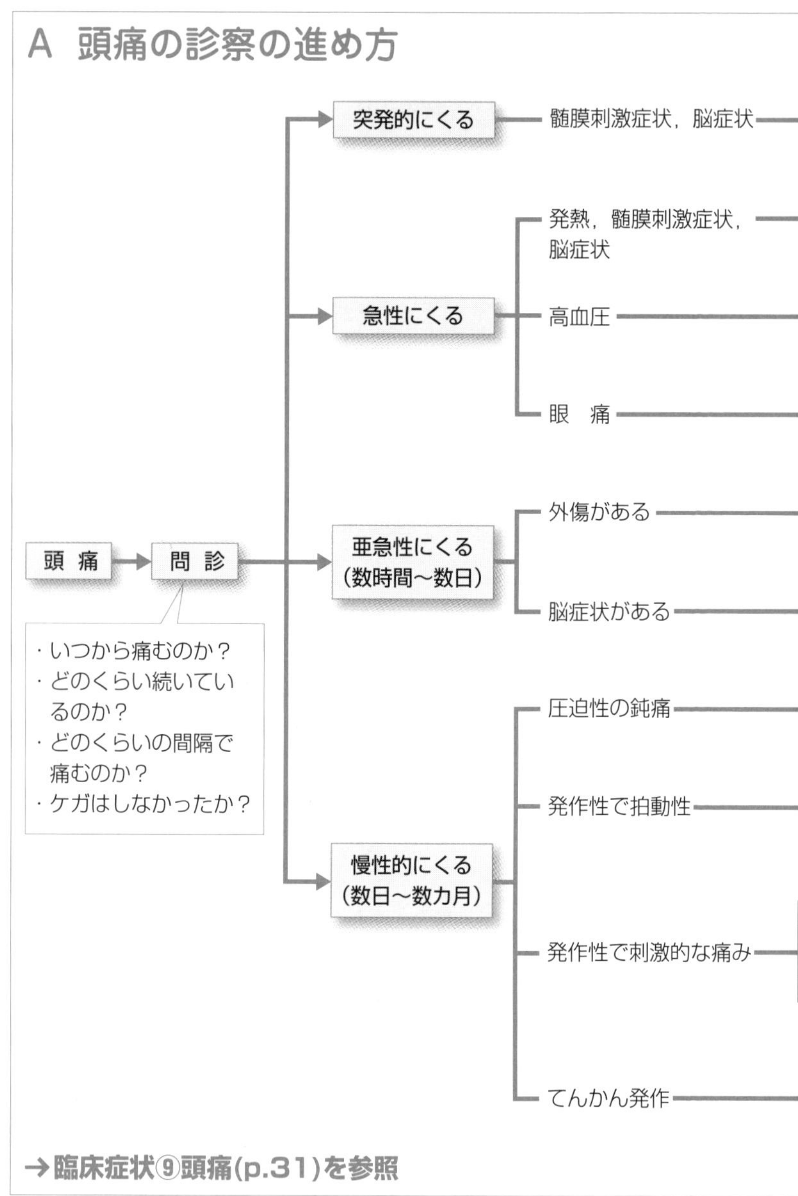

→臨床症状⑨頭痛(p.31)を参照

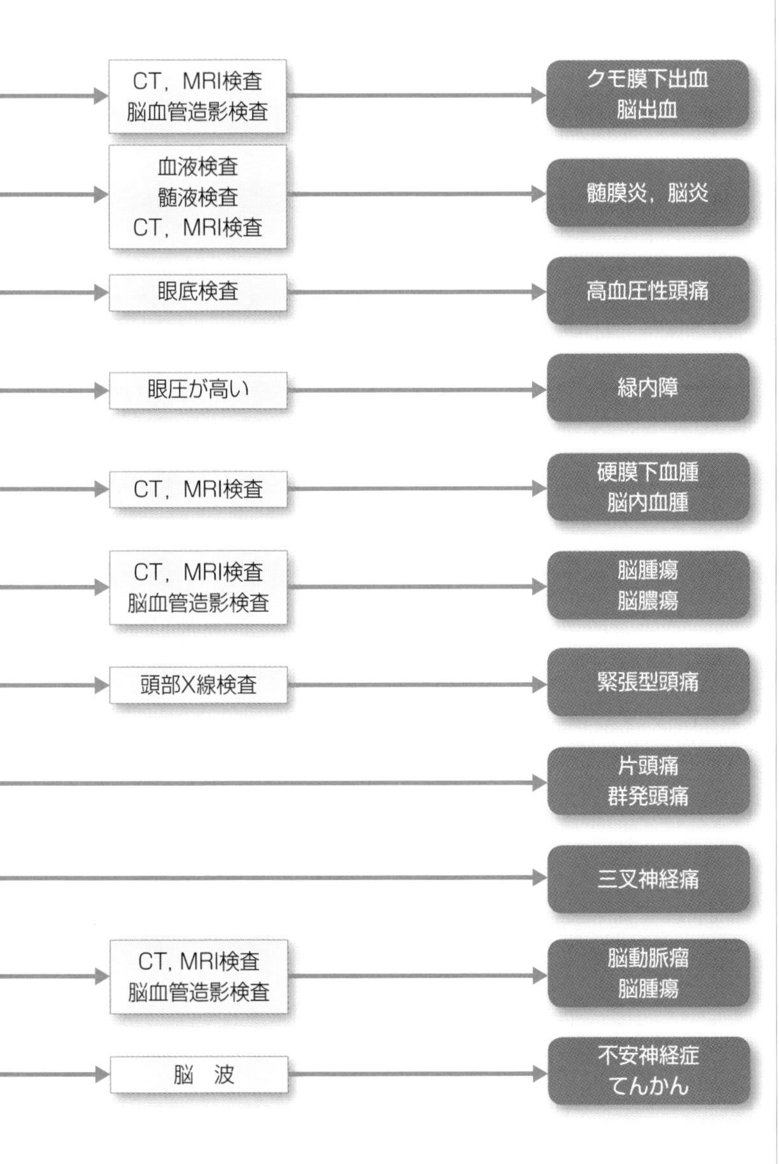
CT，MRI検査
脳血管造影検査
クモ膜下出血
脳出血
血液検査
髄液検査
CT，MRI検査
髄膜炎，脳炎
眼底検査
高血圧性頭痛
眼圧が高い
緑内障
CT，MRI検査
硬膜下血腫
脳内血腫
CT，MRI検査
脳血管造影検査
脳腫瘍
脳膿瘍
頭部X線検査
緊張型頭痛
片頭痛
群発頭痛
三叉神経痛
CT, MRI検査
脳血管造影検査
脳動脈瘤
脳腫瘍
脳　波
不安神経症
てんかん

B 胸痛の診察の進め方

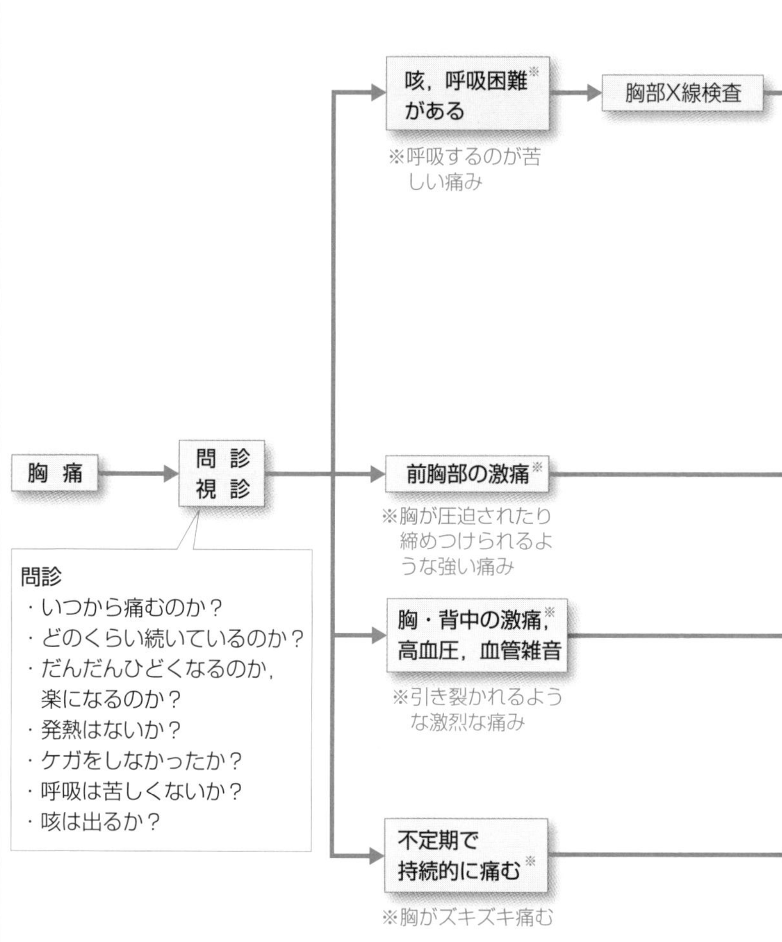

→臨床症状⑩胸痛(p.34)を参照

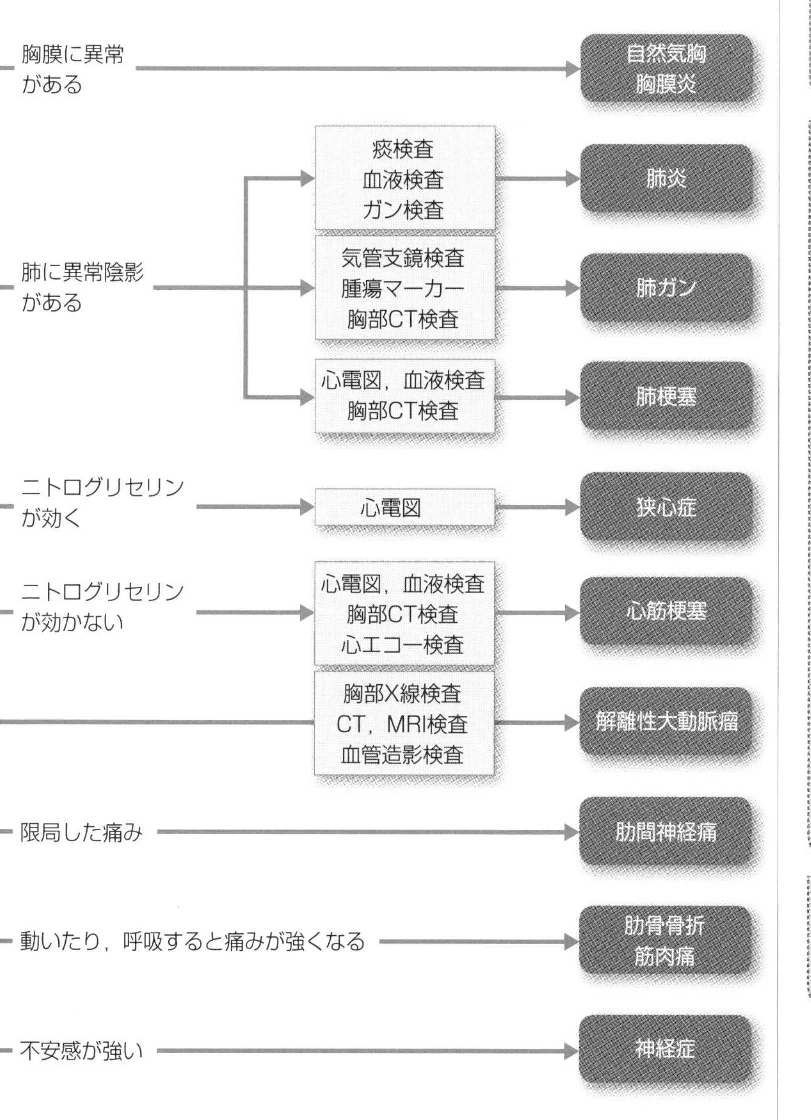

胸膜に異常
がある
自然気胸
胸膜炎
痰検査
血液検査
ガン検査
肺炎
肺に異常陰影
がある
気管支鏡検査
腫瘍マーカー
胸部CT検査
肺ガン
心電図，血液検査
胸部CT検査
肺梗塞
ニトログリセリン
が効く
心電図
狭心症
ニトログリセリン
が効かない
心電図，血液検査
胸部CT検査
心エコー検査
心筋梗塞
胸部X線検査
CT，MRI検査
血管造影検査
解離性大動脈瘤
限局した痛み
肋間神経痛
動いたり，呼吸すると痛みが強くなる
肋骨骨折
筋肉痛
不安感が強い
神経症

C 腹痛の診察の進め方

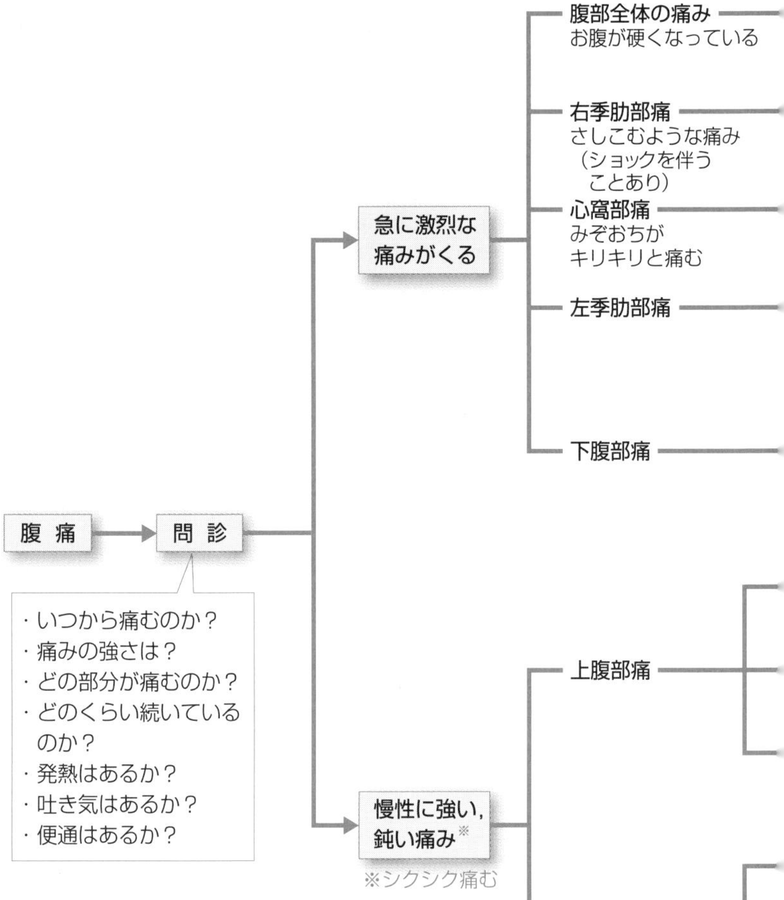

腹痛 → 問診

- いつから痛むのか？
- 痛みの強さは？
- どの部分が痛むのか？
- どのくらい続いているのか？
- 発熱はあるか？
- 吐き気はあるか？
- 便通はあるか？

→ 急に激烈な痛みがくる

- 腹部全体の痛み
  お腹が硬くなっている
- 右季肋部痛
  さしこむような痛み（ショックを伴うことあり）
- 心窩部痛
  みぞおちがキリキリと痛む
- 左季肋部痛
- 下腹部痛

→ 慢性に強い，鈍い痛み※

※シクシク痛む

- 上腹部痛
- 下腹部痛

→臨床症状⑪腹痛(p.36)を参照

検査	疾患
腹部X線検査※ 腹部エコー検査	腹膜炎
腹部X線検査※ 腹部エコー検査 尿検査，血液検査	急性胆のう炎 胆石症 尿管結石症
胃造影検査 胃内視鏡検査	胃・十二指腸潰瘍
腹部X線検査※ 腹部エコー検査 尿検査，血液検査	急性膵炎 脾梗塞 腎結石症
腹部X線検査※ 腹部エコー検査 尿検査，血液検査 婦人科診察	小腸閉塞 虚血性大腸炎 急性虫垂炎 卵巣のう腫 子宮外妊娠
胃内視鏡検査	胃炎 胃・十二指腸潰瘍
肝臓機能検査 腹部エコー検査	肝炎 胆石症
膵臓機能検査 腹部エコー検査	慢性膵炎
便検査 注腸造影検査 腸内視鏡検査	潰瘍性大腸炎 クローン病 大腸ガン 憩室炎
尿検査 腹部エコー検査	尿管結石症 前立腺肥大症
婦人科診察	卵巣のう腫

※腹部のガスをみる検査

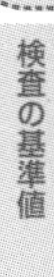

D　関節痛の診察の進め方

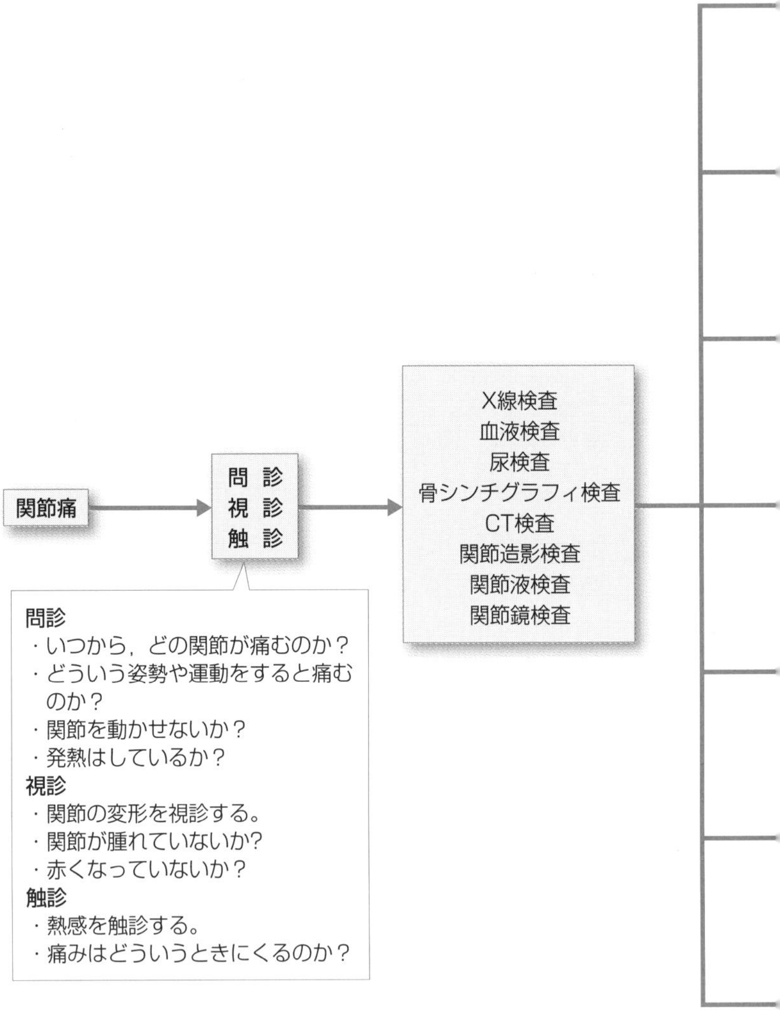

関節痛 → 問　診 / 視　診 / 触　診 → X線検査 / 血液検査 / 尿検査 / 骨シンチグラフィ検査 / CT検査 / 関節造影検査 / 関節液検査 / 関節鏡検査

問診
・いつから，どの関節が痛むのか？
・どういう姿勢や運動をすると痛むのか？
・関節を動かせないか？
・発熱はしているか？

視診
・関節の変形を視診する。
・関節が腫れていないか?
・赤くなっていないか？

触診
・熱感を触診する。
・痛みはどういうときにくるのか？

→臨床症状⑫関節痛(p.39)を参照

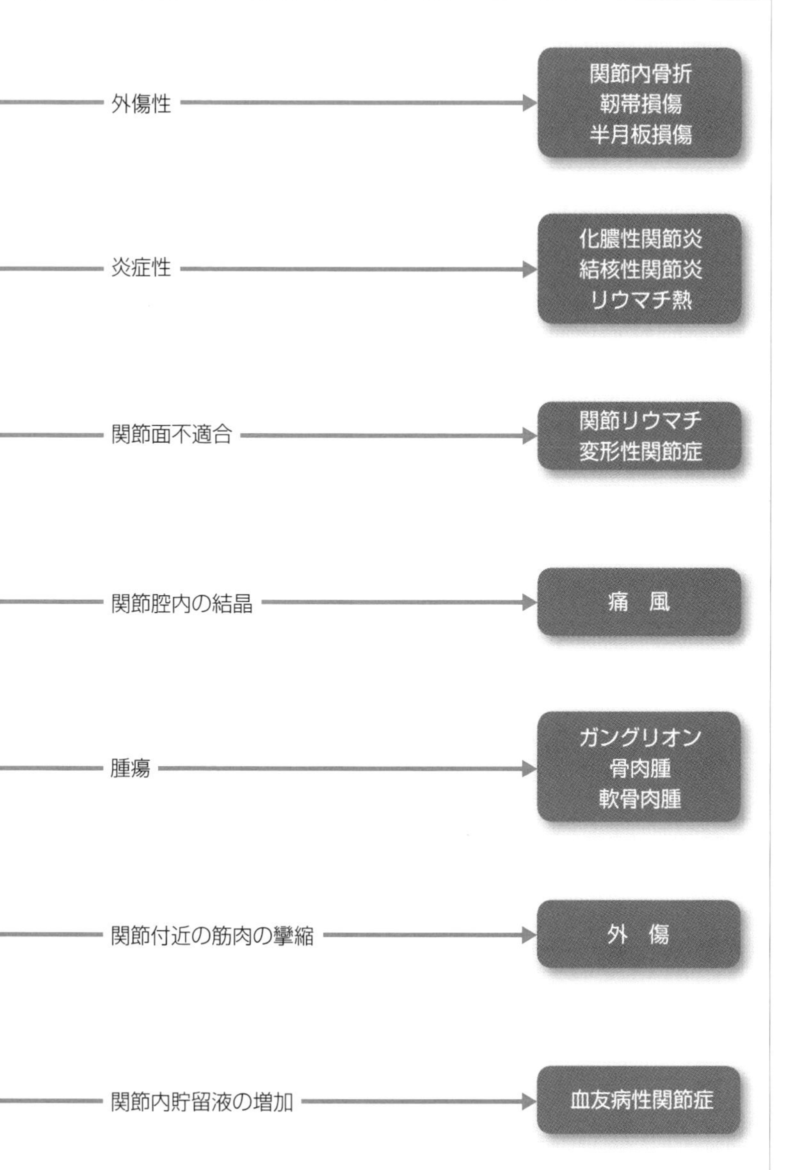
外傷性
関節内骨折
靭帯損傷
半月板損傷
炎症性
化膿性関節炎
結核性関節炎
リウマチ熱
関節面不適合
関節リウマチ
変形性関節症
関節腔内の結晶
痛　風
腫瘍
ガングリオン
骨肉腫
軟骨肉腫
関節付近の筋肉の攣縮
外　傷
関節内貯留液の増加
血友病性関節症

E 浮腫の診察の進め方

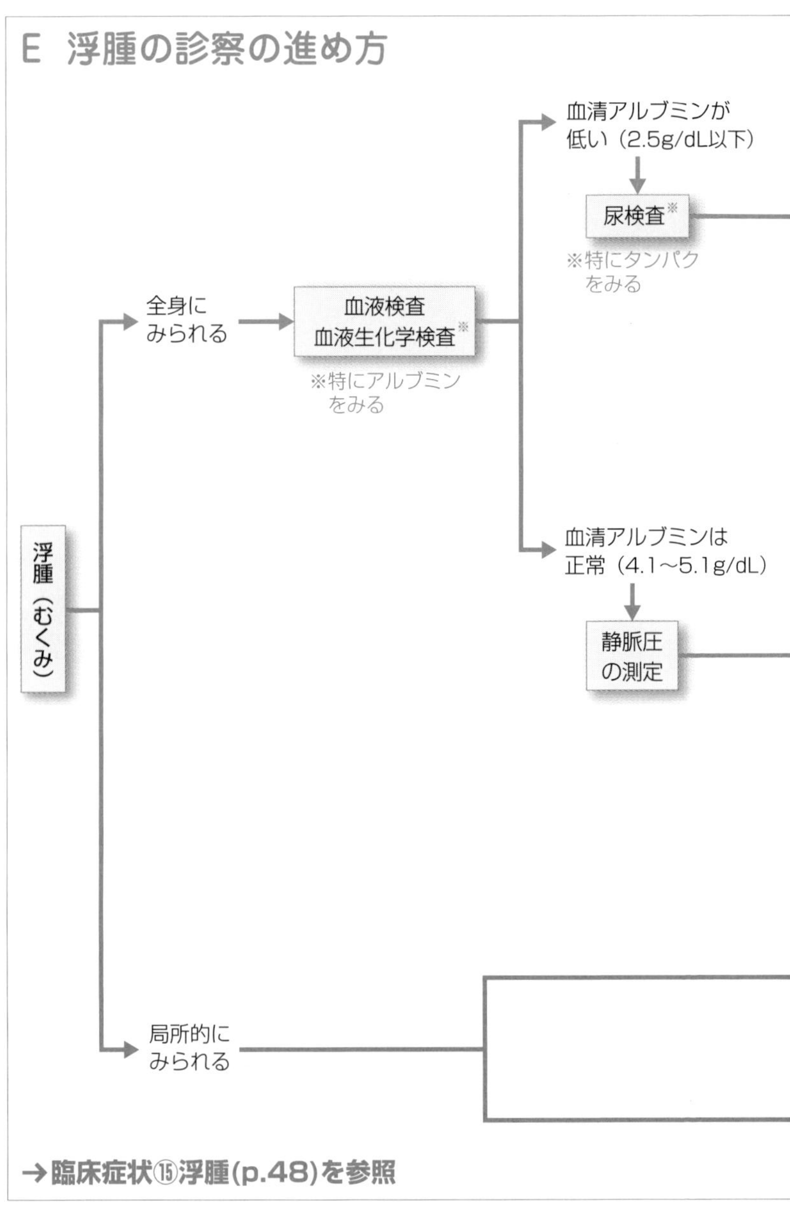

→臨床症状⑮浮腫(p.48)を参照

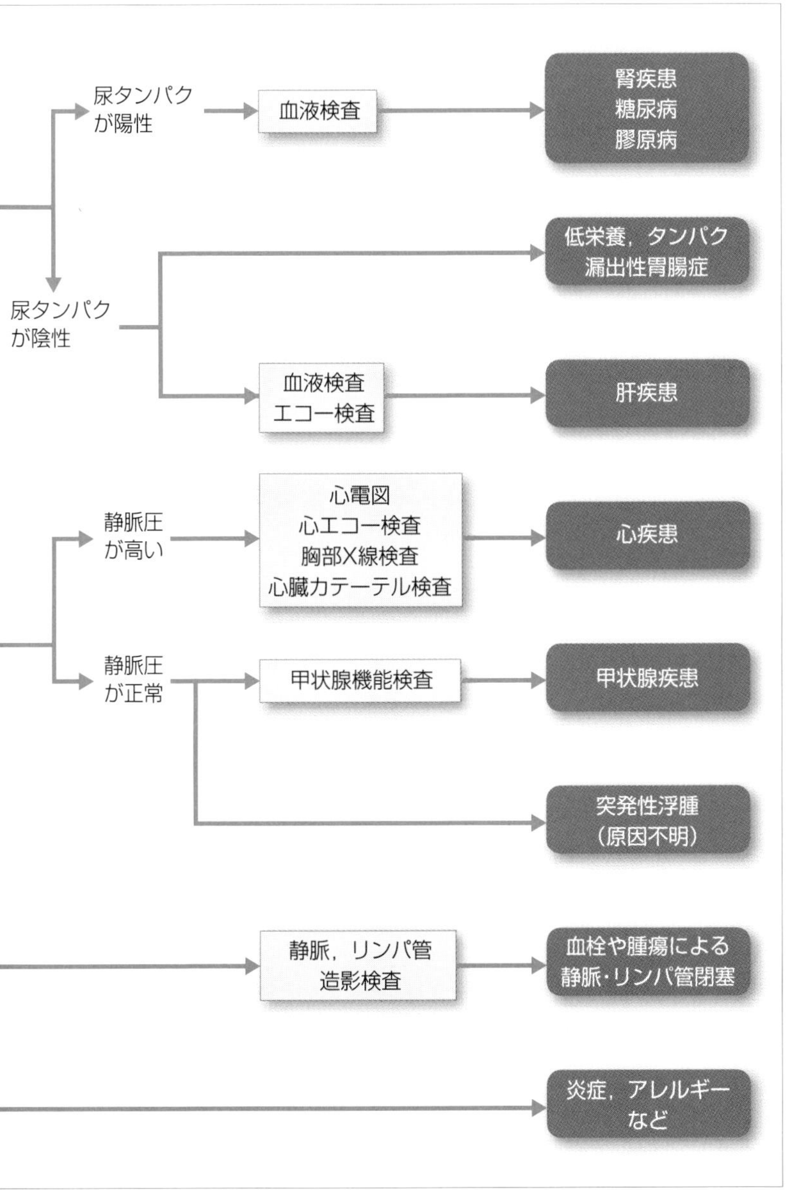
尿タンパク
が陽性
血液検査
腎疾患
糖尿病
膠原病
尿タンパク
が陰性
低栄養，タンパク
漏出性胃腸症
血液検査
エコー検査
肝疾患
静脈圧
が高い
心電図
心エコー検査
胸部X線検査
心臓カテーテル検査
心疾患
静脈圧
が正常
甲状腺機能検査
甲状腺疾患
突発性浮腫
（原因不明）
静脈，リンパ管
造影検査
血栓や腫瘍による
静脈・リンパ管閉塞
炎症，アレルギー
など

F 呼吸困難の診察の進め方

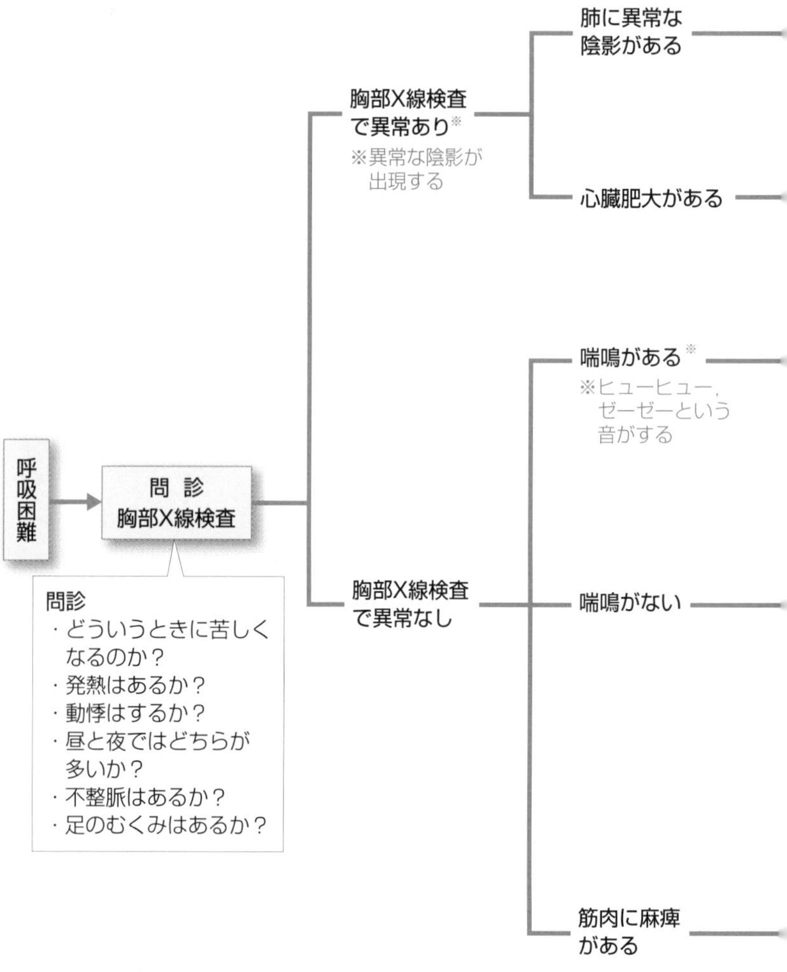

呼吸困難 → 問診 胸部X線検査

問診
・どういうときに苦しくなるのか？
・発熱はあるか？
・動悸はするか？
・昼と夜ではどちらが多いか？
・不整脈はあるか？
・足のむくみはあるか？

- 胸部X線検査で異常あり※
  ※異常な陰影が出現する
  - 肺に異常な陰影がある
  - 心臓肥大がある
- 胸部X線検査で異常なし
  - 喘鳴がある※
    ※ヒューヒュー，ゼーゼーという音がする
  - 喘鳴がない
  - 筋肉に麻痺がある

→臨床症状⑰呼吸困難(p.56)を参照

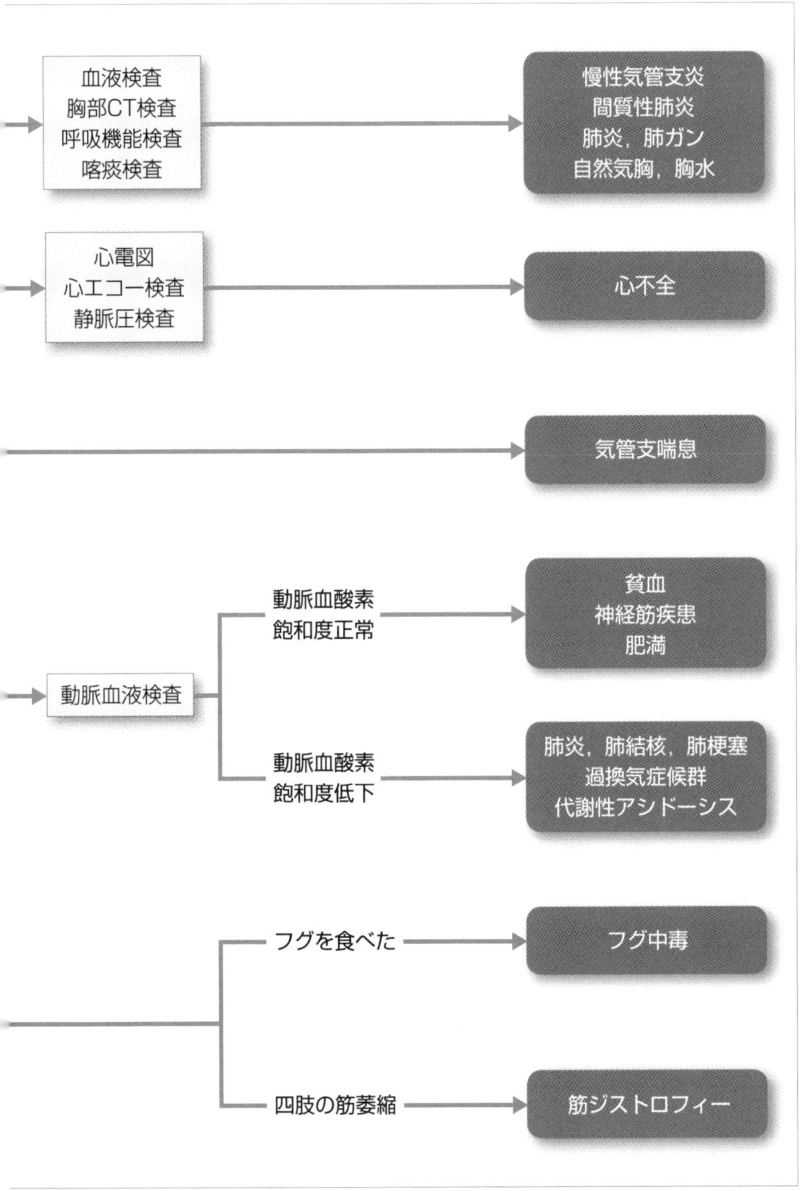

血液検査
胸部CT検査
呼吸機能検査
喀痰検査
→ 慢性気管支炎
間質性肺炎
肺炎，肺ガン
自然気胸，胸水

心電図
心エコー検査
静脈圧検査
→ 心不全

→ 気管支喘息

動脈血液検査
- 動脈血酸素飽和度正常 → 貧血
神経筋疾患
肥満
- 動脈血酸素飽和度低下 → 肺炎，肺結核，肺梗塞
過換気症候群
代謝性アシドーシス

- フグを食べた → フグ中毒
- 四肢の筋萎縮 → 筋ジストロフィー

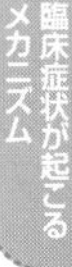

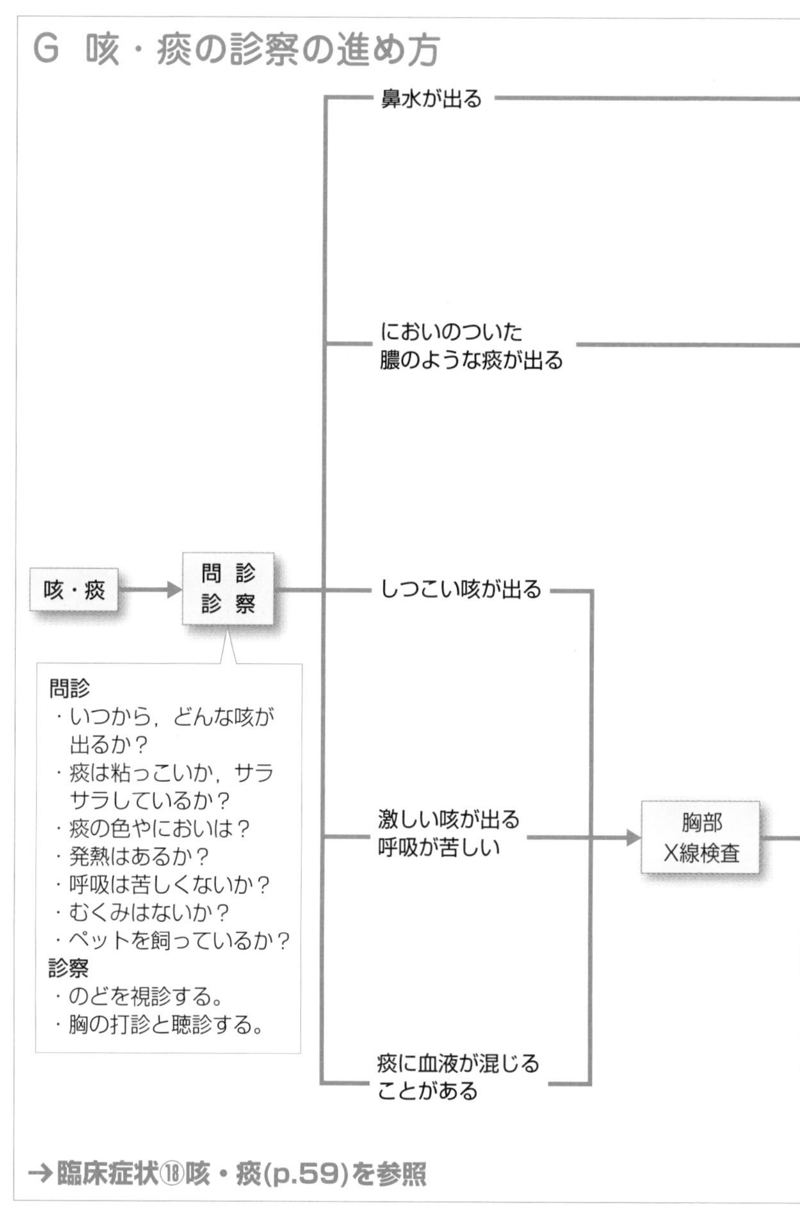

→臨床症状⑱咳・痰(p.59)を参照

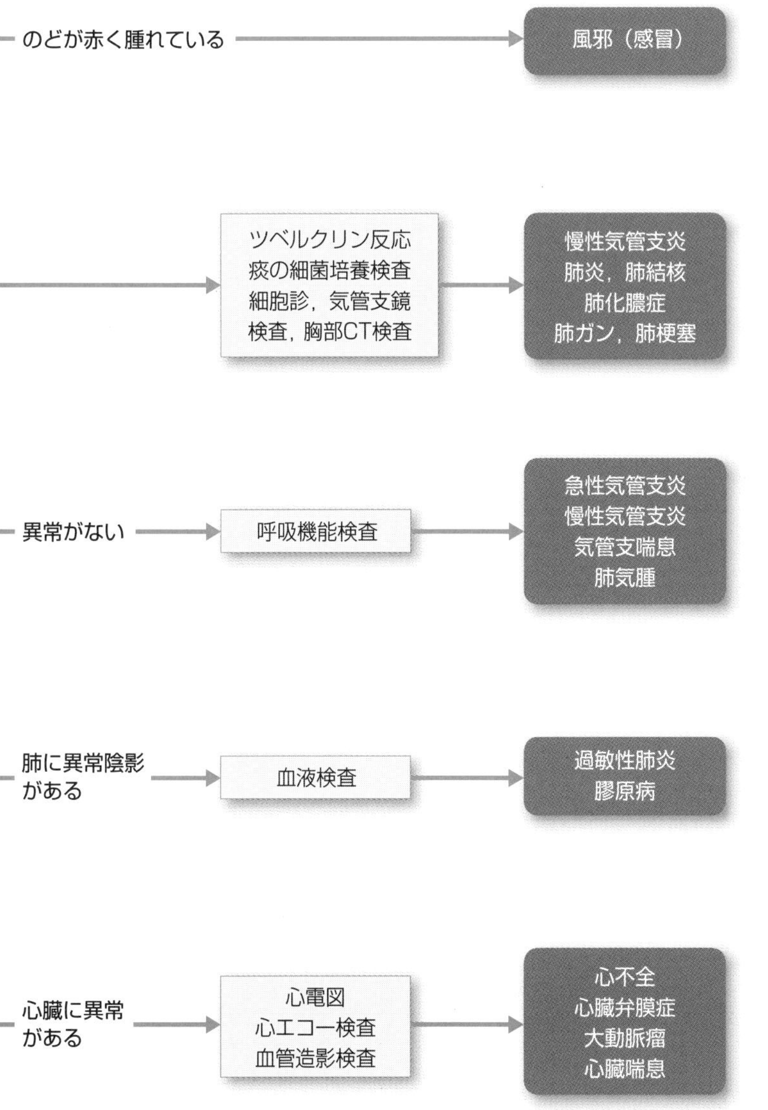
のどが赤く腫れている
風邪（感冒）
ツベルクリン反応
痰の細菌培養検査
細胞診，気管支鏡
検査，胸部CT検査
慢性気管支炎
肺炎，肺結核
肺化膿症
肺ガン，肺梗塞
異常がない
呼吸機能検査
急性気管支炎
慢性気管支炎
気管支喘息
肺気腫
肺に異常陰影
がある
血液検査
過敏性肺炎
膠原病
心臓に異常
がある
心電図
心エコー検査
血管造影検査
心不全
心臓弁膜症
大動脈瘤
心臓喘息

H 動悸の診察の進め方

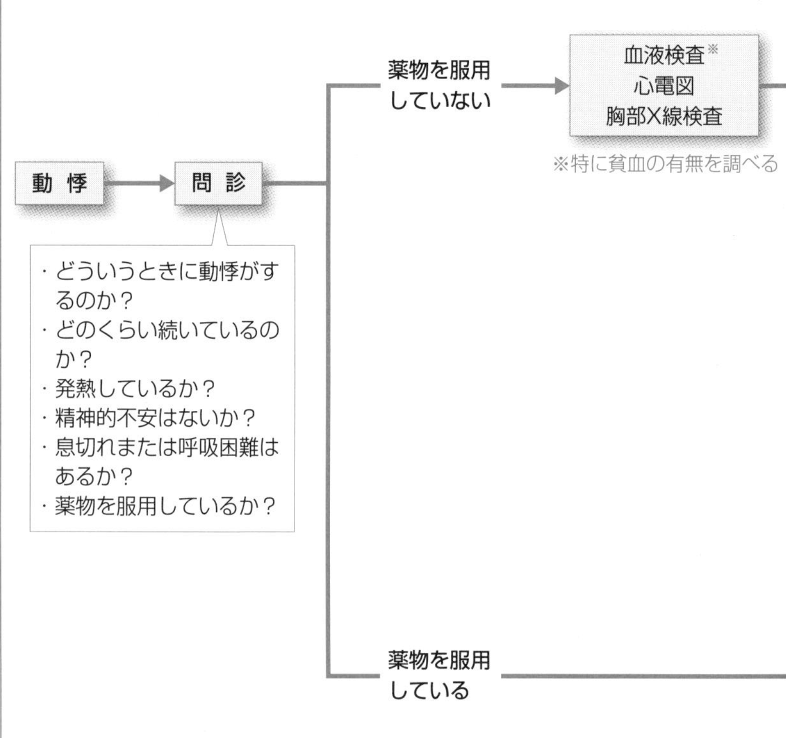

→臨床症状⑲動悸(p.62)を参照

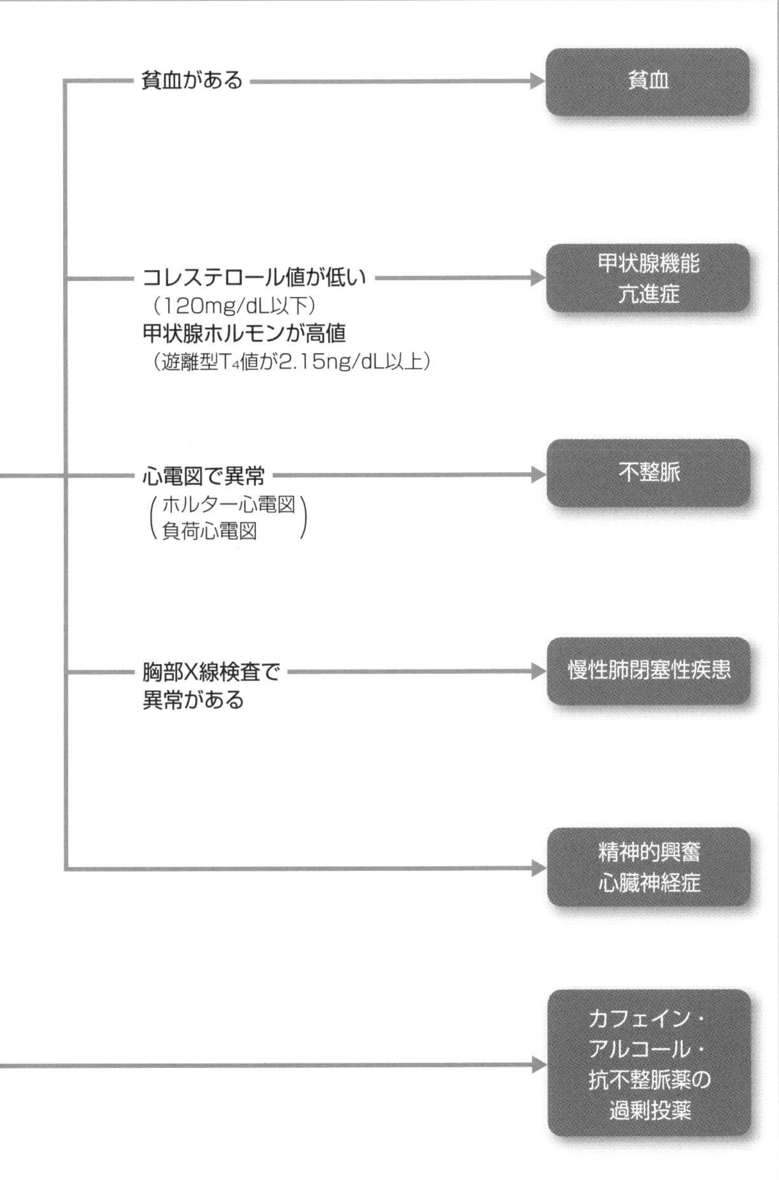
貧血がある
貧血
コレステロール値が低い
（120mg/dL以下）
甲状腺ホルモンが高値
（遊離型T4値が2.15ng/dL以上）
甲状腺機能亢進症
心電図で異常
（ホルター心電図
負荷心電図）
不整脈
胸部X線検査で異常がある
慢性肺閉塞性疾患
精神的興奮
心臓神経症
カフェイン・アルコール・抗不整脈薬の過剰投薬

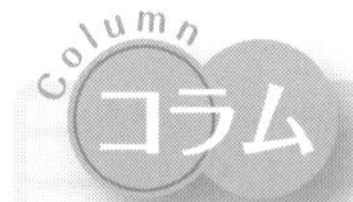

高血圧になるメカニズムと食塩制限を行うワケ

高血圧症は自覚症状が乏しく，患者本人が訴えることは少ないが，高血圧が持続すると，動脈硬化症を引き起こし，脳卒中や心不全など命にかかわる疾病を引き起こしかねない。このため，高血圧は注意すべき状態といえるだろう。

血圧は心臓から送り出される血液が血管にあたえる圧力で，心拍出量と血管の抵抗によって決まる。つまり，心拍出量や血管の抵抗が増せば高血圧となる。高血圧が持続すると，その圧力に耐えるために血管が肥厚して硬くなり動脈硬化をきたす。この動脈硬化は血管の抵抗を増やすので，さらに高血圧を促進するといった悪循環が生じる。動脈硬化で細くなった脳や心臓の血管に血栓が詰まると，脳卒中や心不全をきたすこととなる（p118，**32-2**）。

高血圧症は，原因が明らかでない本態性高血圧症と，原因が明らかである二次性高血圧症がある。高血圧症の患者の90～95％が本態性高血圧症で，遺伝的要因，過剰な食塩摂取，肥満，運動不足，飲酒などが関連していると考えられている。

食事により食塩を過剰に摂取すると，のどが渇くので，水分摂取量が増加し，循環血流量が増す。また，腎臓で不要なナトリウムを大量に排泄しなければならなくなるので，この代わりに水が再吸収され，さらに循環血流量が増す。これらの循環血流量の増加は血管内の圧力を増し，高血圧を引き起こすと考えられている。

「日本人の食事摂取基準」（厚生労働省）での食塩の目標量は男性9.0g/日未満，女性7.5g/日未満とされているが，近年の調査ではこの数値を下回ったことがない。薄味を意識し，食塩の多い加工食品やスナック菓子を控えるなど，食生活の改善が必要となる。

第2章
検査異常値になるメカニズム

I 尿検査

尿検査とは，尿を集めて，尿量，尿ろ過圧，pH，タンパク質量，血液，細胞成分，細菌などの有無を調べる検査である。腎尿路系疾患のスクリーニング検査となるほか，糖尿病などの全身性疾患のスクリーニングとしても重要である。

検査項目 ㉑

尿糖

英文

urine sugar

基準値

	基準値
尿　糖	(－)

生理学的意義

尿中には，少量のグルコース（ブドウ糖），乳糖，果糖，五炭糖，ガラクトースなどが出現する。健康人ではグルコースが2～20mg/dL，1日40～85mg程度排泄されるが，通常の検査では陰性と判定される。

検査の意義

糖尿病のスクリーニングとして有用である。

異常値になるメカニズム

腎機能が正常の場合には，血糖値がおよそ170mg/dL以上になると尿細管での再吸収量を上回り，尿糖が陽性になる。そこで糖代謝異常によって血糖が高値になった場合に尿糖が陽性となる。

また，腎臓での糖排泄閾値が低いと尿中に糖が出現する。これは腎性糖尿と呼ばれ，臨床的な意義は少ない(21-1)。

尿糖が陽性になるのは，血糖が高値になる糖尿病，膵炎，肝疾患，過食，胃切除後などと，糖排泄閾値が低下する腎性糖尿（先天的に排泄閾値が低いもので，問題はない），慢性腎炎である。

メモ

腎性糖尿は検診などで時折見受けられる。耐糖能検査で異常がなければ，特に問題はない。

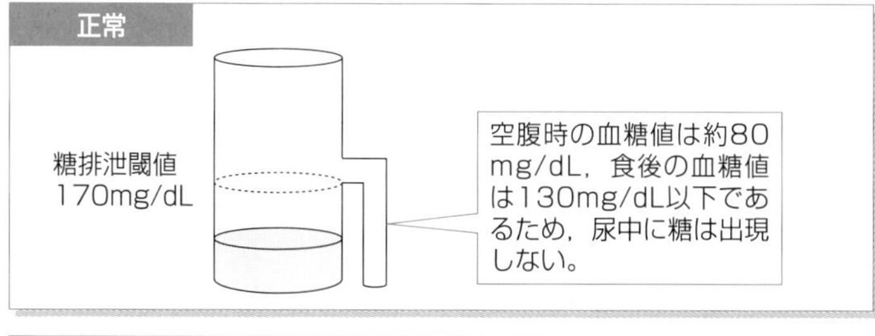

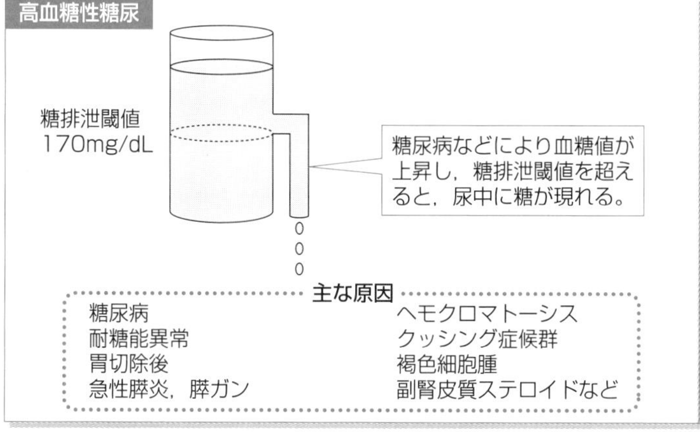

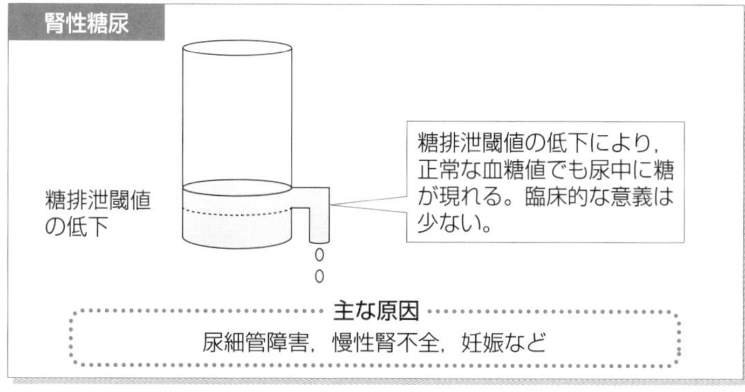

＊21-1 尿糖が陽性となるメカニズム＊

図は血糖値を樽の中の液体，糖排泄閾値を樽の口としたモデルである。血糖値が糖排泄閾値を超えると，尿糖が生じる。

検査項目 22

尿タンパク

英文
urinary protein

基準値

	基準値
尿タンパク	(−)～(±)

生理学的意義

健康人でも尿中には，1日20～150mg程度のタンパクが排泄されるが，1日150mg以上のタンパクが尿中に排泄される場合をタンパク尿という。尿中タンパクの2/3はアルブミンで，残りは尿細管などの組織に由来する組織由来のムコタンパクである。

異常値になるメカニズム

尿タンパクが陽性になるには，次の3つのメカニズムがある(22-1)。

①**腎前性タンパク尿**　血液中に低分子のタンパクが増加して腎糸球体からろ過され，尿細管での再吸収能を超えて尿中に排泄される場合である。多発性骨髄腫では単クローン性の免疫グロブリンが産生されるが，その軽鎖は分子量約4万であり，尿中に排泄される。このほか，横紋筋融解症ではミオグロビンが，異型輸血などによる血管内溶血ではヘモグロビンが排泄される。

②**腎性タンパク尿**　腎疾患では，腎糸球体ろ過能が障害されて血漿中のタンパクがろ過されて尿中に出たり（糸球体性タンパク尿），尿細管での再吸収能が低下して尿中にタンパクが出る（尿細管性タンパク尿）ことがある。糸球体タンパク尿は急性糸球体腎炎，慢性糸球体腎炎，ネフローゼ症候群，糖尿病性腎症，全身性エリテマトーデス（SLE），尿細管性タンパク尿は慢性腎盂腎炎，薬物性腎障害などで現れる。

③**腎後性タンパク尿**　尿路系の炎症などでタンパクが尿中に出現する場合である。急性腎盂腎炎，急性膀胱炎などでみられる。

メモ

健康人でも運動後やストレス，発熱したときなどにより陽性になることがあるが，持続して排泄される場合は腎疾患を疑う。

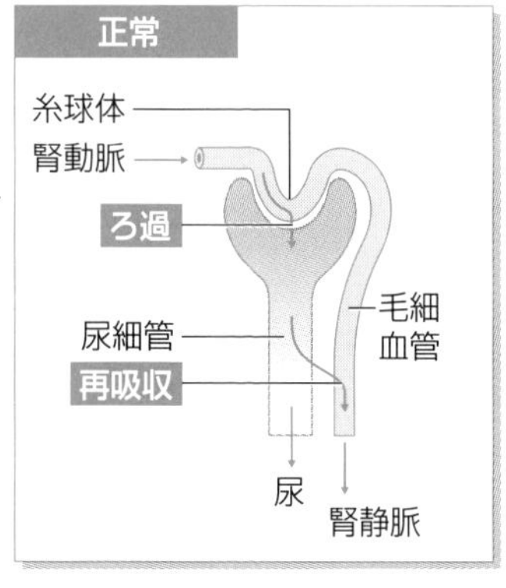

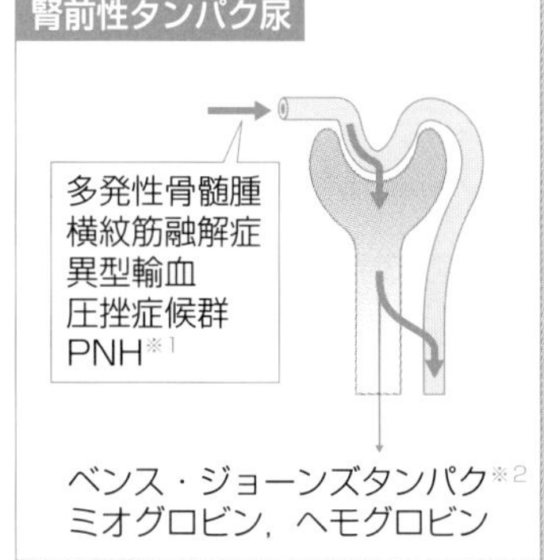

腎性タンパク尿
糸球体性タンパク尿
急性糸球体腎炎
慢性糸球体腎炎
ネフローゼ症候群
糖尿病性腎症
SLE※3
アミロイドーシス
アルブミン
尿細管性タンパク尿
急性尿細管壊死
慢性腎盂腎炎
痛風腎
ファンコニー症候群
間質性腎炎
薬物による腎障害
α1，β2-ミクログロ
ブリン，リゾチーム

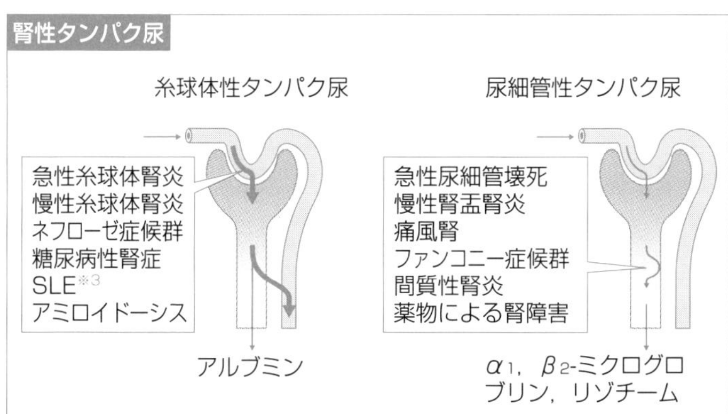

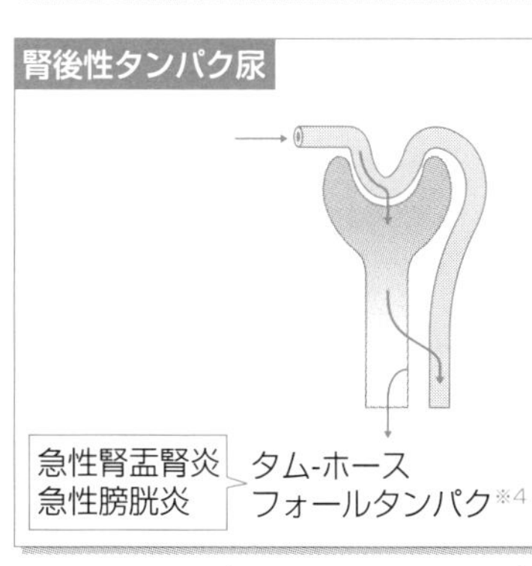

※1【PNH】発作性夜間ヘモグロビン尿症
※2【ベンス・ジョーンズタンパク】
骨髄腫患者から検出されるタンパク質。免疫グロブリンの軽鎖からなる。
※3【SLE】全身性エリテマトーデス
※4【タム-ホースフォールタンパク】
尿中のみに存在する糖タンパク質。

＊22-1 **タンパク尿になるメカニズム**＊

検査項目 ㉓

尿潜血

英 文

occult blood in urine

基準値

	基準値
尿潜血	(−)

生理学的意義

健康人では1mLの尿中に約1000個の赤血球が含まれ，1日では100万個程度の赤血球が排泄される。尿を顕微鏡で観察すると，強拡大で数視野に1～2個の赤血球が観察される。尿中に生理的範囲を超えて赤血球が多く出現する病態が血尿である。

血尿の存在は，肉眼的観察，試験紙法による尿潜血反応，尿を遠心分離して得た沈渣を顕微鏡で観察する検査で判定する。

肉眼で見て血液が出ているとわかるほどに鮮紅～暗赤褐色の尿を肉眼的血尿といい，外観ではわからないが顕微鏡による観察で赤血球が1視野に5個以上みられるものを顕微鏡的血尿という。

検査の意義

尿潜血反応は尿中の血液を試験紙法で検出するもので，簡単に血尿を発見できる。

異常値になるメカニズム

尿潜血が陽性になるのは，腎臓に異常のある場合と，腎臓外に病変のある場合がある(23-1，2)。

①**腎前性血尿**　出血傾向の一部分症状として尿潜血が陽性になるもので，特発性血小板減少性紫斑病，播種性血管内凝固症候群（DIC)，白血病などがある。

②**腎性血尿**　糸球体疾患で潜血が陽性になるのは，急性糸球体腎炎，慢性糸球体腎炎，IgA腎症，ループス腎炎などがある。

糸球体以外の病変で潜血が陽性になるのは，炎症(腎盂腎炎，間質性腎炎，腎梗塞)，腫瘍(腎ガン)，機械的刺激(腎結石，腎外傷)などである。

③**腎後性血尿**　尿管，膀胱，尿道からの出血によって血尿になるもので，炎症(膀胱炎，尿道炎，前立腺肥大)，腫瘍(膀胱ガン)，機械的刺激(尿管結石，膀胱結石)などが原因になる。

メモ

高尿酸血症の患者では頻回に尿管結石ができて尿潜血反応が陽性になることがある。食事指導を行い，適宜薬物を使うなどして尿酸値を下げるように努力する。

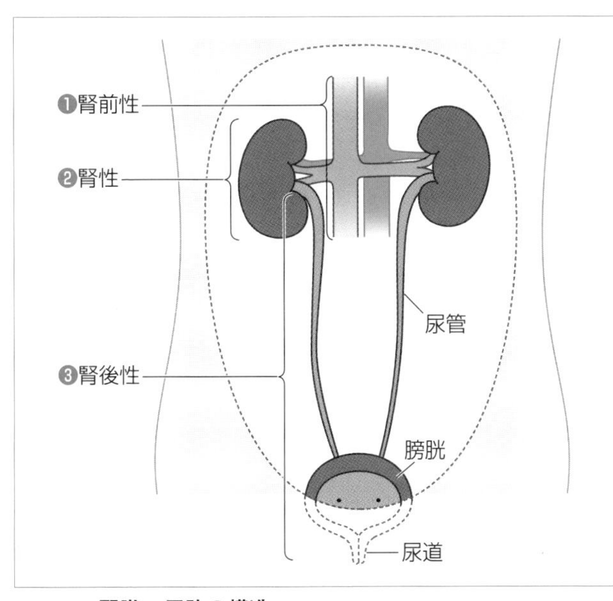

＊23-1　**腎臓・尿路の構造**＊

①腎前性	特発性血小板減少性紫斑病，DIC，白血病，血友病，再生不良性貧血
②腎性	**糸球体疾患**：急性糸球体腎炎，慢性糸球体腎炎，IgA 腎症，紫斑病性腎炎，急性進行性腎炎，ループス腎炎 **非糸球体疾患**：腎盂腎炎，のう胞腎，遊走腎，間質性腎炎，腎梗塞，特発性腎出血，腎ガン，腎結石，腎外傷
③腎後性	膀胱炎，尿道炎，前立腺肥大，膀胱ガン，尿管結石，膀胱結石

＊23-2　**血尿をきたす原因疾患**＊

II 血液検査

血液には赤血球などの血球成分と，糖質やタンパク質などの溶解した血漿成分とがある。これらは，疾病によって濃度が変化したり，異常な成分が出現したりする。そこで，血液を検査することは，健康診断をはじめ，疾病の診断には欠かせない。血液を検体として行われる検査には，血球検査，止血関連検査，血液生化学検査，免疫・血清検査などがある。このうち，血球検査，止血関連検査をまとめて血液検査ということが多い。

検査項目 24

	英文	略語
赤血球数	red blood cell	RBC
ヘモグロビン	hemoglobin	Hb
ヘマトクリット	hematocrit	Ht

基準値

	基準値		基準値
RBC	男性　410万～530万/μL 女性　380万～480万/μL	Hb	男性　14～18g/dL 女性　12～16g/dL
Ht	男性　40～48% 女性　36～42%	MCV	81～99fL
MCH	26～32pg	MCHC	32～36%

生理学的意義

赤血球は生命の維持に必須の酸素を組織に運搬する。この能力を検査するため，赤血球の数，赤血球中のヘモグロビン濃度，血液全体に対する赤血球の容積比率（ヘマトクリットという）を検査する。

検査の意義

貧血，多血症など，赤血球造血に異常のある疾患の診断に重要である。貧血のある場合には，次式でMCV（Mean corpuscular volume；平均赤血球容積），MCH（Mean corpuscular hemoglobin；平均赤血球ヘモグロビン量)，MCHC (Mean corpuscular hemoglobin concentration；平均赤血球ヘモグロビン濃度）を計算し，分類を行う(24-1)。

MCV(fL)＝Ht(%)／RBC(100万/μL)×10

MCH(pg)＝Hb(g/dL)／RBC(100万/μL)×10

MCHC(%)＝Hb(g/dL)／Ht(%)×100

異常値になるメカニズム

血液の単位容積当たりの赤血球数もしくはヘモグロビン濃度が減少した病態を貧血という。一般には，ヘモグロビン濃度が男性では13g/dL以下，女性では11g/dL以下を貧血とする。

貧血は，赤血球が骨髄で産生されてから約120日の寿命で崩壊するまでの過程のいずれかに異常があって

	検査値	疾患名
小球性 低色素性貧血	MCV≦80 MCHC≦31	鉄欠乏性貧血，感染・炎症・腫瘍に伴う貧血，鉄芽球性貧血，サラセミアなどのグロビン合成異常，無トランスフェリン血症
正球性 正色素性貧血	MCV＝81～100 MCHC＝32～36	**溶血性貧血** **骨髄の低形成**：再生不良性貧血，赤芽球癆 **二次性貧血**：腎性貧血，内分泌疾患 **骨髄への腫瘍浸潤** **急性出血**
大球性 正色素性貧血	MCV≧101 MCHC＝32～36	**巨赤芽球性貧血**：ビタミンB_{12}欠乏(悪性貧血，胃全摘後など)，葉酸欠乏および代謝異常，DNA合成の先天的あるいは薬剤による異常 **網赤血球増加**：急性出血，溶血性貧血，各種貧血からの回復期 **肝障害に伴う貧血**

＊24-1　赤血球指数による貧血の分類＊

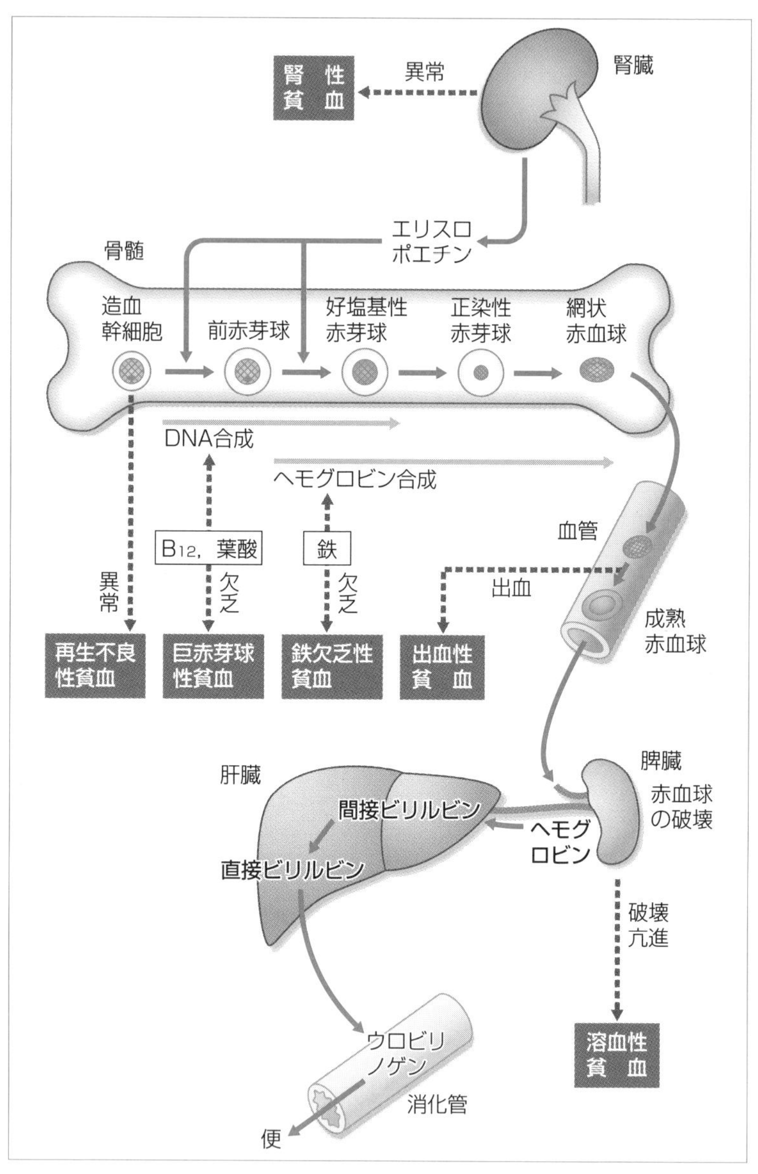

＊24-2 赤血球の産生と貧血が起こるメカニズム＊

生じる(24-2)。すなわち，造血幹細胞の障害(再生不良性貧血)，腫瘍細胞による骨髄占拠(白血病，多発性骨髄腫，ガンの骨髄転移)，赤血球をつくるのに必要な物質の欠如(鉄欠乏：鉄欠乏性貧血，ビタミンB_{12}・葉酸欠乏：巨赤芽球性貧血，エリスロポエチン欠乏：腎性貧血)，赤血球の寿命短縮(溶血性貧血)，赤血球の喪失(出血性貧血)などである。

一方，赤血球が多すぎる病態を赤血球増加症(多血症)という。これには，原因が不明な真性多血症，高地居住や慢性心肺疾患に伴う反応性の二次性多血症，さらに脱水症などで血液が濃縮されて起きる相対的赤血球増加症がある(24-3)。

メモ

貧血の患者には原因別に適切な食事療法を指導する。鉄欠乏性貧血には鉄分の補給でよいが，鉄の利用ができない鉄芽球性貧血などでは効果がないので注意する。

絶対的赤血球増加症	
自律性の血球産生亢進	真性多血症
二次性の赤血球産生増加	**組織の低酸素による代償作用**：高地居住，心肺疾患，換気障害，異常ヘモグロビン症，メトヘモグロビン症，ヘモグロビンM症（遺伝性黒血症） **エリスロポエチンの異常産生**：腎疾患（腎血管狭窄，腎のう胞，水腎症），エリスロポエチン産生腫瘍（腎臓ガン，肝臓ガン，小脳血管芽細胞腫）
先天性のエリスロポエチン受容体異常	家族性赤血球増加症
相対的赤血球増加症	
体液の喪失による血液濃縮	発汗・下痢・嘔吐・熱傷などによる脱水
ストレス赤血球増加症	

＊24-3 **赤血球増加症の成因**＊

検査項目 25

白血球数

英文 white blood cell　略語 WBC

基準値

	基準値
WBC	4000～9000/μL

生理学的意義

白血球は25-1のように，骨髄の中で造血幹細胞から骨髄芽球，前骨髄球，骨髄球，後骨髄球を経て産生される。白血球は成熟すると，骨髄から血管内に入り，末梢血液を循環するとともに，肺や肝臓，脾臓などで貯留される。

白血球は全身の組織に分布し，細菌などの侵入を阻止するはたらきがある。

検査の意義

白血球数は，炎症性疾患の診断や経過観察，白血病などの血液疾患の診断，薬剤の副作用のモニターなどに有用である。

異常値になるメカニズム

白血球数が異常値になるのは，次の病態がある(25-1)。

◆増加する場合

①反応性に増加する場合　肺炎，急性感染症，外傷，熱傷，溶血，急性心筋梗塞，ストレスなど。

②腫瘍性に増加する場合　急性白血病，慢性白血病，真性多血症など。

◆減少する場合

①白血球の産生が低下する場合

再生不良性貧血，白血病，骨髄異形成症候群，抗ガン薬投与，放射線障害など。

②白血球の破壊が亢進する場合

抗生物質，抗痙攣薬，抗甲状腺薬などの薬剤アレルギーによる無顆粒球症，膠原病など。

③脾臓での貯留が増加する場合

肝硬変など。

メ　モ

白血球の検査では，単に白血球の数を調べるだけでなく，血液像検査による白血球の分画を調べて原因を明らかにすることが重要である（p.98，検査項目26）。特に白血病などでは，異常な白血球が出現するため，診断する上で重要である。

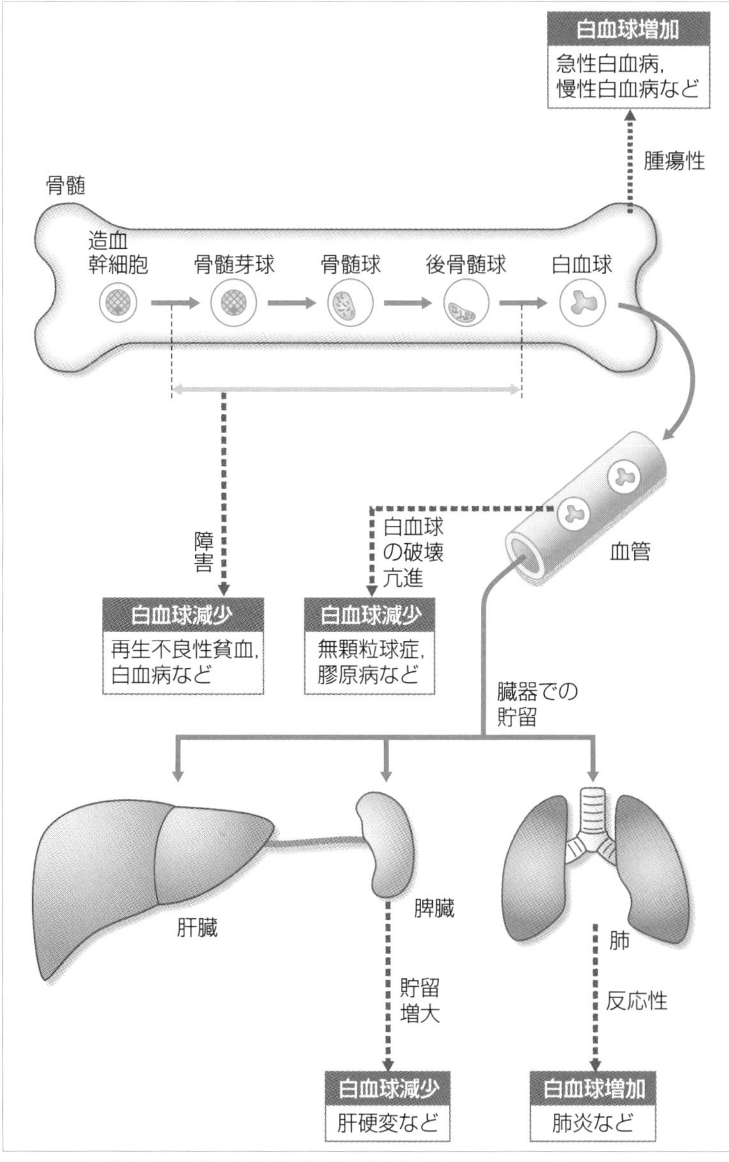

＊25-1 白血球の産生と白血球数が異常値となるメカニズム＊

検査項目 26

白血球分画

英文

differential count of leukocytes

基準値

	基準値		基準値
桿状核好中球	2.0～13.0%	分葉核好中球	38.0～58.0%
好酸球	0.2～6.8%	好塩基球	0.0～1.0%
リンパ球	26.2～46.6%	単　球	2.3～7.7%

生理学的意義

白血球には，26-1のような形態をもつ好中球・好酸球・好塩基球・リンパ球・単球がある。

①**好中球**　白血球の中で最も多く，細菌や異物を貪食し，殺菌する。核の形態から桿状核球と分葉核球に分けられる。

②**好酸球**　寄生虫を駆除したり，アレルギー反応に関与する。

③**好塩基球**　ヒスタミンやヘパリンなどを含み，アレルギー反応に関与する。

④**リンパ球**　好中球の次に多く，主に免疫反応を司る。

⑤**単球**　組織に移行してマクロファージとなり，細菌や異物を貪食する。また，抗原をリンパ球に提示する。

検査の意義

貧血や白血病などの血液疾患では，血球数には異常がなくても形態的に異常のあることがあり，診断する上で重要である。

異常値になるメカニズム

白血球数に増減がある場合，白血球分画のいずれかに異常のある場合がある。それぞれの白血球分画に異常をきたす原因を26-2に示す。

メ　モ

白血病では白血球数に異常がなくても，白血球分画に異常のみられることが多い。血液疾患を疑われる場合には，血球数だけでなく，血液塗抹標本を顕微鏡で観察して白血球分画の異常を確認する必要がある。

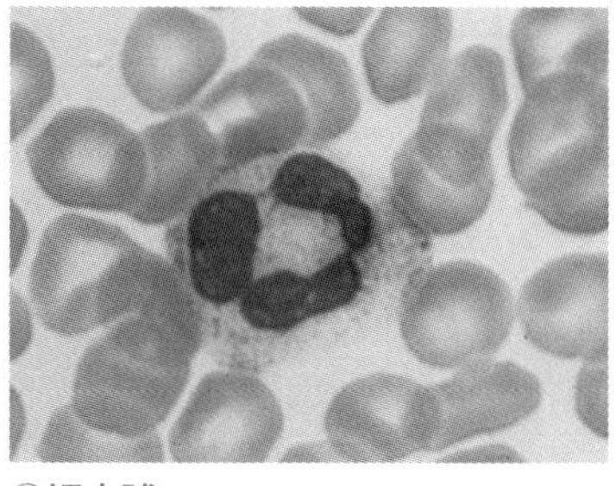
①好中球

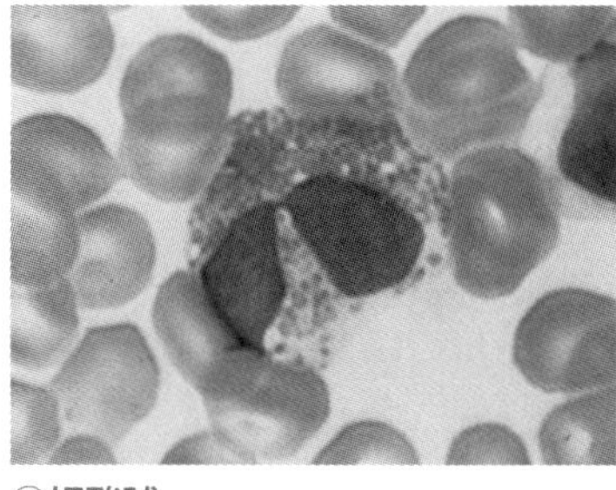
②好酸球

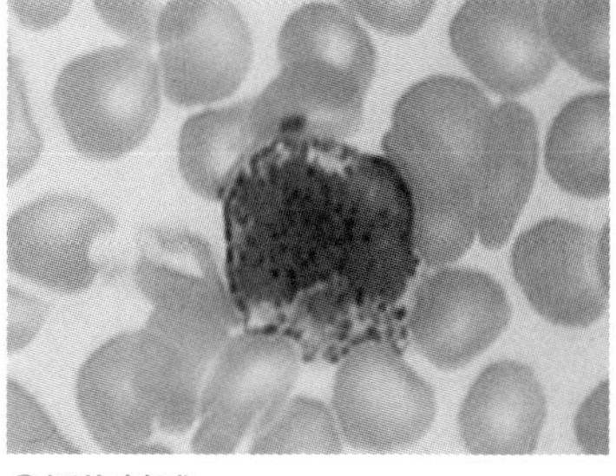
③好塩基球

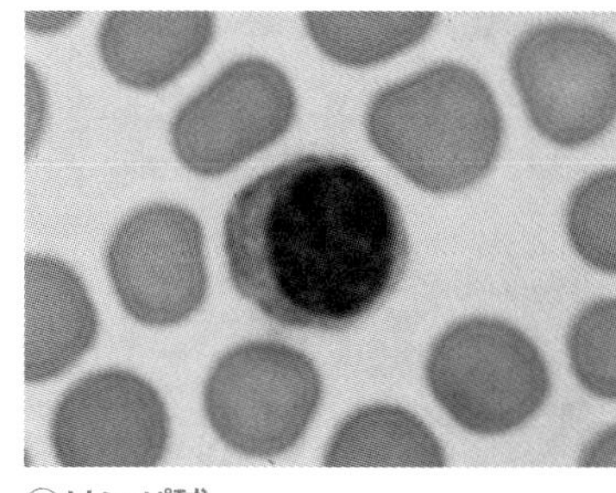
④リンパ球

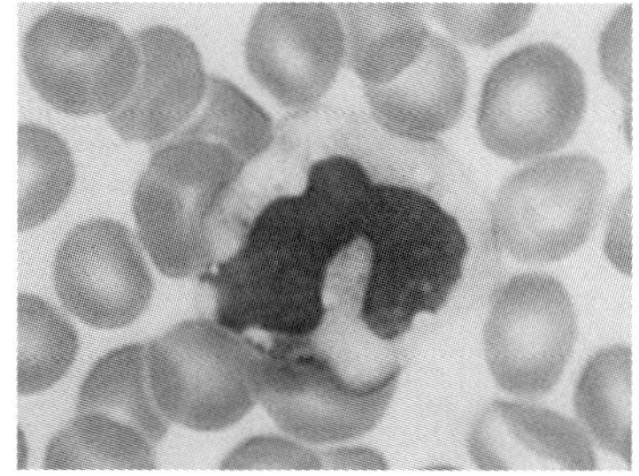
⑤単球

＊26-1　白血球の光学顕微鏡像＊

白血球の顆粒球には中性の染色液に染まる好中球，酸性の染色液に染まる好酸球，アルカリ性の染色液に染まる好塩基球がある。リンパ球は類円形の単核をもち，単球は核にひだ様の切れ込みがあるという特徴をもつ。

白血球の種類	増　加	減　少
好中球	感染症，炎症 急性出血，溶血 副腎皮質ステロイド薬服用 慢性骨髄性白血病 真性多血症 悪性腫瘍（骨髄転移，CSF産生腫瘍） 中毒，ストレス 摘脾後 心筋梗塞，肺梗塞	ウイルス性感染症 薬剤服用（抗ガン薬，抗甲状腺薬，鎮痛消炎薬など） 放射線照射 再生不良性貧血 巨赤芽球性貧血 急性白血病 周期性好中球減少症 全身性エリテマトーデス（SLE） 脾腫
好酸球	アレルギー性疾患 寄生虫症 皮膚疾患（天疱瘡など） 放射線照射	感染症（腸チフス）の初期 再生不良性貧血 悪性貧血 顆粒球減少症 クッシング症候群 ストレス
好塩基球	アレルギー性疾患 粘液水腫 慢性骨髄性白血病 真性多血症 骨髄線維症 本態性血小板血症 潰瘍性大腸炎	
リンパ球	ウイルス感染症 慢性リンパ性白血病 マクログロブリン血症 バセドウ病 アジソン病	急性感染症の初期 悪性リンパ腫 再生不良性貧血 全身性エリテマトーデス（SLE）
単球	感染症 無顆粒球症からの回復期 単球性白血病 マラリア トリパノソーマ	重症敗血症 悪性貧血

＊26-2　**白血球分画の異常をきたす原因**＊

検査項目 27

血小板数

英文	略語
platelet	PLT

定義

	基準値
PLT	12万～40万/μL

生理学的意義

血小板は血管が傷ついて出血した場合に損傷した血管に粘着し，また血小板どうしが凝集して血栓をつくって止血に関与する。27-1は出血した血管が止血し，線溶系によって，元の状態に戻るプロセスを示したものである。

血小板は骨髄の中で造血幹細胞からできる巨核球の細胞質からつくられる(27-2)。

検査の意義

出血傾向もしくは血栓傾向のある場合には，血小板数の検査が必須である。

異常値になるメカニズム

血小板が5万/μL以下になったり，機能が障害されれば止血に支障をきたし，出血傾向が起きる。逆に血小板数が多すぎれば，血栓傾向を起こす。

血小板数が異常値なるのは，次の病態がある(27-2)。

◆減少する場合

①**血小板産生の低下**　再生不良性貧血，白血病，悪性貧血，抗ガン薬投与など。

②**血小板破壊の亢進**　特発性血小板減少性紫斑病（ITP）など。

③**血小板消費の亢進**　播種性血管内凝固症候群（DIC）など。

④**体内での血小板分布異常**　肝硬変，脾腫など。

また，血小板無力症などの先天性異常や，アスピリンなどの薬剤によって血小板機能に障害が起こりうる。

◆増加する場合

①**腫瘍性に増加する場合**　本態性血小板血症，慢性骨髄性白血病，真性多血症など。

②**反応性に増加する場合**　出血，手術，悪性腫瘍など。

メモ

本態性血小板増加症などでは血小板数が著明に増加して血栓症を起こすが，血小板機能も障害されていて出血傾向を起こすこともある。

①出血

出血により，血流緩徐，血管内圧下降，血管収縮が起こる。

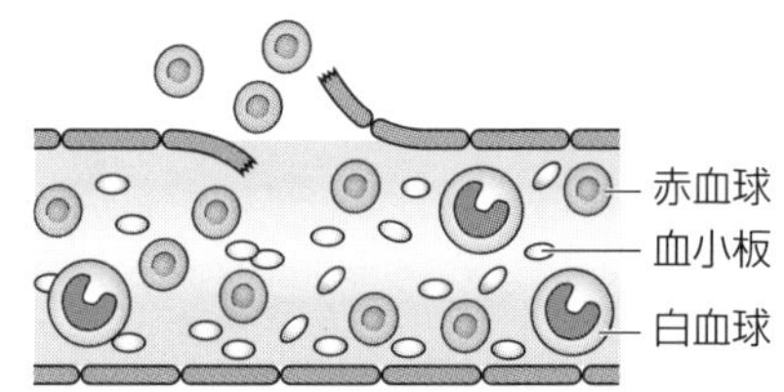

②一次止血

傷口に血小板が粘着し，血小板どうしが凝集した血小板血栓をつくる。この血栓はもろくてはがれやすい。

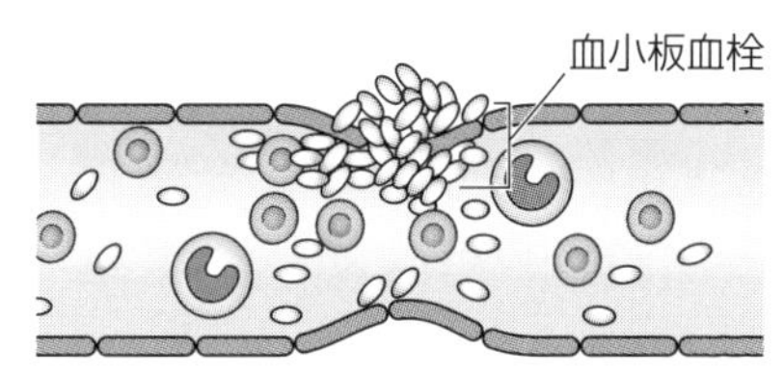

③二次止血

血漿中の凝固因子の作用によってできたフィブリンが血小板血栓を包み込み，安定したフィブリン血栓となる。

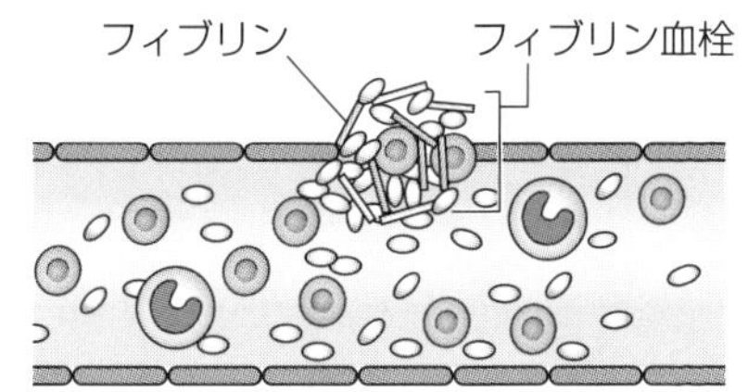

④線溶系

血管が修復されると血栓はプラスミンによって溶かされ，もとの血管壁に戻る。

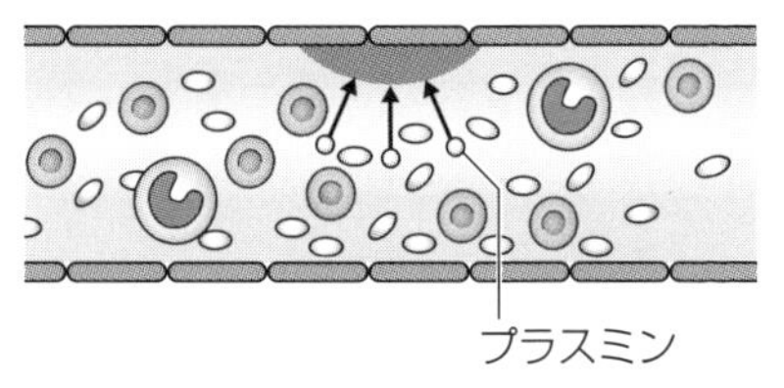

＊27-1 止血のメカニズム＊

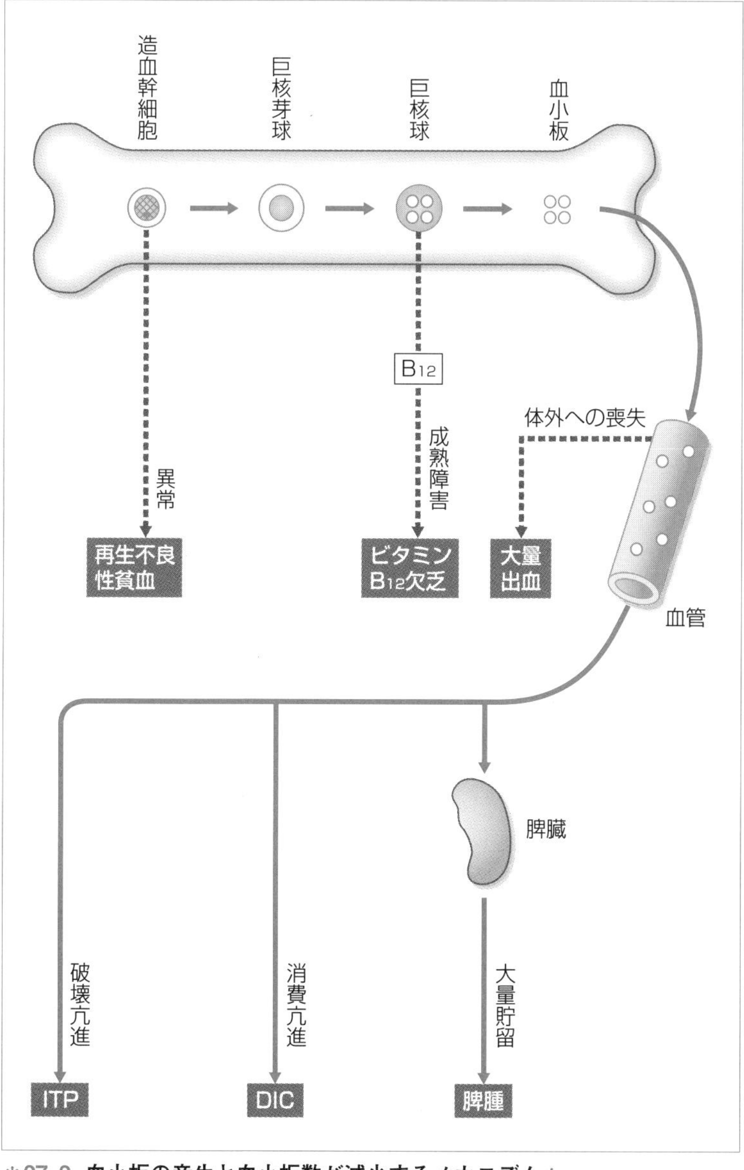

＊27-2 血小板の産生と血小板数が減少するメカニズム＊

検査項目 28 止血関連検査 coagulation study

	英文	略語
プロトロンビン時間	prothrombin time	PT
活性化部分トロンボプラスチン時間	activated partial thromboplastin time	APTT
フィブリノゲン	fibrinogen	Fbg
トロンボテスト	thrombotest	TT
フィブリン分解産物	fibrin degradation product	FDP

基準値

	基準値		
PT	10〜12秒	活性比70〜120%	プロトロンビン比0.85〜1.2

	基準値		基準値
APTT	30〜40秒	Fbg	170〜410mg/dL
TT	70〜130%	FDP	5μg/mL以下
出血時間	3分以内(デューク法)		

生理学的意義

血管に傷がついて出血すると，生体防御として出血を阻止する機構がはたらく（p.102，27-1）。

まず血管が収縮して血流が減少し，傷ついた血管に血小板が粘着し，血小板どうしが凝集して血栓をつくり，血管の破綻を防ぐ。この血栓は一次血栓（血小板血栓）と呼ばれ，もろくてはがれやすい。一方，血漿中にある凝固因子（ⅠからXIII因子まであるが，Ⅵは欠番）が次々に活性化され，最終的にはフィブリノゲンがフィブリンとなり，血小板でできた血栓をあたかもセメントで固めるようにして固め，強固な二次血栓（フィブリン血栓）をつくる（28-1，2）。

こうして止血が完了する。やがて血管が修復されると血栓は血漿中のプラスミンによって溶かされ，消失する。この現象をフィブリン溶解現象（線維素溶解現象，略して線溶と呼ぶことが多い）という。

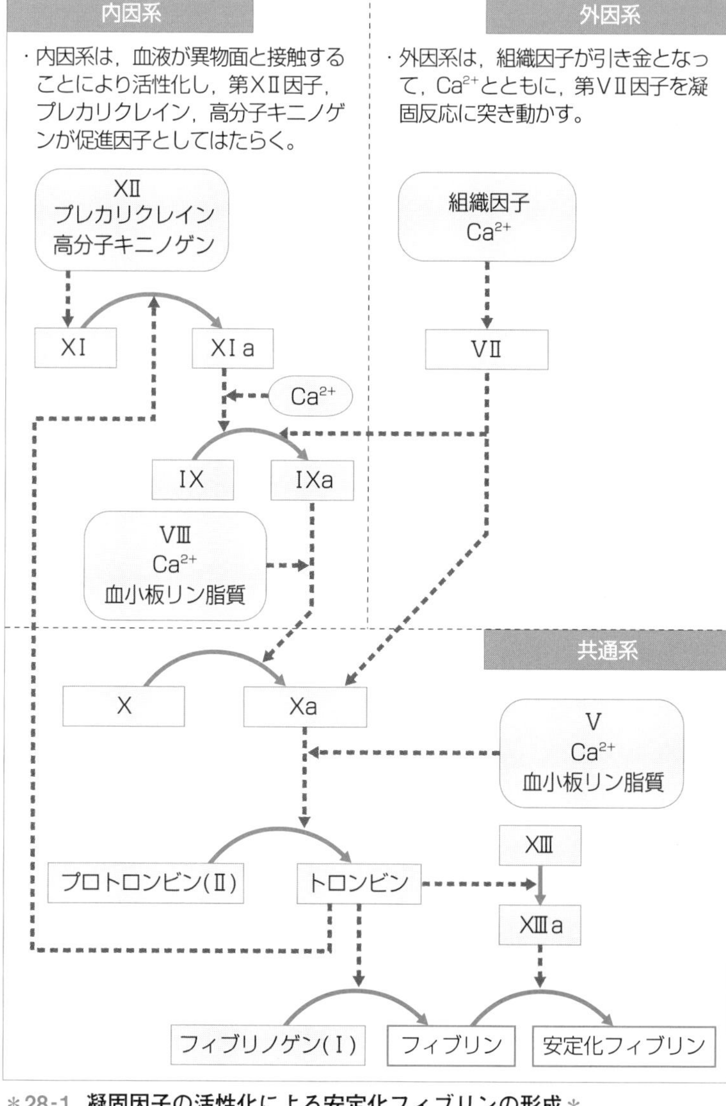

＊28-1　**凝固因子の活性化による安定化フィブリンの形成**＊

ローマ数字は，凝固因子の番号を表す。凝固因子にaがついているのは，活性化された因子という意味である。

検査の意義

血液を試験管で静置しておくと，血清と呼ばれる液体成分と，血液の固まった血餅に分かれる。これは，血漿成分中のフィブリノゲンからできたフィブリンが，血球を固めて起きる現象で，出血の場合にもこのようにフィブリンが血液凝固に重要な役割を果たしている（28-2）。

一連の止血機構のいずれかに異常があると，出血したときに血がとまりにくく，かつ大した外傷がなくても簡単に出血してしまう。こうした病態を出血性素因，もしくは出血傾向という。出血性素因は重篤な場合もあり，原因を調べて対処することが重要である。出血性素因は血小板の減少のほかに，血小板の機能障害，毛細血管壁の脆弱化，凝固因子の欠乏，線溶系の亢進で起こりうる。鑑別するには，まずスクリーニング検査を行い，血管・血小板・凝固因子・線溶系のいずれに異常があるのかを検査する（p.108，28-4）。

異常値になるメカニズム

止血機構に関与する毛細血管壁・血小板・凝固系・線溶系のいずれかの異常は，先天性にも後天性にも起こりうる。先天性のものには血小板機能異常症，血友病などがある。一方，後天性のものには血小板が減少する特発性血小板減少性紫斑病，白血病，再生不良性貧血などや，凝固因子が欠乏するビタミンK欠乏症，肝硬変，播種性血管内凝固症候群（DIC）などがある。

これらを鑑別するためには，28-3のようなスクリーング検査を行って判断する。

メ　モ

トロンボテストは経口抗凝固薬（ワルファリンなど）の効果をモニターするために開発された検査で，ビタミンK依存性の凝固因子であるプロトロンビン（Ⅱ）・Ⅶ・Ⅸ・Ⅹ因子の活性を総合的に評価する。血栓を予防する目的で経口抗凝固薬を服用するときには，トロンボテストの活性が10～20%となるようにする。

ただし，最近ではトロンボテストよりも，プロトロンビン時間から求めた国際標準化比（international normalized ratio：INR）を使用することの方が多い。例えば，深部静脈血栓症の予防にはINRを2.0～3.0，人工心臓弁置換後は2.5～3.5となるようにワルファリンを使用する。

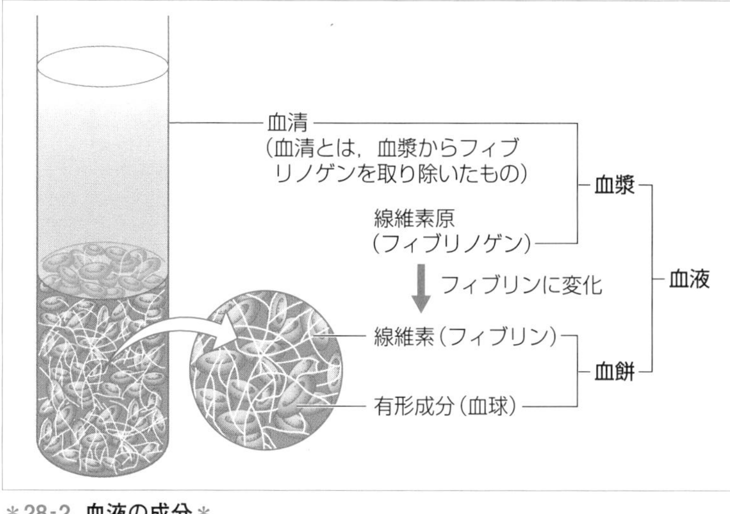

＊28-2 血液の成分＊

血小板数	出血時間	PT	APTT	該当する疾患	
				先天性	後天性
減少	延長	正常	正常		特発性血小板減少性紫斑病 薬剤による血小板減少症
正常	延長	正常	正常	血小板無力症，遺伝性出血性毛細血管拡張症	薬物，尿毒症，アレルギー性紫斑病
正常	延長	正常	延長	フォン・ウィルブランド病	
正常	正常	正常	延長	血友病	
正常	正常	延長	正常	第Ⅶ因子欠損症	
正常	正常	延長	延長	プロトロンビンやフィブリノゲン欠損症	肝硬変，ビタミンK欠乏症
減少	延長	延長	延長		播種性血管内凝固症候群(DIC)
正常	正常	正常	正常	第Ⅷ因子欠損症	

＊28-3 止血機構のスクリーニング検査による鑑別＊

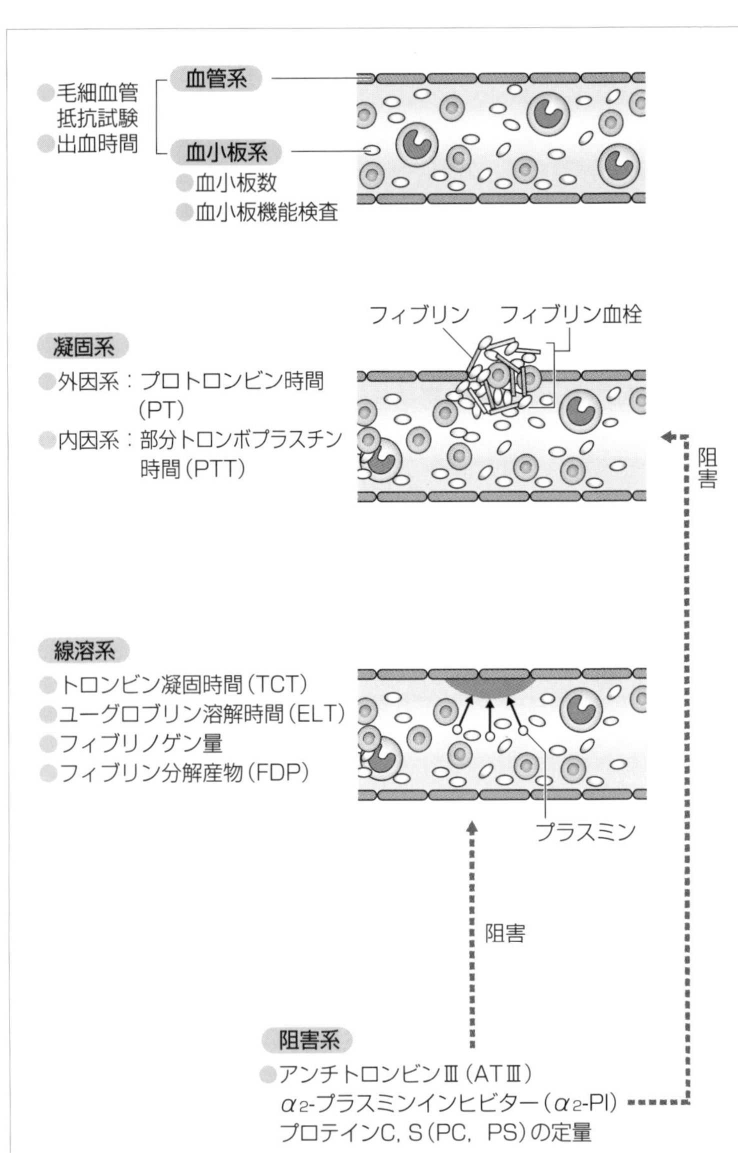

＊28-4 出血性素因を調べる主な検査＊

Ⅲ 血液生化学検査

血液生化学検査とは，血漿または血清中に溶解している成分を定量して疾病の診断に役立てる検査である。検査の中でも種類が多い。

主な血液生化学検査には，タンパク質検査，脂質検査，糖質検査，肝・胆道系検査，膵機能検査，腎機能検査，電解質検査，ホルモン検査などがある。

A タンパク質検査

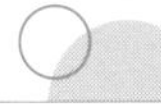

血清中には，アルブミン(albumin)と，それ以外のグロブリン(globulin)と総称されるタンパク質が含まれる。グロブリンのうちの免疫グロブリンは，骨髄中の形質細胞などの免疫担当細胞によってつくられるが，それ以外の血清タンパク質のほとんどは肝臓で合成され，血中に分泌される。

血清タンパク質は，100種類以上の成分がある。アルブミン，免疫グロブリン，リポタンパク，糖タンパク，補体，凝固因子などが主なもので，これらのほかに酵素，ホルモンなどの微量物質がある。血清タンパク質は，血漿膠質浸透圧の維持，各種物質の運搬，凝固・線溶，防御免疫など，種々の機能を営む。

検査項目 ㉙

総タンパク質

英文	略語
total protein	TP

基準値

	基準値
TP	6.5～8.1g/dL

生理学的意義

タンパク質の多くは肝臓で合成される。一方，タンパク質の異化は，消化管・腎臓・呼吸器などの分泌液や排泄液中への漏出，あるいは肝細胞や網内系での摂取と崩壊などによって行われる。

血清タンパク質濃度は，①素材の供給，②合成，③異化，④排泄などに左右される。

検査の意義

血清総タンパク質濃度を測定すると，それを合成する肝臓や，排泄する腎臓などの異常の有無が診断できる。また，栄養状態の把握にも使われる。

異常値になるメカニズム

血清総タンパク質が低値になるのはアルブミンが低下していることが多く，低栄養，吸収不全，漏出，肝疾患による合成障害などが原因となる(29-1)。

血清総タンパク質の高値はグロブリンが高値のことが多く，グロブリンの過剰産生，脱水による濃縮などが原因となる。

血清総タンパク質が異常値になるのは，次のような病態がある。

◆低値になる場合

①**漏出**　火傷，出血，ネフローゼ症候群，タンパク喪失性胃腸症など。

②**栄養不良**　栄養失調，低タンパク食，妊娠高血圧症候群など。

③**肝疾患**　肝硬変，肝臓ガン，リン中毒など。

④**低γ-グロブリン血症または無γ-グロブリン血症**　先天性免疫不全症，抗ガン薬治療など。

◆高値になる場合

①**血液濃縮**　脱水，下痢，嘔吐など。

②**単クローン性高γ-グロブリン血症**　多発性骨髄腫，原発性マクログロブリン血症，良性Mタンパク血症など。

③**多クローン性高γ-グロブリン血症**　慢性肝炎，肝硬変，慢性感染症，自己免疫疾患など。

メ　モ

栄養評価として血清総タンパク質濃度，アルブミン濃度の検査が欠かせない。

総タンパク質の濃度に異常がある場合は，血清電気泳動検査を行い，アルブミンまたはグロブリンのどの分画（α_1，α_2，β，γ-グロブリン）に異常があるかを調べる。

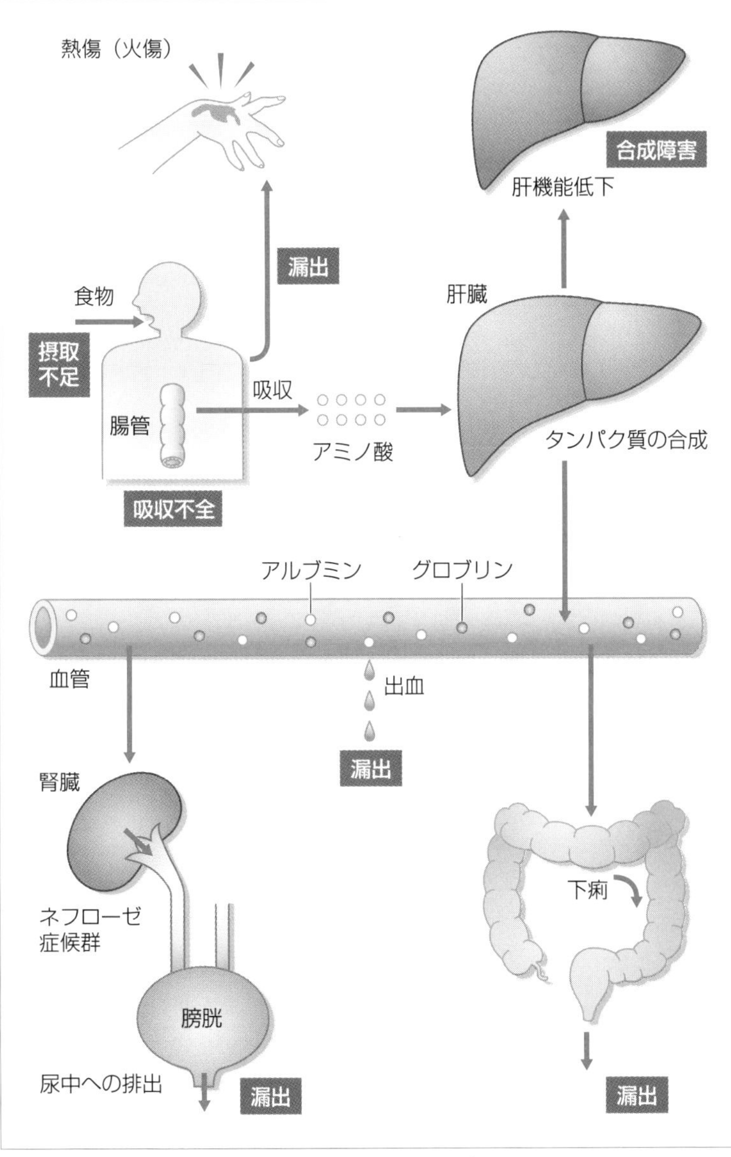

＊29-1　血清総タンパク質が低値となるメカニズム＊

検査項目 30

アルブミン

英文 albumin　略語 Alb

基準値

	基準値
Alb	4.1～5.1 g/dL

生理学的意義

アルブミンは，血清総タンパク質の約50～70%を占めている。肝臓で合成され，血漿浸透圧の維持，ビリルビンや甲状腺ホルモンなどの各種物質の運搬といった機能を果たしている。

検査の意義

栄養状態や肝障害の有無，それらの程度を知るのに有用である。

低値が問題となるのは，血清アルブミン値が2.5g/dL以下になったときで，この場合，血漿浸透圧が低下して血管内から組織へ水分が移動して組織間液が増え，浮腫や腹水が出現する。

一方，高値で問題になることはほとんどない。

異常値になるメカニズム

血清アルブミンが低値になるのは，次のような原因がある(p.111，29-1)。

・栄養不良や消化吸収不良によりタンパク質の摂取・吸収が不十分な場合。

・肝細胞でのアルブミン合成が低下している場合。

・タンパク質の代謝亢進，体外への喪失過剰の場合。

血清アルブミンが異常値になるのは，次のような病態がある。

◆低値になる場合

①**摂取不足・吸収不良**　低栄養，低タンパク食，飢餓，吸収不良症候群など。

②**漏出**　ネフローゼ症候群，タンパク漏出性胃腸症など。

③**代謝亢進**　クッシング症候群，甲状腺機能亢進症など。

④**合成低下**　肝硬変など。

メモ

血漿中のアルブミンの生物学的半減期は約20日であり，肝硬変などで肝臓での合成が低下しても血清アルブミン濃度が低下するまでには時間がかかることに注意する。

B 脂質検査

生体内では脂質は脂肪酸とエステルを形成して利用される。血液中の主な脂質は，トリグリセリド，コレステロール，リン脂質，遊離脂肪酸である。

脂肪組織中の中性脂肪（大部分がトリグリセリド）は主要なエネルギー源であり，コレステロールは胆汁酸やステロイドホルモンの原料になるほか，リン脂質とともに細胞膜の成分になる。脂質は水に溶けないので，血液中ではタンパク（アポタンパク apoprotein）と結合してリポタンパクとなって循環する。遊離脂肪酸はアルブミンと結合して移動する。これらの脂質は，血清の0.5～1.0％程度を占める。

血清脂質の濃度は，栄養状態に依存するが，糖尿病，甲状腺疾患，肝・胆道系疾患，腎不全などといった疾患や，経口避妊薬・降圧薬の服用，飲酒などによっても二次的に変化する。また，リポタンパクや脂質代謝に関係する諸因子の異常によって生じる一次的な脂質異常症がある。

検査項目 31

総コレステロール

英文 total cholesterol　略語 T-Chol

基準値

	基準値
T-Chol	130～220mg/dL

生理学的意義

血中総コレステロールの約2／3はエステル型，約1／3は遊離型である。31-1のように食物から摂取されたコレステロールはカイロミクロン（CM）に取り込まれ，中間体のカイロミクロンレムナントとして肝臓へ運ばれる。肝臓で合成されたコレステロールは超低比重リポタンパク（very low - density lipoprotein：VLDL）として血中に運び出され，代謝を受けて中間比重リポタンパク（intermediate - density lipoprotein：IDL）となり，細胞膜にあるLDLレセプター（受容体）を介して細胞内に取り込まれる。

検査の意義

高コレステロール血症は動脈硬化症のリスクファクターであり，コレステロール値の測定は生活習慣病健診に欠かせない。また，肝・胆道系疾患，内分泌疾患の検査にも重要である。

異常値になるメカニズム

コレステロール値は栄養状態にも依存するが，糖尿病，甲状腺疾患，肝・胆道系疾患，腎不全などといった疾患や，経口避妊薬や降圧薬の服用，飲酒などによっても影響を受ける。さらに，リポタンパクや脂質代謝に関係する諸因子の異常によって生じる一次的な異常もある。治療方針を左右するため，コレステロール値が異常の場合には，原因を見極めることが重要である。

コレステロール値が異常値になるのは，次のような病態がある。

◆低値となる場合

①**原発性**　家族性低コレステロール血症，α-リポタンパク欠損症，無β-リポタンパク血症など。

②**続発性**　肝硬変，甲状腺機能亢進症，栄養障害など。

◆高値となる場合

①**原発性**　家族性高コレステロール血症，複合型高コレステロール血症，特発性高コレステロール血症など。

②**続発性**　甲状腺機能低下症，ネフローゼ症候群，クッシング症候群，糖尿病，閉塞性黄疸，脂肪肝，エストロゲン服用，副腎皮質ステロイド薬服用など。

メ　モ

コレステロールが高値の患者は初期には自覚症状は乏しいが，やがては動脈硬化症を起こし，心筋梗塞，脱疽，脳梗塞などの合併症を起こす危険性が高い。

血清コレステロールが高値と判定された患者には，適切な栄養指導，運動療法（1日1万歩）を勧める。食事療法を行っても改善されない場合には薬物療法を併用する。

動脈硬化性疾患予防ガイドライン(2012年）では，脂質異常症の検査としてLDLコレステロール，HDLコレステロール，トリグリセリドを検査することとし，総コレステロールの検査は必要ないとしている。

これは，従来，動脈硬化症の診断に重要なLDLコレステロールを直接測定できなかったが，現在は簡単に測定できるようになったことによる。

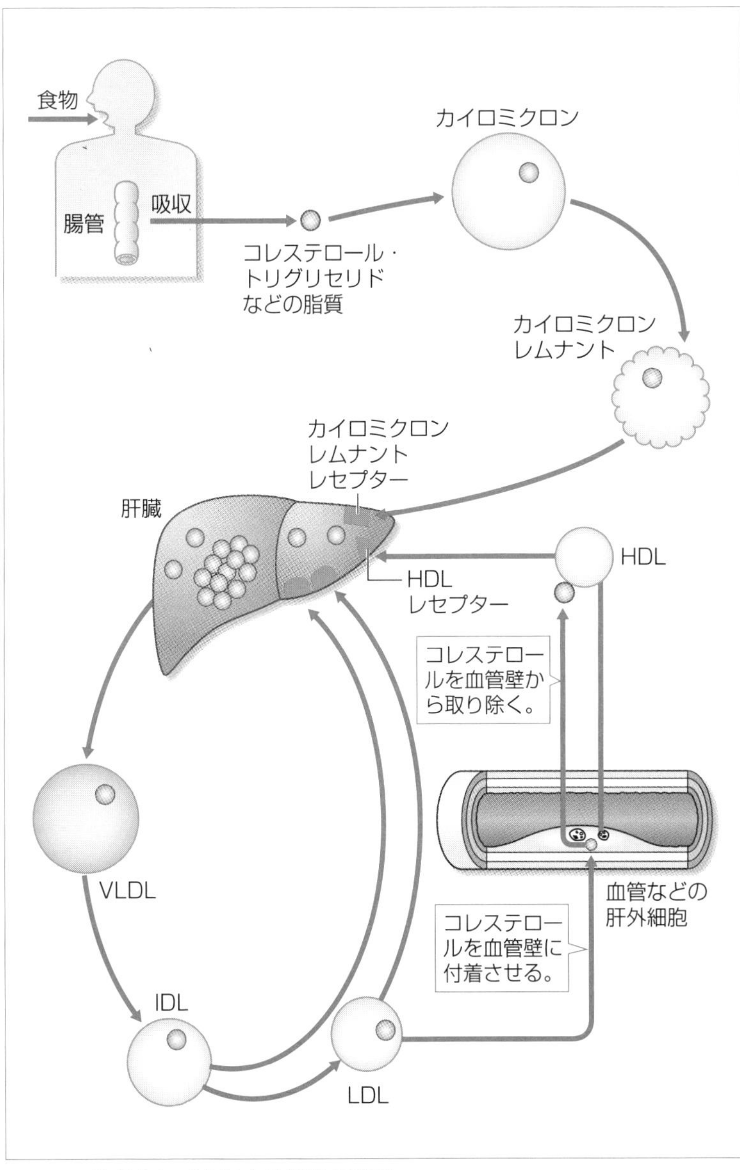

＊31-1 リポタンパクによる脂質の輸送＊

検査項目 32

LDLコレステロール

英文	略語
low-density lipoprotein cholesterol	LDL-Chol

基準値

	基準値
LDL-Chol	55～139mg/dL

生理学的意義

脂質とアポタンパクの複合体であるリポタンパクは構成成分によって比重に差がある(32-1)。

超遠心法で分離すると，カイロミクロン，VLDL（超低比重リポタンパク），LDL（低比重リポタンパク），HDL（高比重リポタンパク）に分けられる。電気泳動法では，pre β，β，α-リポタンパクに分けられ，それぞれVLDL，LDL，HDLに相当する。

LDLが高値のときには，酸化LDLも多くなり，動脈硬化を促進する(32-2)。このため，動脈硬化予防の見地から，LDLに結合しているコレステロール（LDLコレステロール）を悪玉コレステロールということがある。

LDLコレステロールは直接に測定するが，従来は次のFriedewaldeの計算式で求めていた。

LDLコレステロール＝総コレステロール － HDLコレステロール － トリグリセリド÷5

検査の意義

脂質代謝異常の病態を解析し，動脈硬化症の予後を推測する上で重要である。

異常値になるメカニズム

LDLレセプターの欠損などの遺伝性素因によって原発性に高値となるほか，甲状腺疾患や肝疾患に伴って異常値になる。

LDLコレステロールが異常値になるのは，次のような病態がある。

◆低値となる場合

①**原発性**　無β-リポタンパク血症，低β-リポタンパク血症など。

②**続発性**　甲状腺機能亢進症，肝硬変など。

◆高値となる場合

①**原発性**　高リポタンパク血症Ⅱa・Ⅱb型など。

②**続発性**　甲状腺機能低下症など。

メモ

LDLは，動脈硬化症の発症に大きく関与しているので，LDLコレステロールが高値の場合には，より厳重な食事療法，運動療法，さらに薬物療法を併用して適正値を保つようにする。

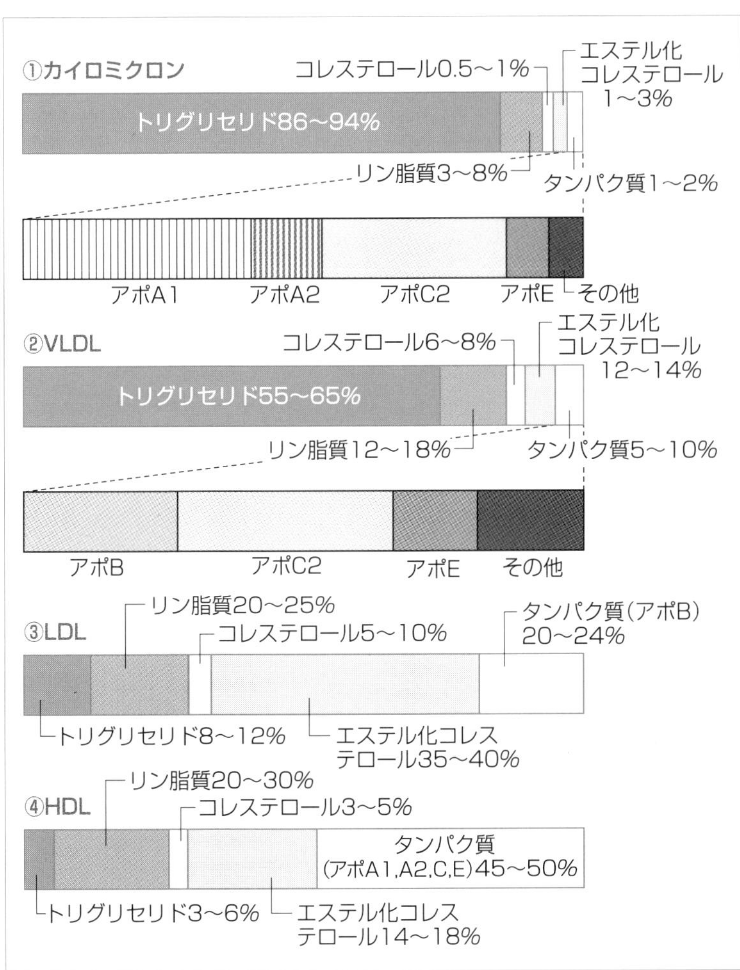

＊32-1 リポタンパクの種類と構成成分＊

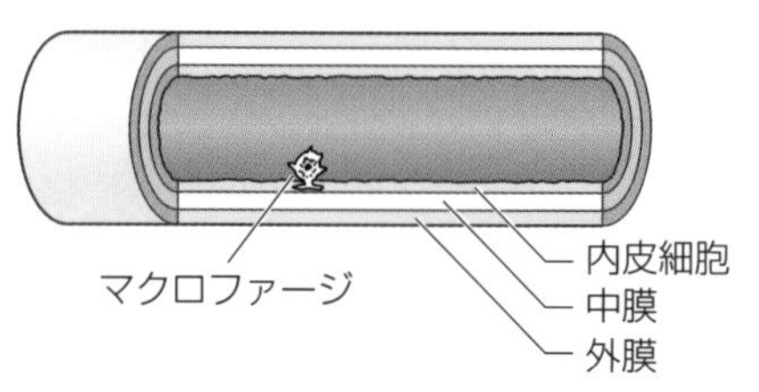

内皮細胞が酸化LDLから損傷を受けると，その部分からマクロファージが進入する。

▼

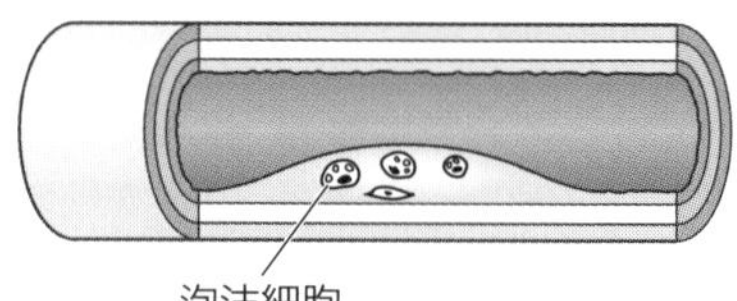

マクロファージが脂質を貪食し，泡沫細胞となり，内腔の狭窄がみられる。

▼

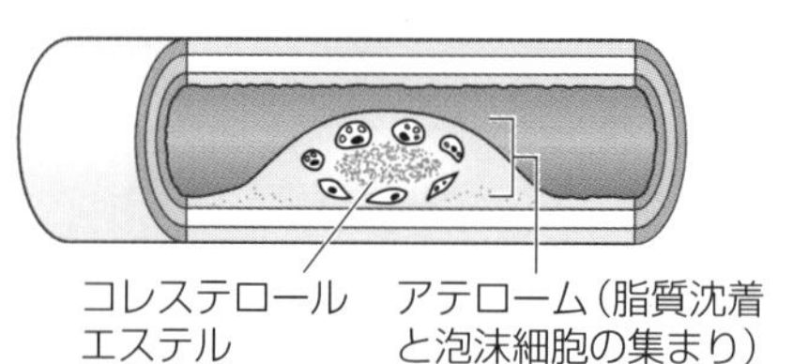

泡沫細胞のコレステロールエステルの蓄積により，アテロームが形成される。

▼

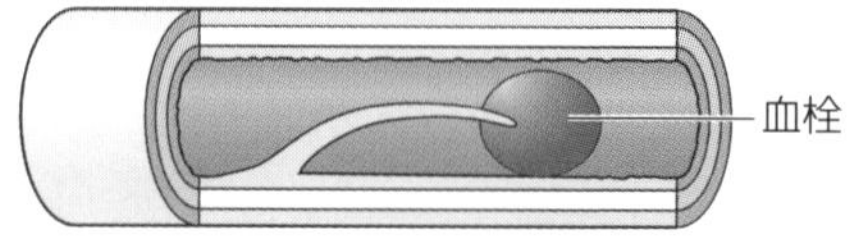

肥厚した表面の薄い膜が破れると，血栓による血管の閉塞が生じ，血流の障害が起こる。

＊32-2 **動脈硬化の発症と血栓の形成**＊

検査項目 33

HDL コレステロール

英文	略語
high-density lipoprotein cholesterol	HDL-Chol

基準値

		基準値
HDL-Chol	男性	37〜57mg/dL
	女性	36〜70mg/dL

生理学的意義

HDL（高比重リポタンパク）は，タンパク質50%，脂質50%から構成される（p.117，32-1）。

HDLには末梢から肝臓へコレステロールを輸送して異化させる作用があり，細胞内に蓄積したコレステロールを除去し，細胞内へのLDLの取り込みを抑制する。このため，動脈硬化を予防する効果があり，HDLに結合しているコレステロール（HDLコレステロール）を善玉コレステロールということがある。

検査の意義

動脈硬化性疾患の発症予知の指針になる。

異常値になるメカニズム

HDLが異常値となる病態には，原発性とほかの疾患に伴う続発性とがある。

◆低値になる場合

①**原発性**　α-リポタンパク欠損症，魚眼病，アポA1欠損症，レシチンコレステロールアシルトランスフェラーゼ（LCAT）欠損症など。

②**続発性**　高リポタンパク血症，虚血性心疾患，脳梗塞，腎不全，肝硬変，糖尿病，肥満症，喫煙，アンドロゲン薬服用など。

◆高値になる場合

①**原発性**　家族性HDLコレステロール血症，コレステロールエステル転送タンパク（CETP）欠損症など。

②**続発性**　閉塞性肺疾患，原発性胆汁性肝硬変，エストロゲン薬服用，運動など。

メモ

HDLコレステロールが低値の患者には，適正な運動を励行するよう指導する。喫煙者の場合には，喫煙がHDLコレステロールの定価に関与することを理解させ，禁煙を指導する。

検査項目 34

トリグリセリド

英文	略語
triglyceride	TG

基準値

	基準値
TG	55～149mg/dL

生理学的意義

トリグリセリドはグリセリンに3分子の脂肪酸がエステル結合したもので，中性脂肪のほぼ90%を占める。食物中の脂質の多くはトリグリセリドで，十二指腸で胆汁酸と混じって脂肪分子の大きな集合体が乳化されてバラバラの脂肪分子となり，次いで膵リパーゼによって脂肪分子が脂肪酸，グリセロールに分解される(34-1)。その後，胆汁酸などとミセルを形成し，小腸から吸収される(34-2)。

トリグリセリドは全身の脂肪組織の主成分となり，生体のエネルギーを貯蔵する役割がある。食物に由来するトリグリセリドだけでなく，体内でグルコースから変換されて合成されるものもある(34-3)。血中トリグリセリドには，食事に由来するカイロミクロンに含まれるものと，体内で合成されてVLDLに組み込まれて運搬されるものとがある。

検査の意義

糖尿病，肥満症，虚血性心疾患などの病態で測定意義がある。

異常値になるメカニズム

トリグリセリドは遺伝性素因に基づいて原発性に異常値となるほか，高脂肪食，高カロリー食，高炭水化物食など，食生活の影響を受けたり，肥満症や糖尿病など，ほかの代謝性疾患や肝疾患などに続発して異常値となる。

◆低値になる場合

①**原発性**　無β-リポタンパク血症

②**続発性**　甲状腺機能亢進症，副腎不全，肝硬変，栄養障害

◆高値になる場合

①**原発性**　家族性高リポタンパク血症

②**続発性**　高脂肪食，高カロリー食，高炭水化物食，多飲，糖尿病，肥満症，甲状腺機能低下症，クッシング症候群，閉塞性黄疸，急性膵炎，慢性膵炎，ネフローゼ症候群，腎不全

メ　モ

高トリグリセリド血症は，肥満者に多い。栄養指導を行って摂取エネルギーを調整し，適度の運動を行うように指導する。

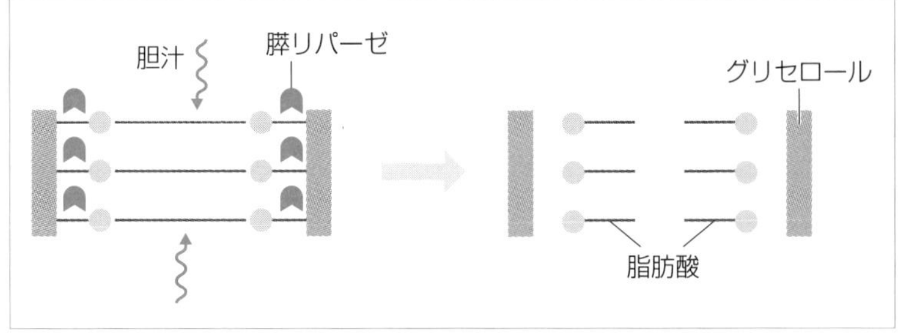

＊34-1　小腸でのトリグリセリドの分解＊

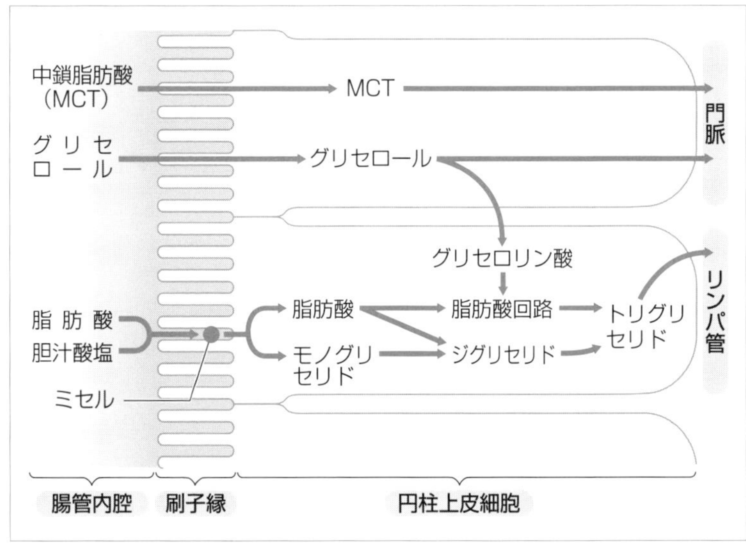

＊34-2　小腸での脂質の吸収＊

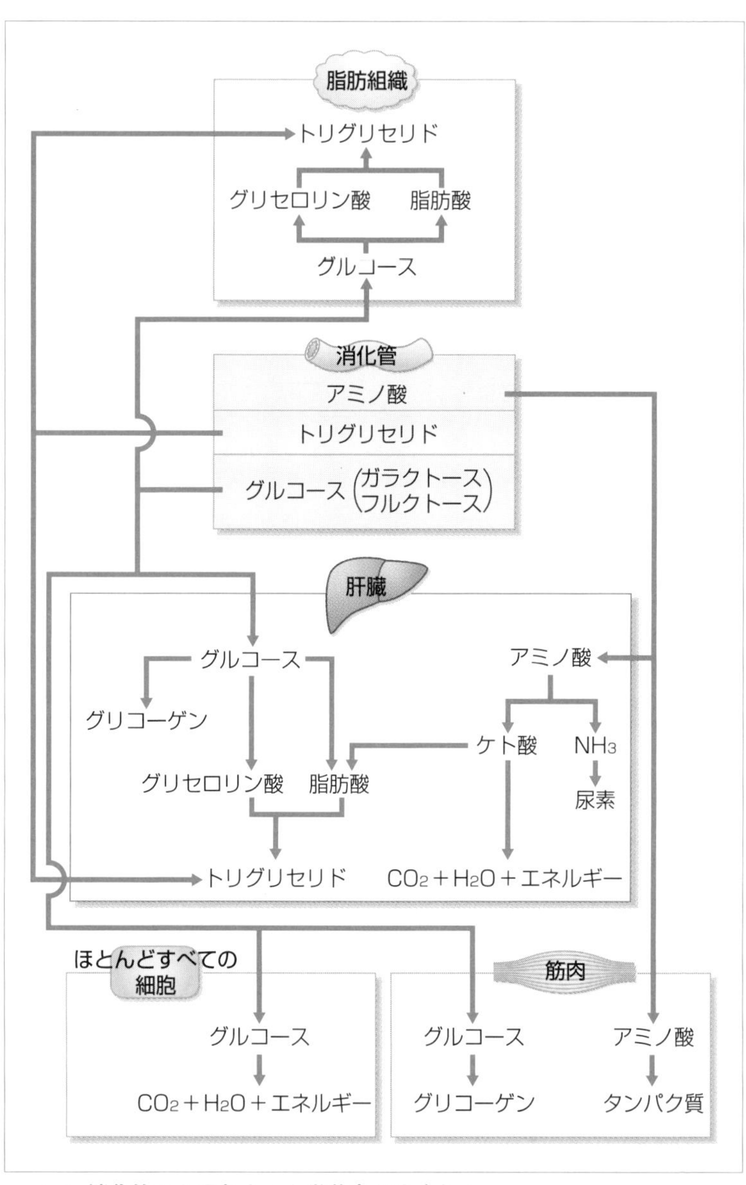

＊34-3　消化管から吸収された栄養素のゆくえ＊

C 糖質検査

体内の細胞は，主要なエネルギー源として血液によって運ばれるグルコース（ブドウ糖）を利用している。肝臓や筋肉ではグルコースをグリコーゲンにかえて貯蔵し，エネルギーが必要な場合に利用する。さらに，肝臓では必要に応じてアミノ酸や脂質からグルコースを変換する機能もあり，これを糖新生という(C-1)。

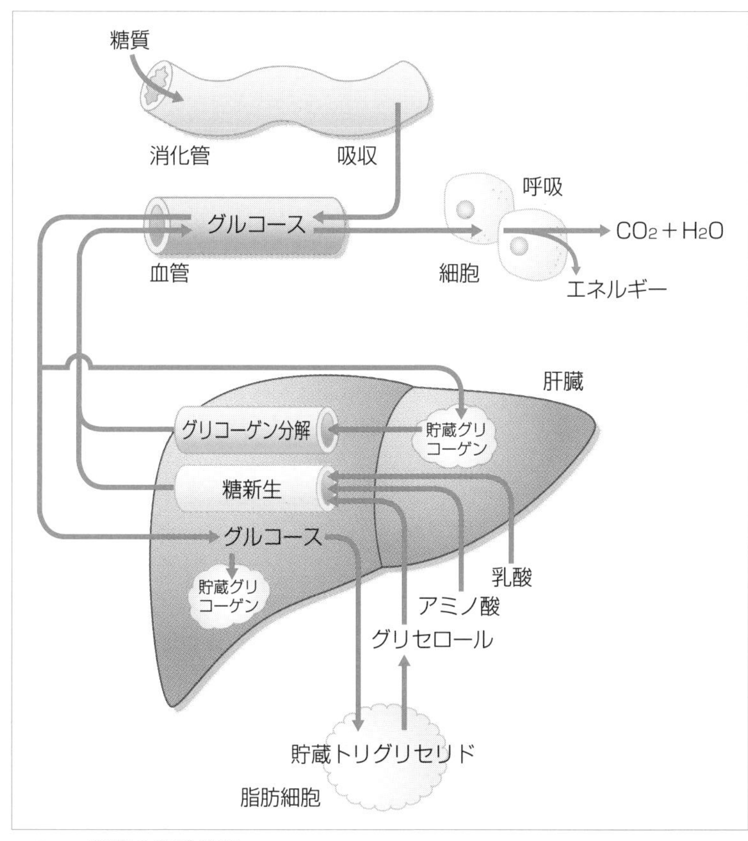

＊C-1　**肝臓の糖質代謝**＊

検査項目 35

血糖

英文	略語
blood sugar, blood glucose	BS, GLU

基準値

	基準値
BS	空腹時60～110mg/dL

生理学的意義

グルコース（ブドウ糖）の血中濃度を血糖値という。血糖値は，食物の消化管からの吸収，肝臓での糖新生とグリコーゲンの合成・分解，末梢組織での消費，腎臓からの排泄などの影響を受ける。これらの調節には主として内分泌系と自律神経系が関与している。

インスリンと副交感神経は血糖値を下げるように作用する。一方，グルカゴン，アドレナリン，甲状腺ホルモン，成長ホルモン，副腎皮質ホルモン，交感神経は血糖値を上げるように作用する（35-1）。

これらの機能は，生命の維持には高血糖よりも血糖値が下がりすぎることのほうが危険であるため，血糖値を上げるための幾重にも安全策がとられているといえる。

検査の意義

血糖の検査は，糖代謝異常症あるいは関連疾患の診断，鑑別診断，経過観察などに応用される。代表的な疾患は糖尿病で，血中あるいは尿中のグルコースを中心に検査する。脂質異常症などの代謝疾患，肝疾患，膵疾患，腎疾患などでも血糖検査は

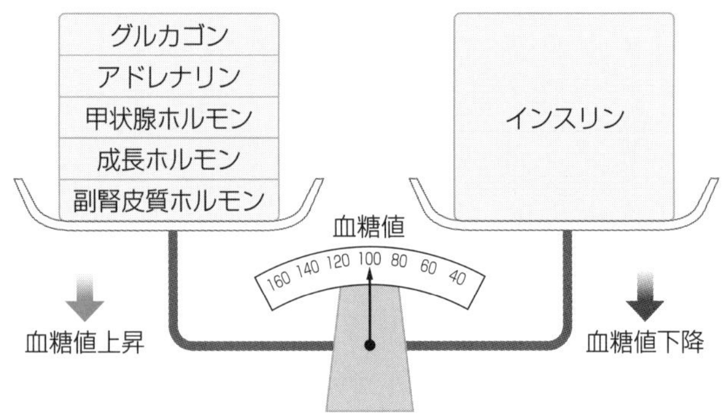

＊35-1 **血糖値を調節するホルモン**＊

重要である。

また，耐糖能の評価には，75 g のグルコースを飲んだ場合の血糖値を測定する糖負荷試験（Oral glucose tolerance test：OGTT）も有意義であり，35-2のように判定する。

異常値になるメカニズム

血糖値の調節に中心的な役割を担うのが膵臓ランゲルハンス島B細胞から分泌されるインスリンである。インスリンには，肝臓でのグリコーゲン取り込み増加，グリコーゲン蓄積，脂肪蓄積，ケトン体低下，タンパク質合成などの多彩な作用があり，血糖値を低下させるようにはたらく。このため，インスリンの分泌が悪かったり，作用が十分でないと血糖値が上昇し，糖尿病になる。

糖尿病には，膵臓ランゲルハンス島B細胞が自己免疫によって破壊されてインスリン分泌が低下して発症する1型と，遺伝的素因に過食，運動不足などが加わって特に肥満者に発症しやすい2型がある。2型糖尿病では血液中にはインスリンがありながら作用が十分でないインスリン抵抗性が問題になる。このインスリン抵抗性は，レセプター（受容体）に欠陥があったり，グルコースを細胞内に取り込む輸送担体Glut 4の異常などが原因で起きる（35-3）。

糖尿病の症状があり，空腹時の血糖値が126mg/dL以上，あるいは任意時の血糖値が200mg/dL以上のときには，糖尿病と診断される（35-4）。

血糖値の異常は，次のような病態でみられる。

検査	判定区分
①早朝空腹時血糖値126mg/dL以上 ②75gOGTTで2時間値200mg/dL以上 ③随時血糖値200mg/dL以上 ④HbA1c（NGSP）が6.5%以上〔HbA1c（JDS）が6.1%以上〕	糖尿病型：①～④のいずれかの血糖値が確認された場合。
⑤早朝空腹時血糖値110mg/dL未満 ⑥75gOGTTで2時間値140mg/dL未満	正常型：⑤および⑥の血糖値が確認された場合。
	境界型：上記の「糖尿病型」「正常型」のいずれにも属さない場合。

＊35-2 糖尿病の検査と判定区分＊

資料）日本糖尿病学会編：糖尿病治療ガイド2012-2013，血糖コントロール目標改訂版，2013，p.18，文光堂

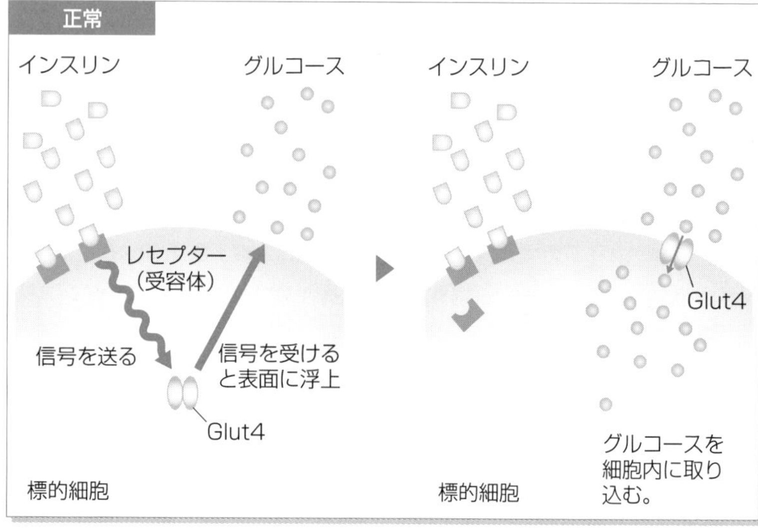

インスリン抵抗性

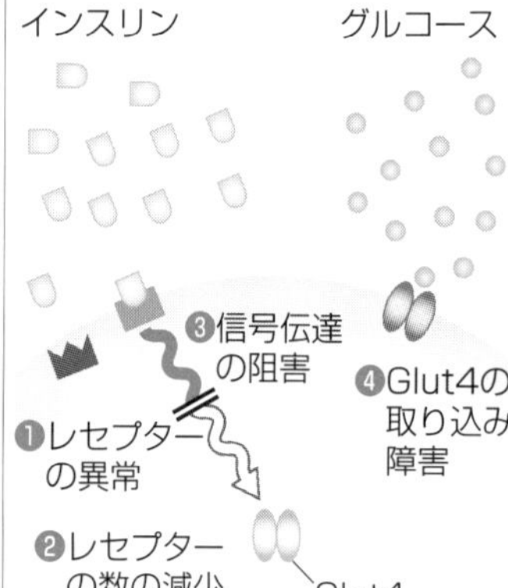

❶レセプターの異常：遺伝子欠陥などにより，異常レセプターができる。

❷レセプターの数の減少：レセプターに結合できるインスリンの数が減少する。

❸信号伝達の阻害：脂肪細胞によって産出されるTNF-α（腫瘍壊死因子）は信号伝達を阻害するため，肥満はインスリン抵抗性を高めると考えられる。

❹Glut4の取り込み障害：グルコースを細胞内へ取り込むことができない。

＊35-3 インスリン抵抗性が生じるメカニズム＊

インスリン抵抗性とは，血液中にインスリンが分泌されるにもかかわらず，標的細胞がグルコースの取り込みを行えない状態である。主に❶～❹の標的細胞の障害によって生じると考えられている。

◆**低値になる場合**

①**膵疾患**　インスリノーマなど。

②**内分泌異常**　下垂体機能不全，副腎機能低下症，甲状腺機能低下症など。

③**肝疾患**　劇症肝炎，肝硬変，肝臓ガンなど。

④**その他**　絶食，激しい運動，胃切除後，インスリン・経口糖尿病薬服用など。

◆**高値になる場合**

①**糖尿病**

②**膵疾患**　急性膵炎，慢性膵炎，膵臓ガン，ヘモクロマトーシスなど。

③**内分泌異常**　末端肥大症，クッシング症候群，褐色細胞腫，甲状腺機能亢進症,グルカゴノーマなど。

④**肝疾患**　肝硬変，慢性肝炎，脂肪肝など。

⑤**その他**　肥満，妊娠，低栄養，脂質異常症，脳血管障害，感染症，胃切除後，副腎皮質ステロイド薬服用など。

メ　モ

2型糖尿病に対する治療の根幹は食事療法と運動療法で，初期や軽度の糖尿病なら十分にコントロールできる。1型糖尿病にはインスリンの投与が必要になる。

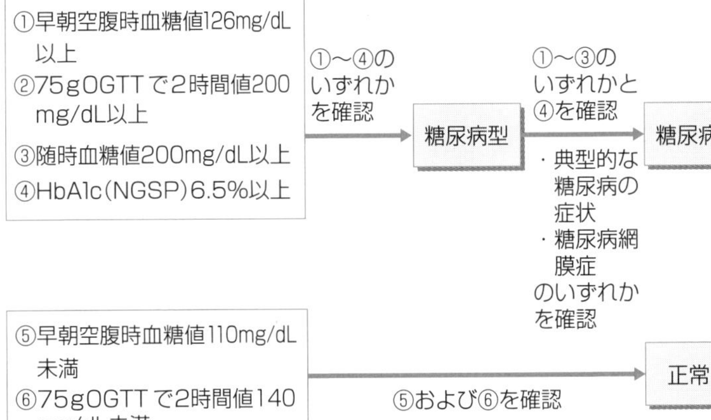

＊35-4　**糖尿病の診断基準**＊

検査項目 36

ヘモグロビン A1c

英文	略語
hemoglobin A1c	HbA1c

基準値

	基準値
HbA1c	4.3～5.8%

生理学的意義

血液中のタンパクは，グルコース（ブドウ糖）とシッフ結合をした後，ゆっくりと共有結合をし，糖化タンパク（glycated protein）となる。このうち，ヘモグロビンAに糖が結合したものをグリコヘモグロビン（糖化ヘモグロビン）という。

グリコヘモグロビンは，ヘモグロビンAのβ鎖N末端アミノ酸にグルコースが非酵素的に結合した状態である。糖の結合が比較的急速に進むと可逆性のシッフ塩基結合アルマジンができる。さらにその後，ゆっくりと反応が進行するとアマドリ転移を受けて安定したケトアミンとなる（36-1）。

この安定したものを，ヘモグロビンA1cとして測定する。

検査の意義

ヘモグロビンの平均寿命が120日なので，ヘモグロビンA1cを測定すると過去1～2ヶ月の平均血糖値を反映でき，糖尿病患者での血糖コントロール状況が把握できる。特に糖尿病の慢性合併症（腎症，網膜症，末梢神経障害）を予防するには長期間にわたって適正な血糖値を維持することが重要であり，ヘモグロビンA1cをできるだけ正常値に近い状態を保つようにする。

異常値になるメカニズム

ヘモグロビンA1cの産生は，グルコース濃度が高いほど大きい。血糖値コントロールが不良であればヘモグロビンA1cが高値になる。

ヘモグロビンA1cの異常値は，次のような病態でみられる。

◆低値になる場合

①溶血性貧血　赤血球寿命の短縮による。

②異常ヘモグロビン血症

◆高値になる場合

①糖尿病のコントロール不良

メ モ

血糖値のコントロールの評価はヘモグロビンA1cのほか，糖化タンパクであるフルクトサミンや糖化アルブミンなども利用される。フルクトサミンは血漿タンパク質とグルコースが非酵素的に結合してできる還元性をもつ糖化タンパク（ケトアミン）の総称で，糖化アルブミンはアルブミンとグルコースが結合してできる糖化タンパクである。糖化されるタンパクの半減期は14～28日なので，この2者は過去1～2週間の平均血糖値を反映する。

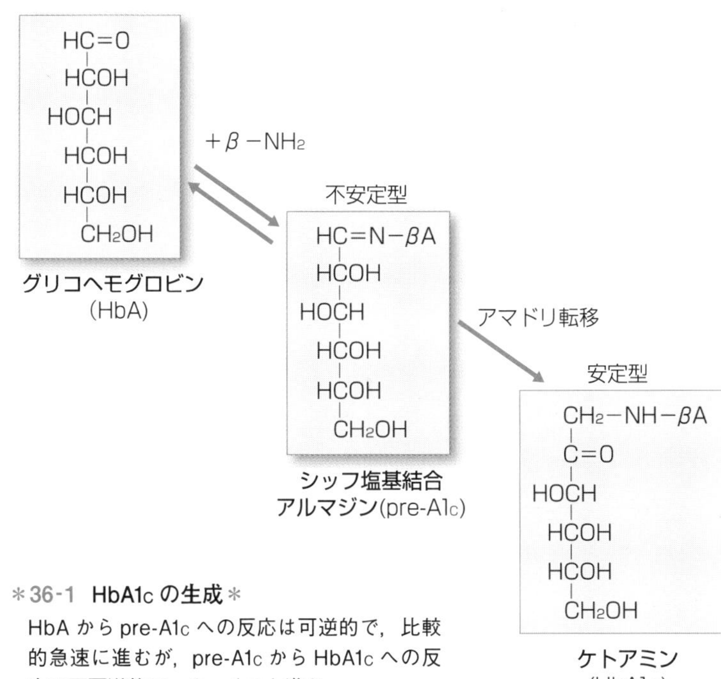

＊36-1 HbA1cの生成＊

HbAからpre-A1cへの反応は可逆的で，比較的急速に進むが，pre-A1cからHbA1cへの反応は不可逆的で，ゆっくりと進む。

D 肝・胆道系検査

肝臓は体内で最も大きな臓器で，糖質・タンパク質・脂質・ビタミン・無機質などの物質代謝，胆汁酸の合成，ビリルビン代謝，アルコールや薬剤などの解毒，血液の貯留など，生体にとって重要な多くの機能を司っている（D-1）。また，肝臓の裏には胆のうがあり，ここから十二指腸に至る胆道系は，胆汁を排泄する役目を担っている（D-2）。

肝臓はウイルス，アルコール，薬剤，自己免疫現象などによって細胞が傷害されたり，腫瘍が原発性に発生したり，他臓器のガンが転移してきたりして疾病が発生する。胆道系では，胆石や腫瘍により胆汁排泄機構に支障が生じる。

これらの様々な病変を把握するために，肝・胆道系の各機能の異常に応じた検査項目がある（D-3）。これらの検査項目を組み合わせて，肝・胆道系疾患の有無と程度の診断，原因の究明，予後の判定，治療方針の決定，経過観察などを行う。

なお，肝臓は一次的に傷害されるばかりでなく，腎疾患や心疾患，膠原病などが原因となって二次的に肝臓に障害の生じるケースが少なくない。そこで，「肝・胆道系検査」とはいうものの，全身性疾患の検査としても重要である。

物質代謝	糖質・タンパク質・脂質の代謝，ビリルビン合成，胆汁酸の合成，ビタミンの活性化，ホルモンの不活性化，鉄や銅の金属の代謝
解毒作用	物質の酸化・還元・加水分解による解毒
排泄	胆汁の産生，排泄
体液の恒常性の維持	門脈系循環，体液量の調節

＊D-1 肝臓と胆道の主な機能＊

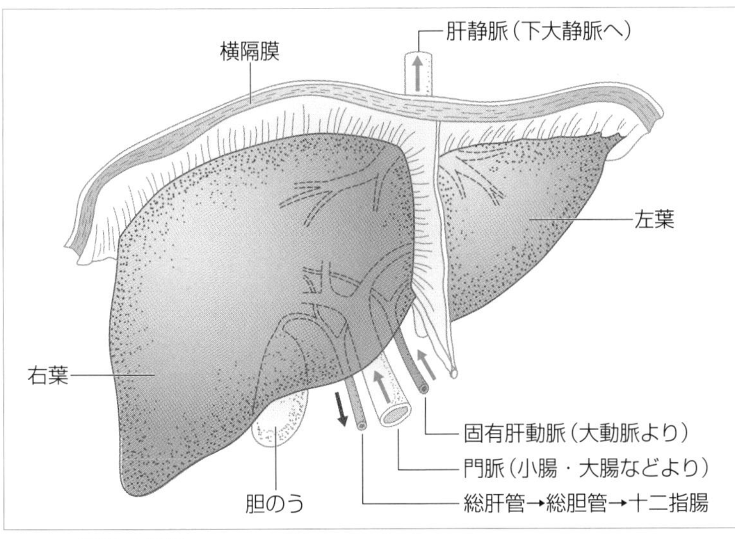

＊D-2 **肝臓の構造**＊

病態	検査項目
肝細胞の傷害	逸脱酵素（AST，ALT，LDなど）
胆汁排泄障害	ビリルビン，胆管酵素（ALP，γ-GT，LAP）
タンパク合成能低下	アルブミン，ChE，プロトロンビン時間
糖代謝異常	血糖，GTT
脂質代謝異常	コレステロール
解毒機能の障害	アンモニア
排泄機能の障害	ICG，BSP
線維化	Ⅲ型プロコラーゲンペプチド，Ⅳ型コラーゲン，MAO
間葉系の反応	血清タンパク分画，血清膠質反応（TTT，ZTT）
肝炎ウイルス	HAV，HBV，HCV
腫瘍マーカー	AFP，PIVKA-Ⅱ
形態変化	エコー，CT，MRI，肝シンチグラフィ，血管造影，腹腔鏡，肝生検

＊D-3 **肝臓と胆道系に生じる病態と検査項目の関係**＊

検査項目 37

	英文	略語
アスパラギン酸アミノトランスフェラーゼ	aspartate aminotrans-ferase	AST
アラニンアミノトランスフェラーゼ	alanine aminotrans-ferase	ALT

基準値

	基準値
AST	13～35 IU/L
ALT	8～48 IU/L

生理学的意義

AST（GOT※）は，タンパク質の代謝に関係する酵素で，アスパラギン酸，2-オキソグルタル酸とグルタミン酸，オキサロ酢酸の間でアミノ基が転移するのを触媒する作用がある(37-1①)。心臓，肝臓，脳，骨格筋，腎臓などに存在する。

ALT(GPT※）はアラニン，2-オキソグルタル酸とグルタミン酸，ピルビン酸の間でのアミノ基が転移するのを触媒する酵素である（37-1②)。肝臓，腎臓などに存在する。

ただし，ALTはASTよりも少なく，最も多い肝臓でもASTの1／3ほどしかない。

検査の意義

肝細胞傷害の診断に有用である。心疾患や筋肉疾患でも，ASTは高値になるが，同時にALTを測定すれば，ALTは心疾患や筋肉疾患では高値にならないので，肝疾患との鑑別が可能である(37-2)。

異常値になるメカニズム

ASTもALTも細胞内に存在し，感染症，腫瘍，組織破壊などによって細胞が壊れると血中に流れ出る。そこで，ASTやALTを測定すれば細胞の傷害を推測できる。このような酵素を逸脱酵素と呼び，細胞傷害の有無と程度を知るのに有意義である(37-3)。

AST・ALTの異常値は，次のような病態でみられる。

※従来は，ASTはGOT(glutamic-oxaloacetic transaminase)，ALTはGPT(glutamic-pyruvic transaminase）が使用されていた。

◆**低値になる場合**

①**ほとんど問題なし**　ただし，肝炎では劇症肝炎への移行を示す。

◆**高値になる場合**

①**肝疾患**

②**心筋梗塞**

③**筋肉疾患**

④**溶血性貧血**

メ　モ

急性肝炎や慢性肝炎などの肝疾患の治療には食事療法が基本となる。AST，ALTなどの逸脱酵素は肝細胞の傷害程度を反映するので，数値を確認しながら食事療法の内容を考えるのに有益である。急性肝炎の極期にはほとんど食事が摂取できないが，回復期になって肝細胞が再生するときには十分なエネルギーと良質のタンパク質を補給することが大切である。

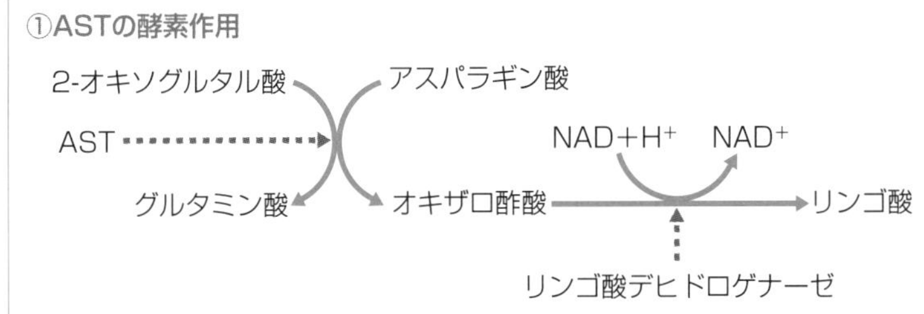

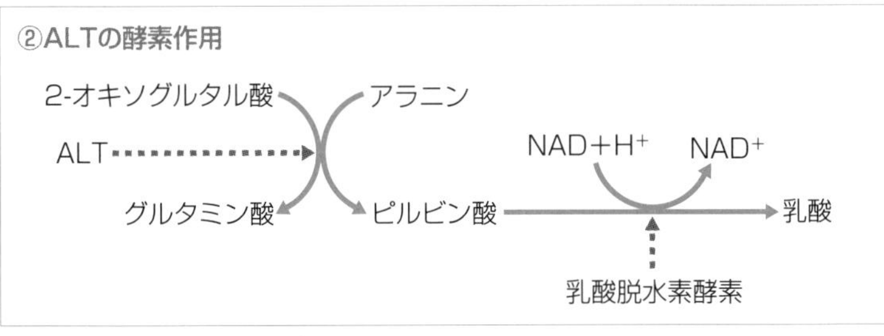

＊37-1　AST・ALTの酵素作用＊

疾　患	AST		ALT	備考
肝疾患				
急性肝炎	↑↑↑	＜	↑↑↑	ごく初期にはAST＞ALT
慢性肝炎	↑〜↑↑	＜	↑〜↑↑	急性憎悪期にはAST＞ALT
肝硬変	↑〜↑↑	＞	↑〜↑↑	
肝臓ガン	↑〜↑↑	＞	↑〜↑↑	
脂肪肝	↑〜↑↑	＜	↑〜↑↑	
アルコール性肝障害	↑〜↑↑↑	＞	↑〜↑↑	
心疾患				
心筋梗塞	↑〜↑↑	＞	→〜↑	CK(クレアチンキナーゼ)↑↑
筋肉疾患				
多発性筋炎	↑〜↑↑	＞	→	CK↑↑
溶血性貧血	↑↑〜↑	＞	→	LD(乳酸脱水素酵素)↑↑

＊37-2　**AST・ALT値と疾患の関係**＊

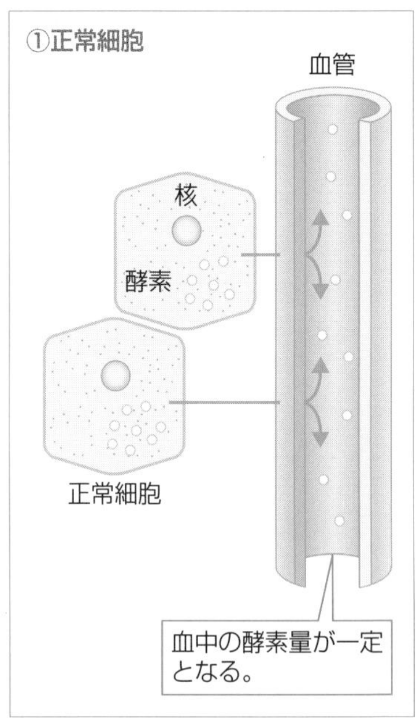

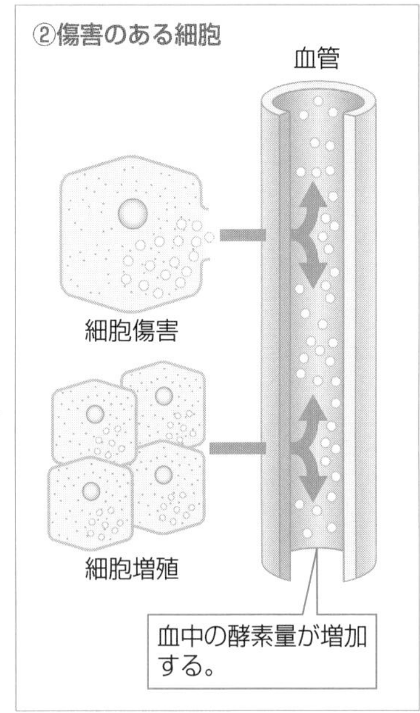

＊37-3　**逸脱酵素の血液への分泌**＊

検査項目 38

乳酸脱水素酵素

英文 lactate dehydrogenase　略語 LD, LDH

基準値

	基準値
LD	109～210 IU/L

生理学的意義

LDはエネルギー産生に重要な役割を果たす酵素で，解糖系の最終段階でピルビン酸と乳酸との変換を触媒する。

L-乳酸＋NAD^+　⇔
ピルビン酸＋NADH

LDは体内のほとんどの組織に分布し，特に心臓，肝臓，腎臓，骨格筋，血球に多い(38-1)。このため，これらの臓器障害では血中にLDが増え，逸脱酵素として検査に応用される。

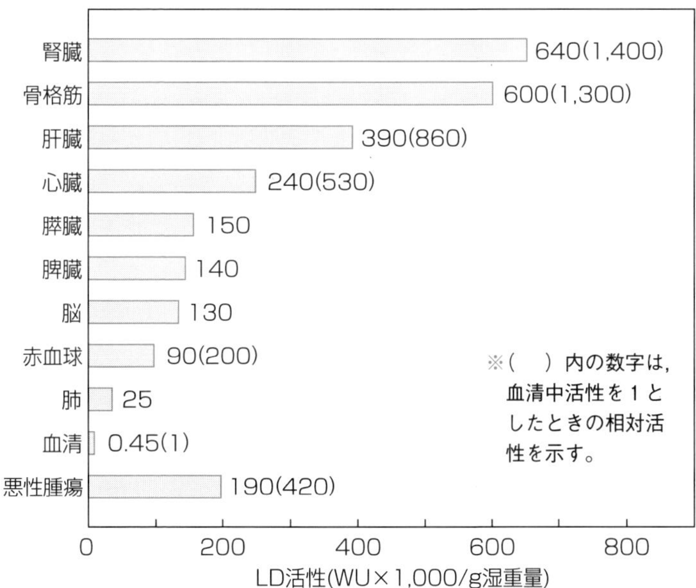

＊38-1 LDの臓器分布（Wróblewskiらによる）＊

検査の意義

心筋梗塞，ガン，肺梗塞など，組織障害を起こす疾患の診断，重症度の判定に有用である。

異常値になるメカニズム

LDが異常値になるのは，次のような病態がある。

◆低値になる場合

①**遺伝性の酵素異常**

◆高値になる場合

①**肝疾患**　急性肝炎，慢性肝炎，肝細胞ガン，胆管細胞ガンなど。

②**心疾患**　心筋梗塞，うっ血性心不全など。

③**悪性腫瘍**

④**筋疾患**　多発性筋炎，筋ジストロフィーなど。

⑤**血液疾患**　白血病，悪性貧血，溶血性貧血など。

⑥**その他**　肺梗塞，脳血管障害，妊娠など。

メ　モ

乳酸脱水素酵素は，かつてはLDHとされていたが，現在ではLDと略称されることが多い。

LDは分子量が約35,000の４個のサブユニットからなり，通常はアミノ酸組成が異なるA（M）型とB（H）型の２種類のサブユニットの組み合わせからなる。このため，電気泳動

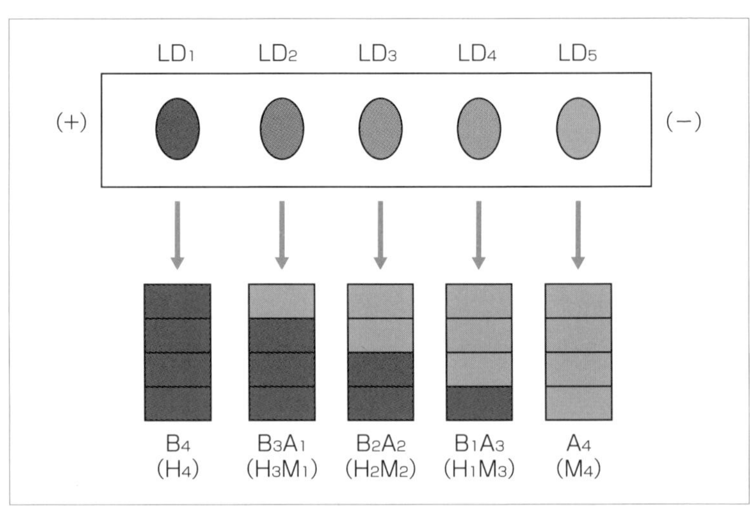

＊38-2 LDアイソザイムのサブユニット構成＊

を行うと5つのアイソザイムに分類できる(38-2)。

血清中は，おおむねLD_1が21～33%，LD_2が36～46%，LD_3が23～32%，LD_4が1～6%，LD_5が0～5%である。

LDが高値になる疾患の種類は多いが，それぞれにアイソザイムの上昇パターンが異なり，アイソザイムを調べることによってある程度の鑑別が可能になる(38-3)。

	LD活性	LDアイソザイム				
		LD_1	LD_2	LD_3	LD_4	LD_5
心筋梗塞	↑↑	●	●			
巨赤芽球性貧血	↑↑↑↑	●	●			
溶血性貧血	↑	●	●			
筋ジストロフィー	↑，→	●	●			
クッシング症候群	↑	●	●			
甲状腺機能低下症	↑	●	●			
白血病	↑↑		●	●		
リンパ腫	↑↑		●	●		
膵炎	↑		●	●		
進行ガン	↑↑↑		●	●		
肺梗塞	↑				●	●
うっ血性心不全	↑				●	●
ウイルス肝炎	↑↑				●	●
中毒性肝炎	↑				●	●
肝硬変	↑				●	●
尿毒症	↑				●	●
多発性筋炎	↑				●	●

＊38-3 各種疾患における血清LDの相対上昇度とアイソザイムの異常パターン＊

●は異常増加を示す。

検査項目 39

γ-グルタミルトランスペプチダーゼ

英文	略語
γ-glutamyl transpeptidase	γ-GT, γ-GTP

基準値

		基準値
γ-GT	男性	7〜60 IU/L
	女性	7〜38 IU/L

生理学的意義

γ-GTは，細胞内にあるペプチドのグルタチオンを分解・合成する際に作用する酵素である。腎臓・膵臓・肝臓・脾臓・小腸などに存在する(39-1)。

検査の意義

肝・胆道系疾患，あるいはアルコール性肝障害の診断に有用である。

異常値になるメカニズム

肝・胆道系の閉塞による排泄障害で高値となる。このため，γ-GTはアルカリホスファターゼ（ALP）などと同様に胆道系酵素とか閉塞性酵素などと総称されることがある。

γ-GTが異常値になるのは，次のような病態がある(39-2)。

◆低値になる場合

①**先天性**　遺伝性低γ-GT欠損症など。

◆高値になる場合

①**胆汁うっ滞**　肝内胆汁うっ滞，肝外胆管閉塞など。

②**びまん性肝疾患**　急性肝炎，慢性肝炎，アルコール性肝障害，薬物性肝障害など。

③**限局性肝疾患**　肝細胞ガン，転移性肝ガンなど。

④**その他**　心筋梗塞，糖尿病，甲状腺機能亢進症，常習飲酒，睡眠薬・向精神薬服用など。

メモ

γ-GTはアルコール常飲者で高値になる。これはアルコールによって酵素誘導が起こり，胆毛細管の上皮細胞で合成が促進されるからである。

このように誘導因子によって合成が誘導される酵素を「誘導酵素」という。睡眠薬や向精神薬などの薬物を服用してもγ-GTが高値になる。

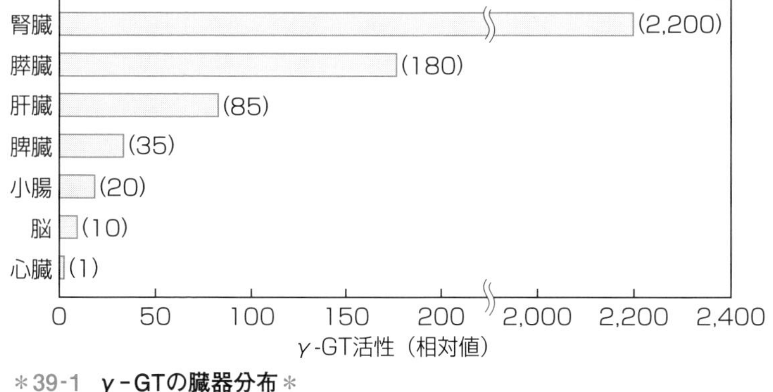

＊39-1　γ-GTの臓器分布＊

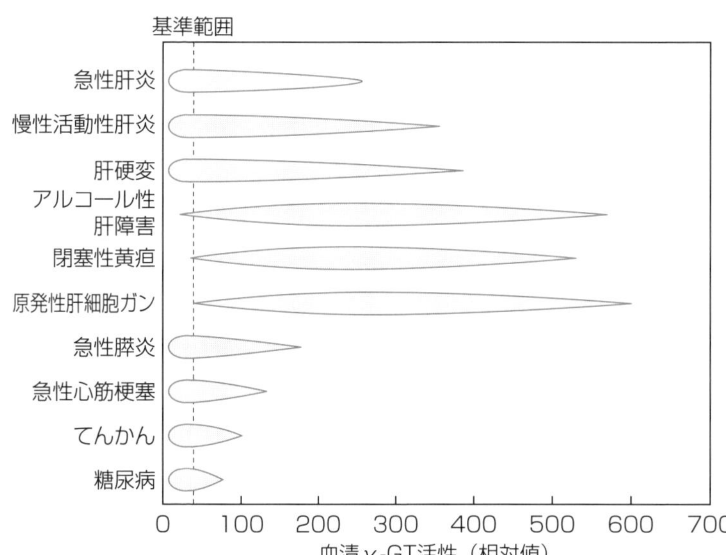

＊39-2　疾患時における血清γ-GT活性の上昇＊

検査項目 40

アルカリホスファターゼ

英文 alkaline phosphatase 略語 ALP

基準値

	基準値
ALP	86～252 IU/L

生理学的意義

ALPは有機リン酸エステルを加水分解する酵素で，骨，肝臓，腎臓，腸管，乳腺，胎盤などに分布する。

ALP値は年齢によって差がみられ，骨の発育が顕著な小児や思春期では高値となる(40-1)。

検査の意義

胆汁を介して肝臓から排出されるので，胆汁の流出障害を検出するのに重要である。γ-GT，LAPも同じような意義をもつので，これらを胆道系酵素または閉塞性酵素という(40-2)。

ALPは，このほかにも骨の新生状態や胎盤機能を評価するのにも役立つ。

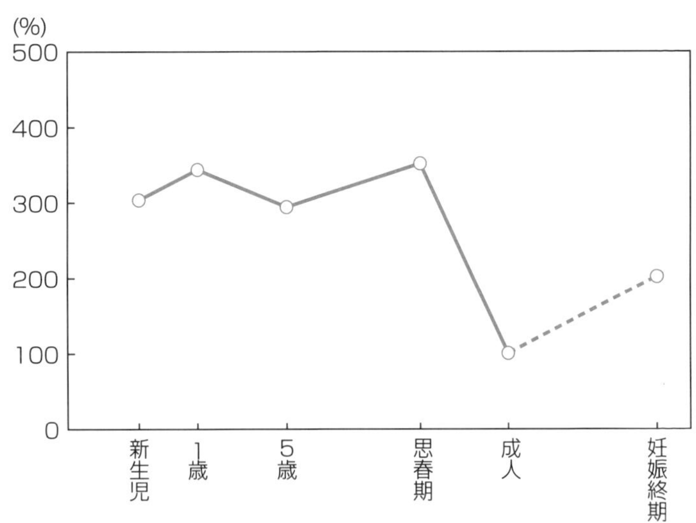

＊40-1 年齢によるALPの変動＊

異常値になるメカニズム

ALPが高値になるのは，肝・胆道閉塞，肝内胆汁うっ滞，肝臓の占拠性病変が主であるが，妊娠や骨疾患でも高値になる(40-3)。

ALPが異常値になるのは，次のような病態がある。

◆低値になる場合

①**先天性**　遺伝性低ALP血症など。

②**その他**　クレチン病，壊血病，慢性腎炎など。

◆高値になる場合

①**肝・胆道系疾患**　閉塞性黄疸，胆管炎，肝内腫瘤，脂肪肝など。

②**骨疾患**　くる病，ページェット病，骨腫瘍など。

③**その他**　妊娠，甲状腺機能亢進症，ALP産生腫瘍など。

メ　モ

ALPには，数種類のアイソザイムがあり，電気泳動法によってALP_1～ALP_5に分類される。ALP_1とALP_2は肝由来，ALP_3は骨由来，ALP_4は胎盤由来，ALP_5は小腸由来である。

ALPが高値の場合には，アイソザイムを検査して鑑別に応用される。

胆道系酵素	胆汁うっ帯	肝細胞障害	骨疾患	アルコール多飲
ALP	●		●	
LAP	●	●		
γ-GT	●	●		●

＊40-2　胆道系酵素の比較＊

●は高値，●はやや高値を示す。

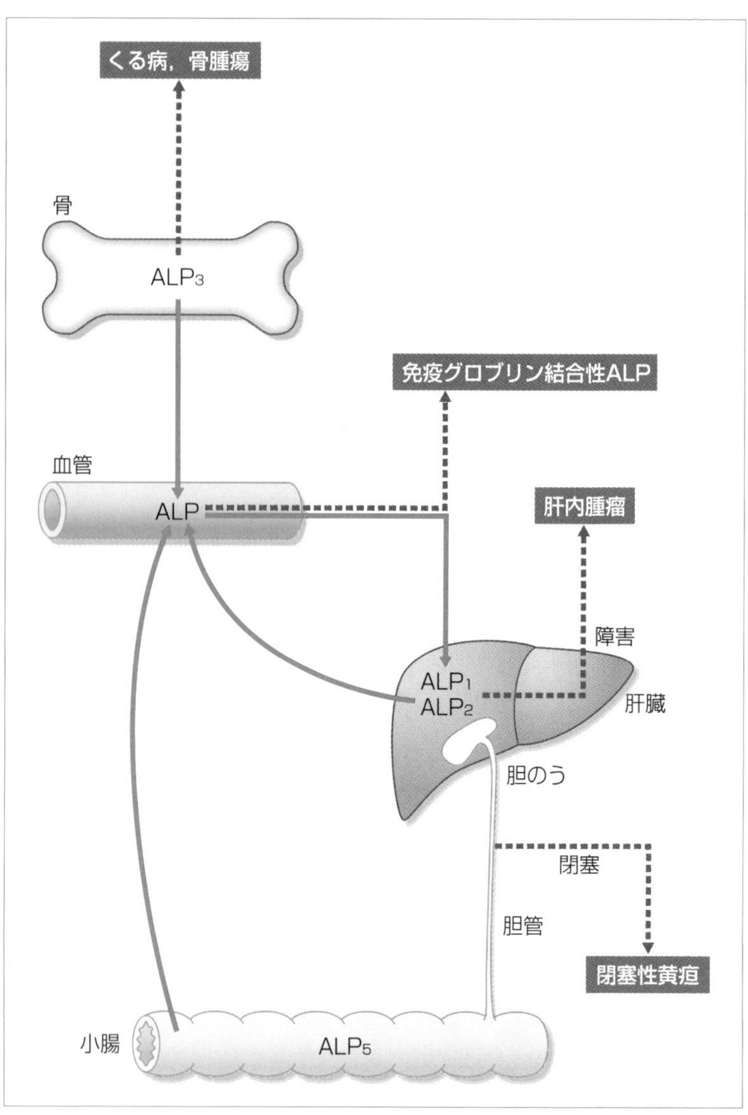

＊40-3 ALPの体内の移動と高ALP血症をきたす病態＊
ALPのアイソザイムの種類を検査することで，由来となった臓器を推定することができる。

検査項目 41

ビリルビン

英文	略語
bilirubin	Bil

基準値

	基準値
総Bil	0.3～1.2 mg/dL
直接Bil	0.0～0.2 mg/dL

生理学的意義

血中ビリルビンの大部分は，老化した赤血球が分解したときに遊離するヘモグロビンのヘムに由来する（41-1，2）。

赤血球から遊離したヘモグロビンのヘムは，まず化学変化を受けて間接（遊離）ビリルビンになる。これは水に溶けにくく，アルブミンと結合して肝臓に運ばれ，肝細胞の中でグルクロン酸抱合を受けて水溶性の直接（抱合）ビリルビンになる。直接ビリルビンは胆汁酸，レシチンなどと結合して胆汁を形成し，肝臓から胆のうを経て十二指腸に排出される。そして，腸管で腸内細菌の作用でウロビリノゲンとなって，大便中に排泄される。ウロビリノゲンの一部は腸管から再吸収されて血中に戻り，再び肝臓で利用される（腸肝循環）か，腎臓から尿中に排泄される。

ヘム

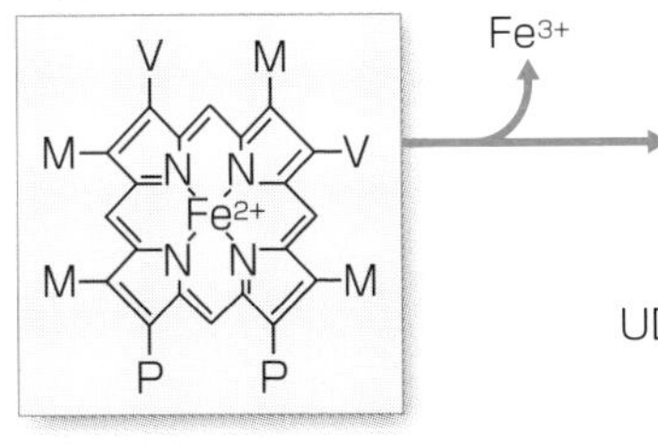

間接ビリルビン（脂溶性）

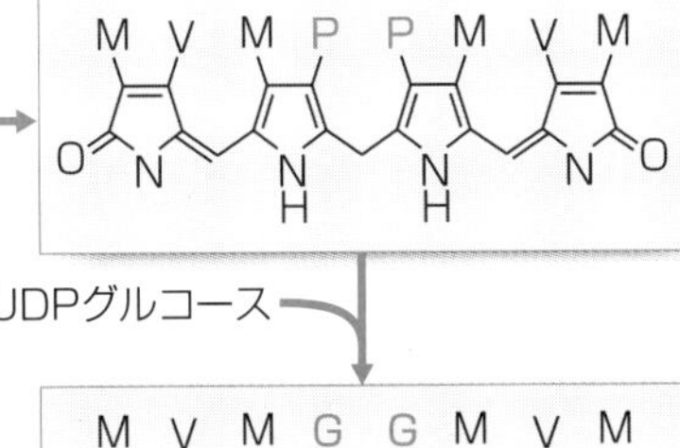

直接ビリルビン（水溶性）

M：メチル　P：プロピオン酸
V：ビニル　G：グルクロン酸

＊41-1 ヘモグロビン分解によるビリルビンの生成＊

検査の意義

黄疸の診断，ならびに鑑別診断に有用である。

通常は総ビリルビンと直接ビリルビンを測定し，間接ビリルビンはその差から求める。

異常値になるメカニズム

ビリルビンがつくられて排泄されるまでのいずれかに異常があると，血中ビリルビンが高値となって黄疸になる(41-2)。特に赤血球の破壊が亢進する溶血性黄疸と肝・胆道系疾患で，ビリルビン値が高値になる。

溶血性黄疸では間接ビリルビンが，肝・胆道系疾患では直接ビリルビンが有意に高値になることから鑑別が可能となる(41-3)。

メモ

通常は血清総ビリルビン値が2.5mg/dLを超えると皮膚や粘膜が黄色くなる。この状態を黄疸という。眼球結膜をみると初期の黄疸でも発見できる。

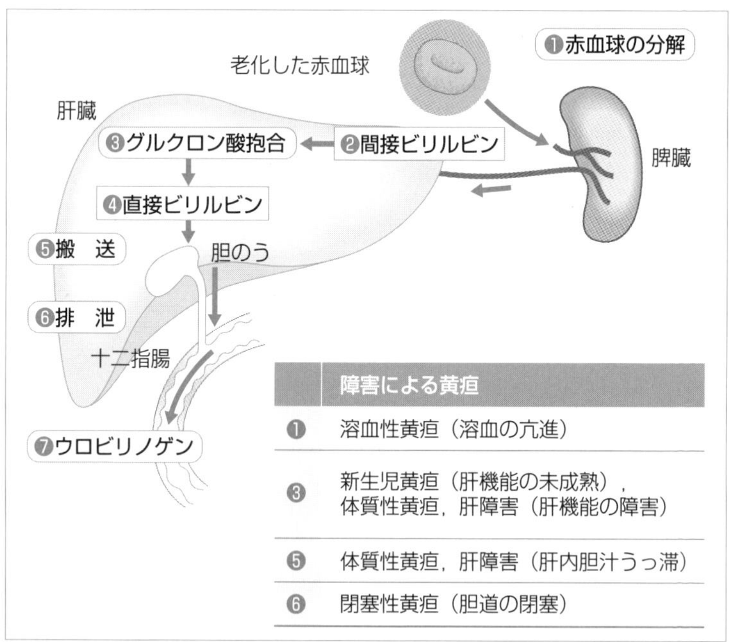

	障害による黄疸
❶	溶血性黄疸（溶血の亢進）
❸	新生児黄疸（肝機能の未成熟），体質性黄疸，肝障害（肝機能の障害）
❺	体質性黄疸，肝障害（肝内胆汁うっ滞）
❻	閉塞性黄疸（胆道の閉塞）

＊41-2　ビリルビンの生成・排出と障害による黄疸の発症＊

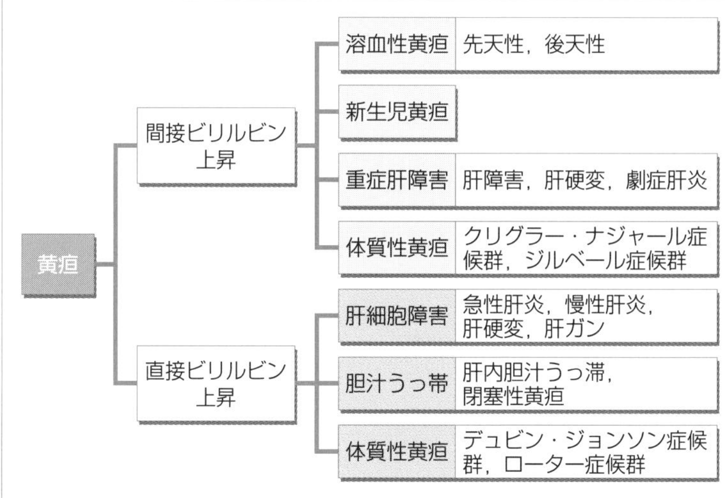

＊41-3 **黄疸の種類**＊

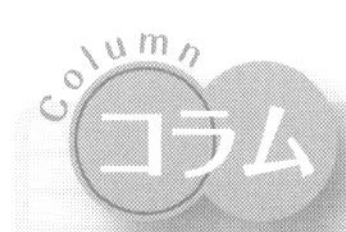

黄疸の意外な原因 ～臨床現場より～

黄疸は，肝疾患や胆石症などで起こることが多いが，溶血性貧血もその原因として見逃せない。

腹痛を訴えて入院した22歳の女性がいた。黄疸がみられたため，当然，胆石症を疑うが，一般に胆石症は中年以降の女性に多いはずである。そこで，検査してみると，先天性球状赤血球症であることがわかった。これは，日本人に比較的頻度が高く，赤血球が球状のため，脾臓で破壊され溶血を起こす。先天性なので小児のころから溶血があり，黄疸を悪化してきたと考えられる。なお，病状はビリルビンが高値で，ビリルビンによる結石ができていて胆石発作を起こしていた。

検査項目 42

コリンエステラーゼ

英文	略語
cholineesterase	ChE

基準値

	基準値
ChE	172〜457 IU/L

生理学的意義

コリンエステルをコリンと有機酸に加水分解する酵素で，肝臓・膵臓・血液・筋肉・神経などに分布する(42-1)。生体内にはアセチルコリンを特異的に分解する真性コリンエステラーゼと，アセチルコリンのほかにアシルコリンも幅広く分解する偽性コリンエステラーゼがあり，血清には偽性コリンエステラーゼが多く含まれることから，臨床検査で測定するのは後者である。

検査の意義

血清中に含まれるコリンエステラーゼは肝臓で合成されるので，肝細胞の合成機能を評価するのに有用な検査である。肝実質機能を判定することができ，肝疾患の重症度と相関する。また，脂質代謝とも関連し，脂質異常症で高値になる。

異常値になるメカニズム

血清コリンエステラーゼは，肝実質傷害性の疾患や低栄養によって減少する。また，コリンエステラーゼの阻害剤となる有機リンやカーバメイト系薬剤（農薬，殺虫剤）によっても減少する。脂質代謝とも関連し，肥満者やネフローゼ症候群では高値になる(42-2)。

ChEが異常値になるのは，次のような病態がある。

◆低値となる場合

①**肝疾患**　肝硬変，劇症肝炎，慢性肝炎，肝臓ガンなど。

②**栄養障害**　栄養不良，慢性消耗疾患など。

③**中毒**　有機リン剤，サリンなど。

④**遺伝性ChE欠損症**

◆高値となる場合

①**脂質代謝異常**　脂肪肝，肥満，ネフローゼ症候群，糖尿病，脂質異常症，甲状腺機能亢進症など。

②**先天性**　遺伝性高ChE血症など。

メモ

血清中のコリンエステラーゼの半減期は約16日で，血清アルブミンと高い相関性をもって減少することから，栄養状態の指標となる。

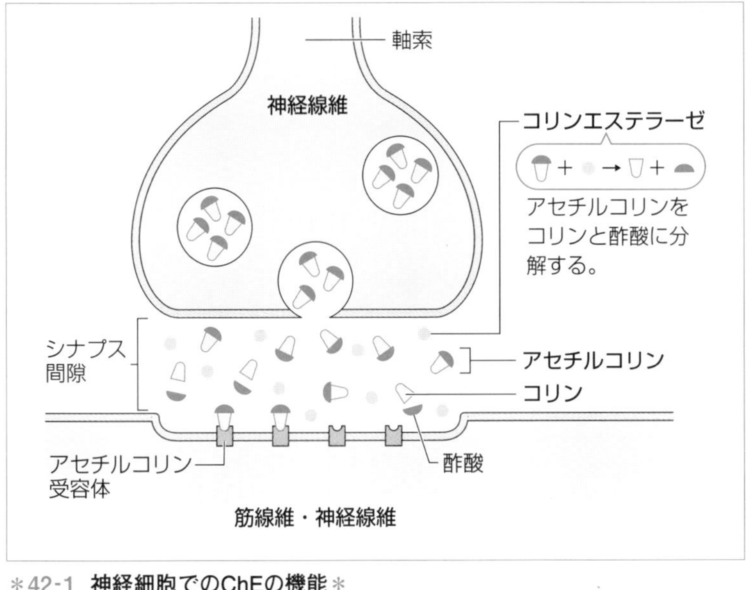

＊42-1　神経細胞でのChEの機能＊

		対象疾患・病態	メカニズム
ChE活性減少	一過性	急性肝炎などの急性肝・胆・膵・消化管疾患	タンパク合成障害
	持続性	脂肪肝，慢性肝炎，肝硬変，劇症肝炎	タンパク合成障害
		全身性消耗疾患	低栄養状態
		有機リン中毒	抗ChE抑制作用
		サイレント型ChE異常症	遺伝性酵素異常
ChE活性増加		ネフローゼ症候群	血中うっ滞
		脂肪肝（過栄養性，アルコール性），肥満，甲状腺機能亢進症	タンパク合成亢進
		C_5アノマリー，ChE異常症（まれ）	遺伝性酵素異常

＊42-2　血清ChE活性の異常値を示す主な疾患・病態＊

検査項目 43

チモール混濁試験 硫酸亜鉛混濁試験

	英文	略語
チモール混濁試験	thymol turbidity test	TTT
硫酸亜鉛混濁試験	zinc sulfate turbidity test	ZTT

基準値

	基準値
TTT	0～5単位
ZTT	4～12単位

生理学的意義

TTTとZTTは，血清に試薬を加えてできる混濁度を判定する膠質反応検査で，γ-グロブリンの増減を反映する。

TTTは特にIgMと，ZTTはIgGと相関する。

検査の意義

TTTとZTTから高γ-グロブリン血症の存在を知ることができるが，現在では血清タンパク分画を直接に測定できる。このため，臨床検査としての意義は薄れている。

異常値になるメカニズム

免疫グロブリンが高値を示す疾患で高値となる。多クローン性の高γ-グロブリン血症になる肝疾患や膠原病などや，単クローン性の高γ-グロブリン血症になる多発性骨髄腫などで高値になる。

TTT，ZTTが異常値になるのは，次のような病態がある。

◆高値になる場合

①**肝疾患**　慢性肝炎，肝硬変，脂肪肝など。

②**高γ-グロブリン血症**　多発性骨髄腫，良性Mタンパク症など。

③**その他**　慢性感染症，膠原病，悪性腫瘍)，脂質異常症（TTTが高値）など。

メモ

脂質異常症の患者では，TTTが高値になりやすいので，注意が必要である。

膠質反応検査は，現在あまり使われなくなっている。ただし，A型急性肝炎では初期にIgM抗体が高値のままなので，TTTが高値になり，診断の補助となることがある。

検査項目 44

アンモニア

英文: ammonia
化学式: NH_3

基準値

	基準値
NH_3	直接比色30〜86μg/dL
	酵素法　12〜66μg/dL

生理学的意義

アンモニアは生体内でアミノ酸が分解して生じるものと，腸管内で細菌によって窒素化合物から産生されるものがある。生成されたアンモニアは人体にとって有害なので，肝臓の尿素サイクル（44-1）によって尿素に変換され，腎臓から尿管，膀胱を経て体外へ排泄される。

検査の意義

肝臓でのアンモニア処理能力が低下する肝疾患や，尿素サイクルの先天的異常などを検出するのに有用である。

異常値になるメカニズム

肝硬変や劇症肝炎などで肝臓におけるアンモニアの処理能力が低下したり，尿素サイクルの酵素欠損があるような場合に高値となる。

アンモニアが異常値になるのは，次のような病態がある。

◆低値になる場合

①低タンパク食

◆高値になる場合

①**重症肝疾患**　劇症肝炎，重症肝硬変，進行性肝細胞ガンなど。

②**門脈－体循環シャント**　肝硬変，特発性門脈圧亢進症など。

③**先天性**　尿素サイクル酵素欠損症，アミノ酸代謝異常症など。

④**その他**　尿毒症，ショック，消化管出血など。

メモ

重症の肝硬変や劇症肝炎では種々の物質の代謝が障害され，有害な物質が体内に残って中枢神経機能に障害を起こす。精神状態や意識状態に異常が現れ，肝性脳症と呼ばれる危険な状態になる。肝性脳症をモニターするのには，アンモニアの検査が有用である。アンモニアが高値の場合にはタンパク質の摂取を制限してアンモニアの産生を抑制するようにする。

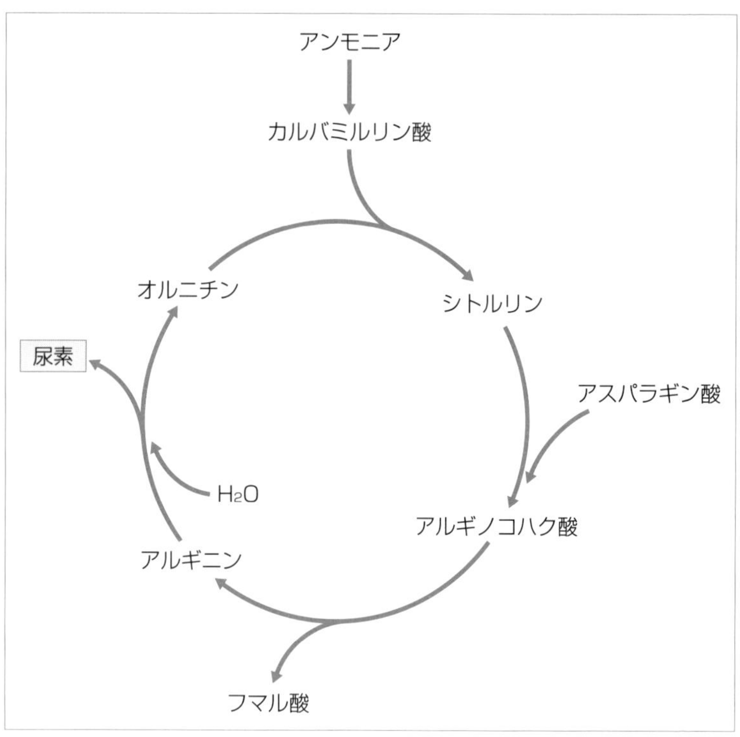
アンモニア
カルバミルリン酸
オルニチン
シトルリン
尿素
アスパラギン酸
H_2O
アルギノコハク酸
アルギニン
フマル酸

＊44-1 **尿素サイクル**＊

E 膵機能検査

膵臓にはアミラーゼ，トリプシン，リパーゼなどの消化酵素を分泌する外分泌腺と，インスリン，グルカゴン，ソマトスタチンなどのホルモンを分泌する内分泌腺としての機能がある。

膵液は膵管を通じて十二指腸乳頭部から，1日におよそ1000～1500mL分泌される。膵液は重炭酸塩を多量に含み，胃液を中和して小腸内のpHを8.0以上のアルカリ性に変えて内容物を消化しやすくする。

膵炎などで膵臓の機能が障害されると膵液の十二指腸への排出が減少し，一方では消化酵素が血中に逸脱する。このため，血中もしくは尿中の酵素を測定すれば膵疾患を診断できる。また，内分泌腺としての機能が障害されれば，インスリンなどの分泌が減少し，糖尿病になる。

膵疾患の診断には，アミラーゼなどの酵素の測定，内分泌機能として糖検査・膵液検査，エコー検査・内視鏡検査・CT検査などの画像診断が行われる。さらに膵臓ガンの診断には腫瘍マーカーが検査される。

検査項目 45

アミラーゼ

英文：amylase　略語：AMY

基準値

	基準値	
血清AMY	50～180IU/L(Somogyi法)	130～400IU/L(Blue-Starch法)
尿中AMY	2100IU/L以下（Blue-Starch法）	

生理学的意義

デンプンやグリコーゲンなど多糖類を加水分解し，グルコース，マルトース，デキストリンを生成する酵素である。主として膵臓と唾液腺で産生され，肝臓，肺，小腸，卵巣などにも活性がある。膵臓由来と唾液腺由来のアミラーゼは，アイソザイムを調べ，前者がP型，後者がS型であることから区別する（45-1）。

検査の意義

膵炎などの膵疾患の診断に重要である。血中濃度，尿排泄量，およびアイソザイムを調べる。

異常値になるメカニズム

アミラーゼは膵疾患のほか，肝・胆道系閉塞障害，腸管の吸収障害，唾液腺疾患，呼吸不全，子宮外妊娠，

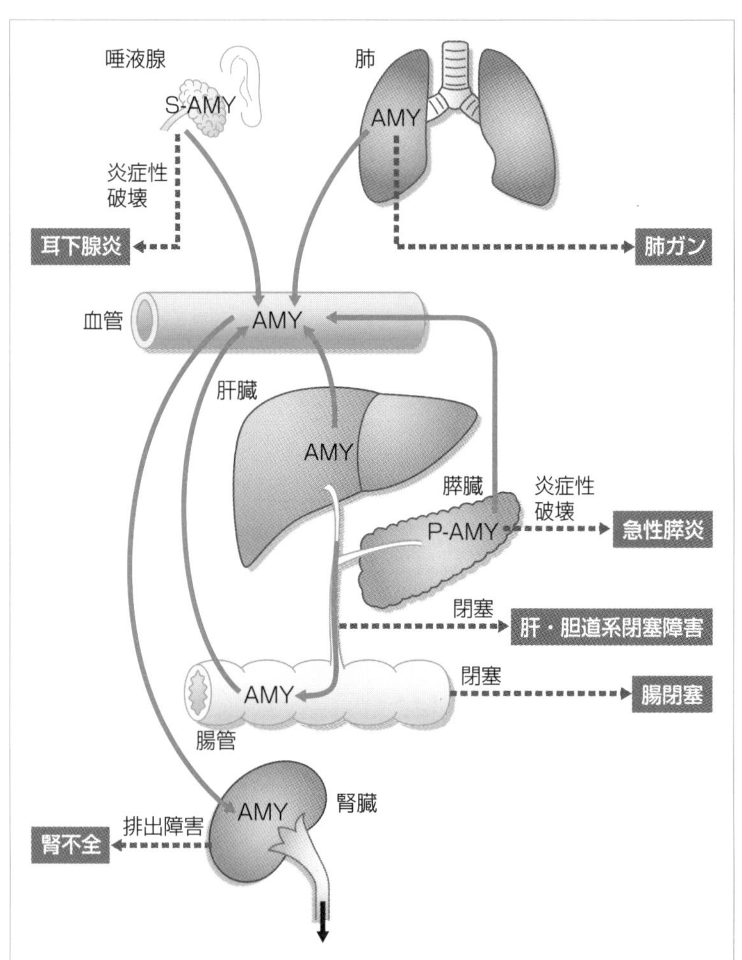

＊45-1 アミラーゼの体内の移動と高アミラーゼ血症をきたす病態＊

腎不全などで高値になる。

急性膵炎では腹痛発作とともに45-2のように血清アミラーゼが高値となり，数日で減少する。尿アミラーゼの高値はより長く続く。

膵疾患が進行して膵臓の機能が廃絶すると低値になる。

◆血清，尿アミラーゼともに低値

①**慢性膵炎末期**

②**膵臓ガン末期**

③**肝硬変**

◆血清，尿アミラーゼともに高値

①**膵疾患**　急性膵炎，慢性膵炎急性増悪期，膵臓ガン，膵のう胞など。

②**腸管疾患**　胃・十二指腸穿孔，腸閉塞など。

③**唾液腺疾患**　耳下腺炎など。

④**その他**　肺・卵巣・大腸ガンなど。

◆血清アミラーゼのみ高値

①**アミラーゼ排泄障害**　腎不全

②**巨大アミラーゼ分子**　マクロアミラーゼ血症

メ　モ

マクロアミラーゼはアミラーゼに免疫グロブリンが結合したもので，高分子なために腎臓からの排泄が抑制され，血中アミラーゼが高値になる。健康人の数%に現れるが，臨床的意義は不詳である。

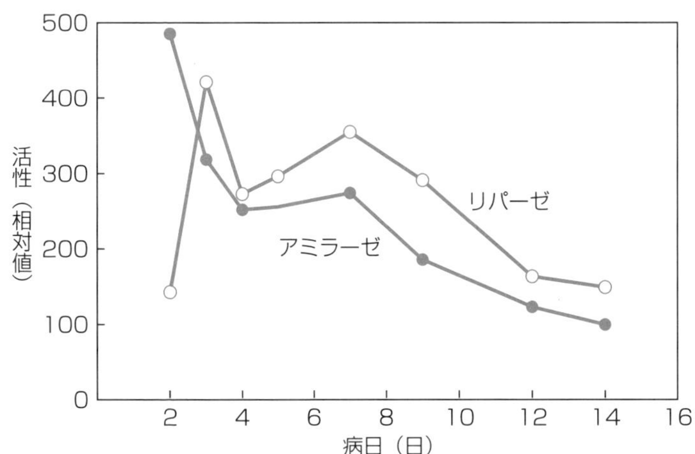

＊45-2　急性膵炎時の血清中の酵素の経日変動＊

F 腎機能検査

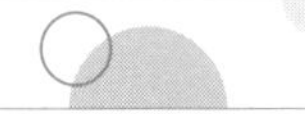

腎臓は水分・代謝終末産物・電解質・異物の排泄，血液浸透圧・体液量・酸塩基平衡などの調節，血圧維持，ビタミンDの活性化，エリスロポエチンの産生など，生体にとって数多くの重要な機能を司っている。

腎臓は腎炎など腎臓自体の疾患だけでなく，糖尿病・膠原病・高血圧症などの全身性疾患によって二次的に障害されることも多い。このため，腎機能を検査することは，腎疾患はもちろんのこと，多くの全身性疾患の診療でも重要である。また，抗菌薬（抗生物質）をはじめ，種々の薬物で腎障害を起こす可能性もあり，副作用をチェックする意味でも腎機能検査が重要となる。

腎機能検査としては，尿検査と血液生化学検査が中心になる。腎臓からの物質の排泄は，糸球体でのろ過，尿細管での再吸収と分泌というプロセスを経て行われる。こうした機能を反映し，糸球体，尿細管，腎血流，腎盂・尿路系など，それぞれを評価する検査項目がある(F-1)。また，腎臓の形態学的な変化をみるための画像検査，確定診断としての腎生検病理組織検査なども行われる。

部位	検査項目
糸球体	尿検査，BUN，クレアチニン，クレアチニンクリアランス，血中β_2-ミクログロブリン
近位尿細管	尿中β_2-ミクログロブリン，尿中NAG，PSP試験
遠位尿細管	尿量，尿比重，尿pH，尿濃縮試験，尿希釈試験
血管系	血圧，眼底検査，PSP試験，レノグラム，PAHクリアランス
腎盂・尿路	尿検査，尿細胞診，細菌培養，腎盂造影
画像検査	腹部単純X線撮影，腎盂尿管造影，エコー，CT，MRI，レノグラム
病理組織検査	腎生検

＊F-1 部位別での腎機能を評価する主な検査＊

検査項目 46

血中尿素窒素

英文 blood urea nitrogen

略語 UN, BUN

基準値

	基準値
UN	7～19mg/dL

生理学的意義

組織および食物中のタンパク質に由来するアミノ酸は，生体内の酵素もしくは腸内細菌の作用を受けて分解される。その結果として生じるアンモニアは有害であるため，肝臓の尿素サイクルにより尿素に合成される(46-1)。血中尿素は腎糸球体からろ過されるが，一部は尿細管で再吸収される。

検査の意義

血中尿素窒素（UN）は血中尿素に含まれる窒素量を測定するもので，これにより腎糸球体のろ過能，あるいは腎尿細管での再吸収量を検査できる。

ただし，タンパク質摂取量や組織崩壊によるタンパク異化亢進にも影響されることに注意する。

異常値になるメカニズム

腎糸球体ろ過障害を起こす腎不全で高値となるが，高タンパク食や消化管出血など，尿素の産生が亢進しても高値となる。

UNが異常値になるのは，次のような病態がある。

◆低値になる場合

①**タンパク質摂取不足**

②**肝不全**

③**妊娠**

④**タンパク同化ホルモン使用**

◆高値になる場合

①**腎糸球体ろ過障害**　腎不全など。

②**尿細管再吸収増加**　脱水など。

③**尿素の産生増加**　高タンパク食，消化管出血，発熱，感染症，手術，甲状腺機能亢進症，副腎皮質ステロイド薬使用など。

メモ

UNは腎疾患の診断に有用であるが，腎障害がかなり進行してからでないと高値にならないことに注意する必要がある。

また，UNは腎糸球体機能のほかにも脱水による腎尿細管での再吸収や高タンパク食，組織崩壊に伴うタンパク異化亢進の影響もある。このため，クレアチニンを同時に測定することが一般的である。通常はUNとクレアチニンの比は10：1程度であるが，クレアチニンよりもUNの高値の程度が大きい場合には脱水など，腎糸球体機能障害以外の要因を考える。

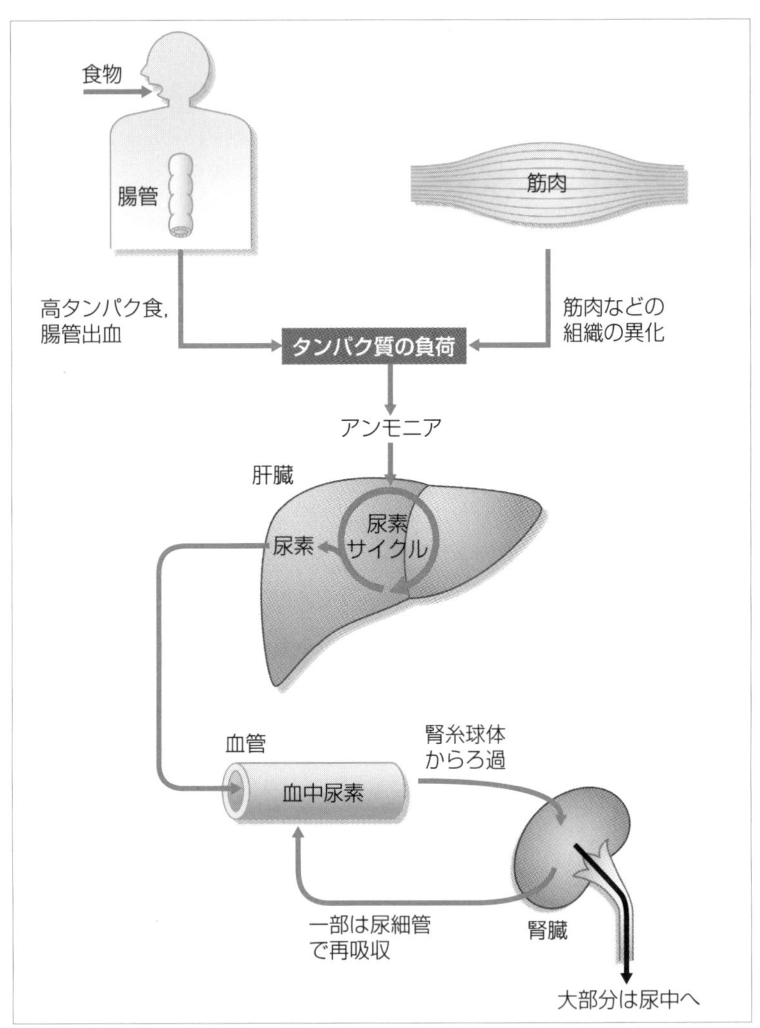

＊46-1 血中尿素の生成と排出＊

検査項目 47

クレアチニン

英文 creatinine　略語 Crea

基準値

		基準値
Crea	男性	0.7～1.1mg/dL
	女性	0.5～0.9mg/dL

生理学的意義

クレアチニンは筋肉内でクレアチンとクレアチンリン酸から産生され，血中に放出されたあと，腎糸球体でろ過され，体外へ排泄される。尿細管では再吸収も分泌もほとんどされない(47-1)。

検査の意義

血清クレアチニン濃度は糸球体ろ過能と密接な関係があり，食事や尿量の影響を受けにくい。このため，腎機能障害の指標として極めて有用である。

異常値になるメカニズム

腎糸球体の機能が低下すると，血清クレアチニン濃度は高値になる。ただし，腎糸球体のろ過能を示すクレアチニン・クリアランスがかなり低下して初めて血清クレアチニンが上昇する点に注意が必要である(47-2)。そのほかには，筋肉増量などでも高値となる。

クレアチニンが異常値になるのは，次のような病態がある。

◆**低値になる場合**

①**筋疾患**　筋ジストロフィー，多発性筋炎など。

◆**高値になる場合**

①**腎糸球体ろ過能低下**　糸球体腎炎，間質性腎炎，腎不全，尿管閉塞など。

②**筋肉増量**　先端巨大症など。

③**その他**　甲状腺機能亢進症など。

メモ

クレアチニンは尿素や尿酸とともに含窒素化合物質の最終代謝産物でUNに比べるとタンパク質の影響を受けにくいので優れた腎機能障害のマーカーである。

慢性腎臓病（CKD）の患者には，クレアチニンの値に注意しながら食事指導を行う。

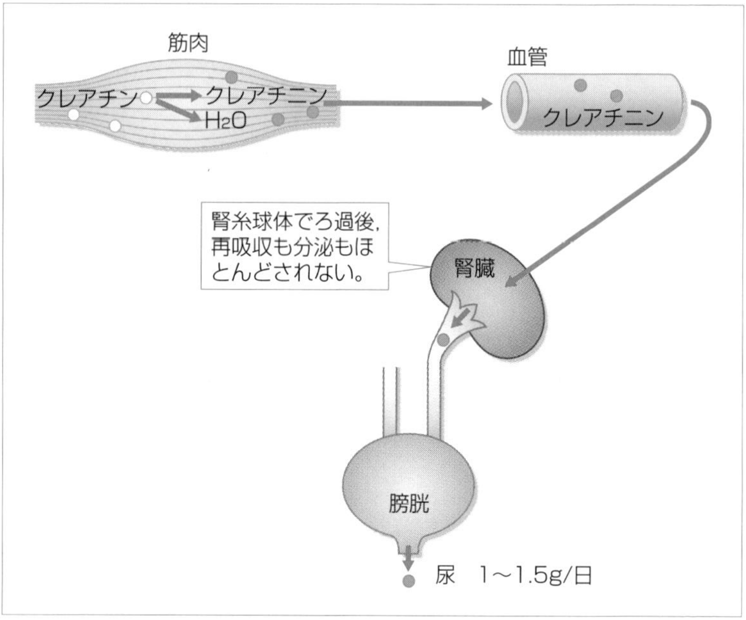

筋肉
クレアチン
クレアチニン
H_2O
血管
クレアチニン
腎糸球体でろ過後,
再吸収も分泌もほ
とんどされない。
腎臓
膀胱
尿　1～1.5g/日

＊47-1 クレアチニンの体内での動き＊

(mg/dL)
20
16
12
8
4
0
血清クレアチニン
100
200 (mL/分)
クレアチニン・クリアランス

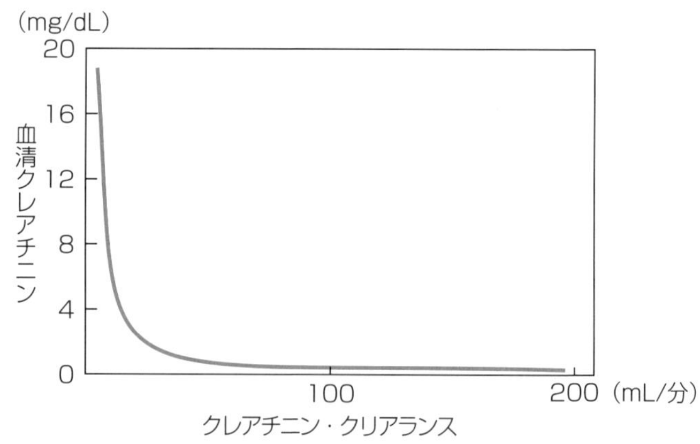

＊47-2 クレアチニン・クリアランスと血清クレアチニンの関係＊

検査項目 48

尿酸

英文	略語
uric acid	UA

基準値

		基準値
UA	男性	4.0〜7.0mg/dL
	女性	3.0〜5.5mg/dL

生理学的意義

尿酸は，食物に含まれる核タンパクに由来するプリン体と，体細胞の核タンパクに由来するプリン体が分解されて最終代謝産物として合成されたものである(48-1)。

生体内に存在する尿酸の総合計（尿酸プール）は，男性で約1200mg(870〜1650mg)，女性で約600mgである。このうちの約700mgが1日のうちに骨髄，筋肉，肝臓などで合成され，大部分が尿中へ，一部は便中に排泄される。

検査の意義

痛風の診断，腎機能の評価，動脈硬化性疾患で測定される。

異常値になるメカニズム

尿酸は，①体内でのプリン体の生合成亢進，②細胞の崩壊亢進による核酸分解増加，③プリン体を含む食品の過剰摂取などが原因で産生が増加する。産生が増加したり，腎臓での排泄が障害されていれば血清尿酸値が上昇する。

尿酸が異常値になるのは，次のような病態がある。

◆低値になる場合

①産生低下　肝不全，キサンチン尿症，PRPP合成酵素欠損症，PNP欠損症など。

②排泄亢進　ウイルソン病，ファンコニー症候群，重金属中毒など。

◆高値になる場合

①産生亢進　産生過剰型痛風，PRPP合成酵素異常症，レッシュ-ナイハン症候群，多発性骨髄腫，白血病，アルコール多飲など。

②排泄低下　排泄低下型痛風，腎不全，脱水，糖尿病性ケトアシドーシス，利尿薬服用など。

メ　モ

血清尿酸値が増加し，過飽和状態（通常9mg/dL以上）になると痛風発作を起こしやすくなる。食事指導では，プリン体を多く含む食品を控えるように指導する。

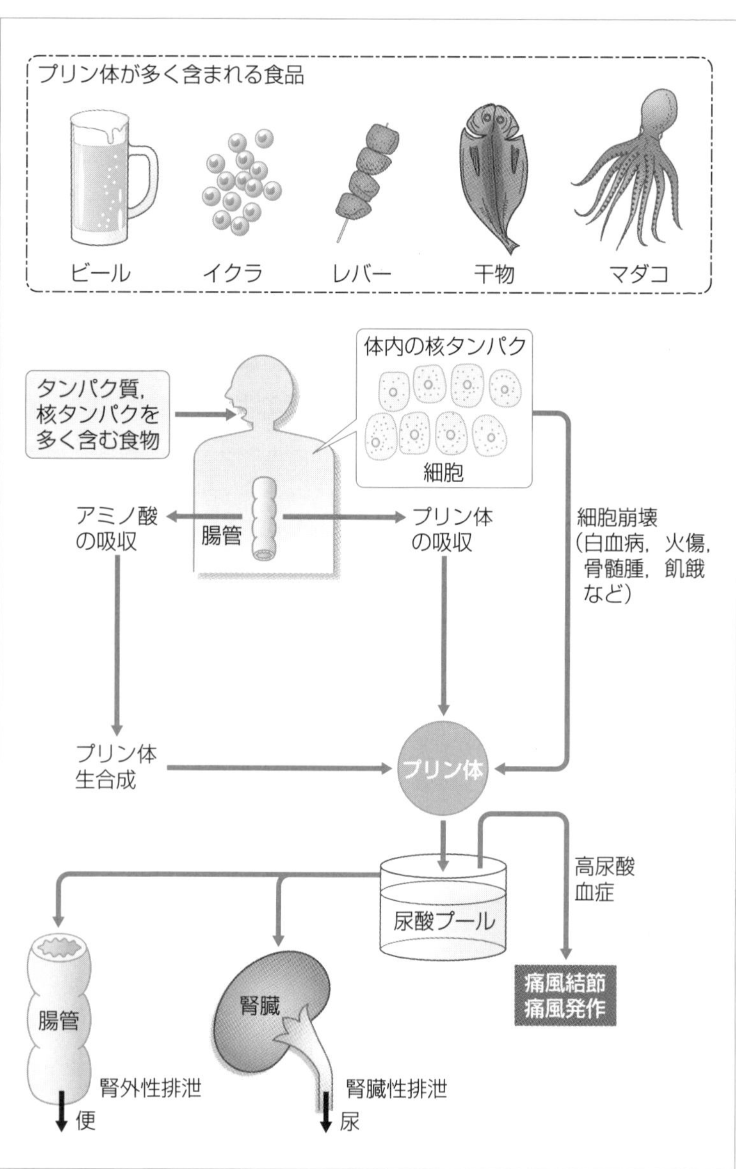

＊48-1 **プリン体の産生と尿酸の排出**＊

G 電解質検査

体液は，体重の約20％の細胞外液と約40％の細胞内液に分けられる。細胞外液は，さらに体重の15％を占める組織間液と５％を占める血漿に分けられる。体液は種々の電解質が含まれ，細胞外液は主にNa^+，Cl^-，HCO_3^-，細胞内液は主にK^+，HPO_4^{2-}から構成される(**G-1**)。これらの電解質は生体活動をスムーズに営む上で重要であり，ホルモン，自律神経系，血管作動物質，呼吸器での酸塩基平衡調節などによって狭い範囲に維持されている。

電解質の異常は，これらの調節能を超える過剰摂取や腎臓からの排泄障害などで起こる。このため，腎疾患，内分泌疾患，代謝疾患，消化器疾患，循環器疾患などで電解質を測定することが重要となる。また，輸液による体液管理，利尿薬やジギタリスの投与時にも検査することが欠かせない。

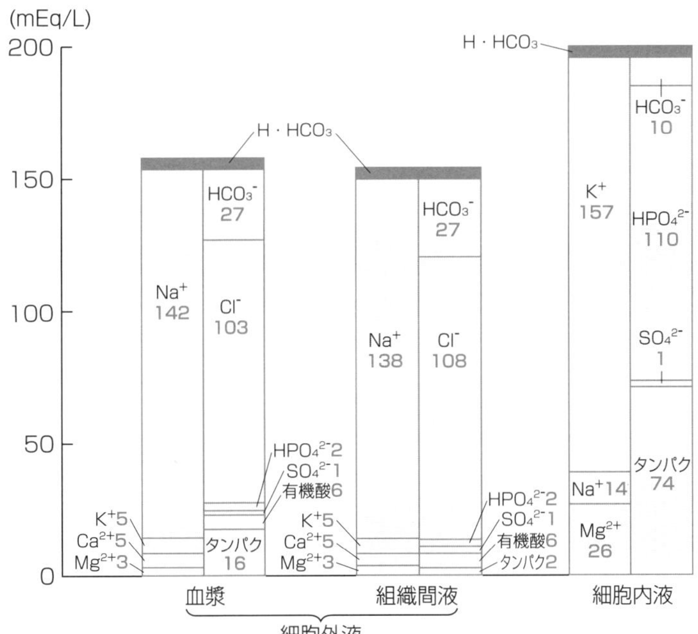

＊**G-1 体液中の電解質組成**＊

検査項目 49

ナトリウム

英文	元素記号
sodium	Na

基準値

	基準値
Na	135～147mEq/L

生理学的意義

ナトリウムは，細胞外液中の陽イオンの約90％を占め，水の分布，浸透圧の調節，酸塩基平衡の維持などに関わっている。

主にナトリウムは食塩として経口摂取され，体内では約75％が細胞外液に，約25％が骨および組織中に存在する（49-1）。

血液中のナトリウムは腎糸球体からろ過され，大部分は尿細管で再吸収された後で１％程度がクロール（塩素）とともに尿中に排泄される（49-2）。また，ナトリウムの排泄は，腎機能，副腎皮質機能，酸塩基平衡などに支配され，血清ナトリウム濃度は基準値に維持される。

ナトリウムの尿中への排泄は，主としてアルドステロンと心房性ナトリウム利尿ペプチド（ANP）という２つのホルモンによって調節されている。アルドステロンは副腎皮質球状層で産生されて腎臓の尿細管に作用し，カリウムや酸(H^+)と交換してナトリウムの再吸収を促す。ANPは右心房の心筋細胞から分泌され，尿中へのナトリウム排泄を促進する。

検査の意義

水・電解質代謝の失調をきたすような場合にはナトリウムの測定が必要である。

異常値になるメカニズム

水分の過剰や不足，ナトリウムの摂取異常，腎臓からの排泄異常などによってナトリウムは異常値となり，主に次のような病態が原因となる。

◆低値になる場合

①**腎臓からのNa^+喪失**　アジソン病，利尿薬服用など。

②**腎臓以外からのNa^+喪失**　下痢，嘔吐など。

③**摂取の低下**　栄養不足など。

④**水分過剰**　うっ血性心不全，肝硬変，ネフローゼ症候群，腎不全など。

⑤**ホルモン分泌異常**　抗利尿ホルモン不適切分泌症候群（SIADH）

など。

⑥**偽性低Na血症**　脂質異常症，高タンパク血症など。

◆高値になる場合

①**水分摂取不足**　意識障害，口渇中枢障害など。

②**腎臓からの水喪失**　尿崩症，浸透圧利尿など。

③**腎臓以外からの水喪失**　下痢，嘔吐，発汗など。

④**Na^+過剰**　原発性アルドステロン症，クッシング症候群，大量の高張液輸液など。

メ　モ

血清ナトリウムが低値になるのは，水分が体内に貯留して細胞外成分を希釈する場合と，ナトリウムが水の喪失を上回って多く排泄される場合のいずれかである。前者の場合は水分摂取を750mL/日以下に制限する。後者のナトリウムの喪失が過剰である場合には，食塩を経口で補充するか，生理的食塩水の点滴を行う。

一方，血清ナトリウムが高値になるのは，水の欠乏，水とナトリウムの喪失，ナトリウムの過剰摂取もしくは細胞外液への貯留が原因になる。水が欠乏している場合には経口的に水分を補給するか，５％ブドウ糖液を点滴する。

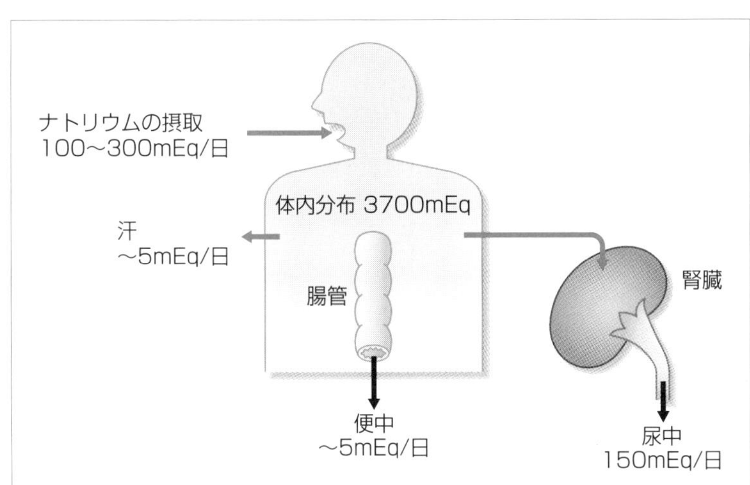

＊49-1　ナトリウムの摂取と体内動態＊

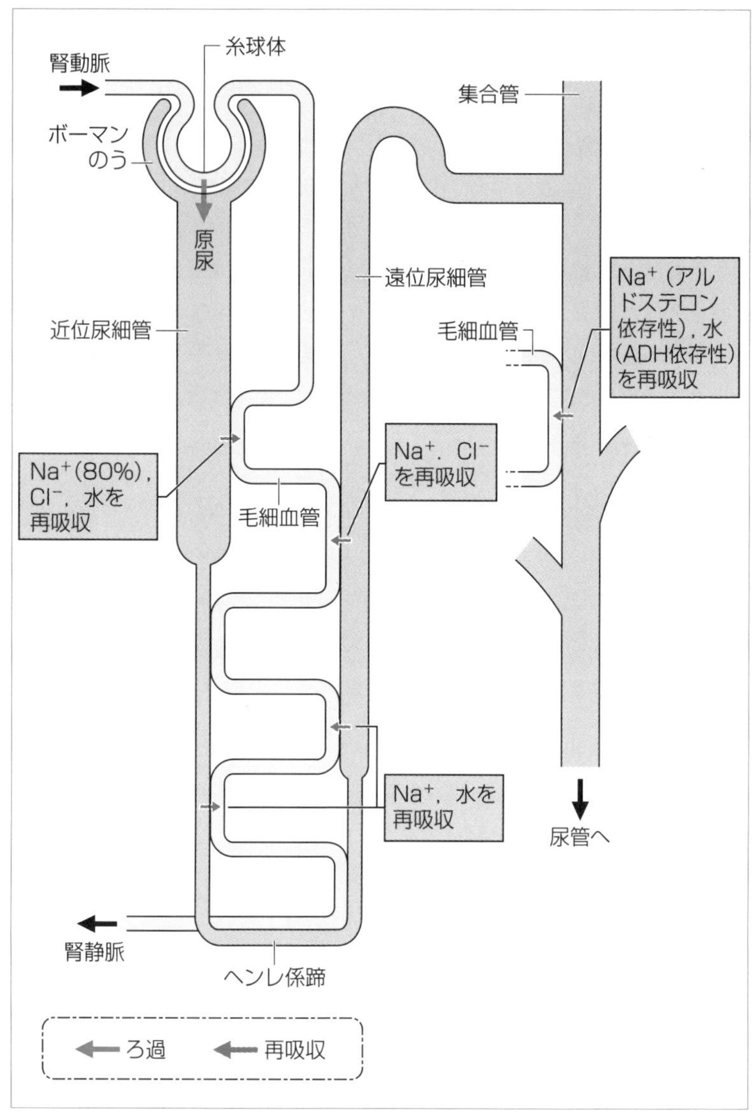

＊49-2 尿細管における水・電解質の再吸収＊

検査項目 50

カリウム

英文 potassium　元素記号 K

基準値

	基準値
K	3.5〜5.0mEq/L

生理学的意義

体内のカリウムの98%は細胞内液中に存在し，筋肉，肝細胞，赤血球に多く分布する。体重70kgの成人男性の通常の食事には約100mEq/日のカリウムが含まれ，90%は尿中に，10%は汗と便中に排出される（50-1）。

カリウムは細胞内酵素の活性化，神経・筋肉の興奮・伝導・収縮などに重要な役割を演じる。血清カリウム濃度は，細胞内液と細胞外液間での移動，腎臓でのろ過と再吸収などによって調節されている。

細胞内液と細胞外液間の移動は，細胞膜にあるNa^+/K^+ATPアーゼによる組み入れとK^+チャネルによる漏出のバランスに依存し，細胞内カリウム濃度はアルカローシス，インスリン，カテコールアミンなどによって増加する。

腎尿細管からのカリウム排泄は高カリウム食，アルドステロン，アルカローシスなどによって増加し，アシドーシスでは減少する。

検査の意義

カリウム代謝異常，水・電解質異常，酸塩基平衡障害のみられるときに検査し，病態を明らかにする。

異常値になるメカニズム

カリウム摂取の多寡，排泄障害などによって異常値となり，主に次のような病態が原因となる。

◆低値になる場合

①**K^+摂取の不足**　飢餓，神経性食欲不振症など。

②**K^+喪失の増加**　腎臓からの喪失（利尿薬投与，原発性アルドステロン症，続発性アルドステロン症，グルココルチコイド過剰，尿細管性アシドーシス），消化管からの喪失（下痢，嘔吐），皮膚からの喪失（火傷，発汗過多）など。

③**細胞内へのK^+移行**　アルカローシス，インスリン投与，交感神経刺激，β遮断薬，低カリウム血症性周期性四肢麻痺など。

◆高値になる場合

①**偽性高K^+血症**　溶血，白血球増加症，血小板増加症など。

②**K^+負荷の増加**　カリウムの過剰摂取，カリウム製剤・輸液による過剰負荷など。

③**K^+排泄の減少**　腎不全，副腎皮質機能不全（アジソン病），低レニン性アルドステロン症，偽性低アルドステロン症，21-ヒドロキシラーゼ欠損症，カリウム保持性利尿薬（スピロノラクトン）など。

④**細胞内からの移行**　アシドーシス，インスリン欠乏，高カリウム血症性周期性四肢麻痺，薬剤（ジギタリス，サクシニルコリン，βブロッカー），血管内溶血，組織や細胞破壊など。

メ　モ

血清カリウムの異常は細胞膜の機能に支障を及ぼし，神経・筋の機能障害，不整脈・筋力低下・知覚異常・麻痺性イレウス・耐糖能異常などをきたす。

低カリウム血症では心電図でU波，QT時間延長，T波平低化などが，高カリウム血症ではテント状T波がみられ，いずれも高度になると心室性頻拍，心室細動などの重篤な不整脈が生じ生命が危険になる。慢性腎臓病患者ではカリウム排泄が低下し，血清カリウム値が高値になりやすい。カリウムを多く含む果物や野菜を過剰に摂取しないように指導する。

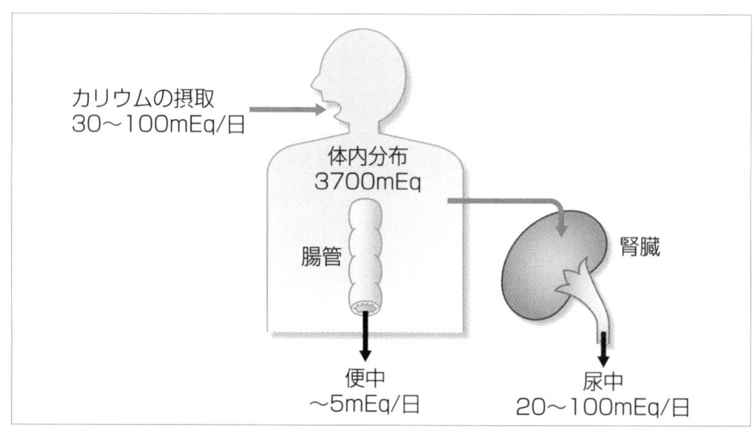

＊50-1　**カリウムの摂取と体内動態**＊

検査項目 51

クロール

英文 chlorine　元素記号 Cl

基準値

	基準値
Cl	98～108mEq/L

生理学的意義

クロール（塩素）はナトリウム（Na）とともにNaClとして大部分が細胞外液中に存在し，血漿陰イオンの約70％を占める。水分平衡，浸透圧の調節，酸塩基平衡の調節などを司る。

検査の意義

ナトリウム代謝異常，酸塩基平衡異常の場合での測定が有用である。

異常値になるメカニズム

クロールはナトリウムの異常と並行して異常値になることが多い。

クロールが異常値になるのは，次のような病態がある。

◆低値になる場合

①Na^+低下に随伴　低張性脱水，抗利尿ホルモン不適切分泌症候群（SIADH）など。

②胃液の喪失　嘔吐など。

③腎臓からのCl^-喪失　原発性アルドステロン症，腎不全，利尿薬投与など。

④代謝性アルカローシス

⑤呼吸性アシドーシス

◆高値になる場合

①Na^+増加に随伴　高張性脱水など。

②Cl^-の過剰投与　高張食塩水の輸液など。

③代謝性アシドーシス　尿細管性アシドーシス，下痢など。

④呼吸性アルカローシス　過呼吸など。

メモ

クロールの異常はナトリウムの代謝異常に並行して起こり，通常は血清Na：Cl比は14：10くらいである。仮に，クロールがナトリウムの値とかけ離れている場合には，酸塩基平衡異常があると考えられる。

検査項目 52

カルシウム

英文	元素記号
calcium	Ca

基準値

	基準値
Ca	8.5〜10.1 mg/dL

生理学的意義

カルシウムの99%は骨の中にある。カルシウムは骨の構成成分になっているほか，酵素の活性化，血液凝固，筋肉の収縮，神経刺激伝導，ホルモン分泌などに重要な役割を果たす。血清カルシウムは骨から血中への移行，腸管からの吸収，腎臓での排泄などに左右され，それらは副甲状腺ホルモン（parathyroid hormone：PTH）とビタミンD_3などの調節を受ける（52-1）。

カルシウムの40〜50%はアルブミンと結合して運ばれ，残りがカルシウムイオンとして筋肉や神経に生理作用を示す。

実際に問題になるのはカルシウムイオンであり，血清アルブミン値が低値の場合には，次式でカルシウム値を補正する必要がある。

補正Ca値＝実測Ca＋（4－血清アルブミン値）

検査の意義

PTH，ビタミンD_3の過剰や欠乏をきたす疾患において，カルシウム値を測定することが病態を明らかにする上で重要である。

異常値になるメカニズム

カルシウムが異常値になるのは，次のような病態がある。

◆低値になる場合

①副甲状腺機能低下症

②慢性腎不全

③ビタミンD欠乏症

④偽性低カルシウム血症　低タンパク血症など。

◆高値になる場合

①副甲状腺機能亢進症

②甲状腺機能亢進症

③悪性腫瘍　多発性骨髄腫，乳ガン，肺ガンなど。

④ビタミンD過剰症

⑤急性腎不全

メ　モ

食物中のカルシウムはビタミンDの作用を受けて腸管から吸収される。ビタミンDにはD_2とD_3とがある。ビタミンD_3は，皮膚にプロビタミンD₃として蓄えられている7-ヒドロコレステロールに紫外線が照射されてつくられる。ビタミンD₂は，食物に存在するエルゴステロールが紫外線に照射されて変換される。

ビタミンD₃は肝臓で活性化され，腸上皮細胞に作用してカルシウムとリンの吸収を促進し，また骨からはカルシウムとリンを遊離させる。このようにカルシムの代謝には日光を浴びることが必要である。

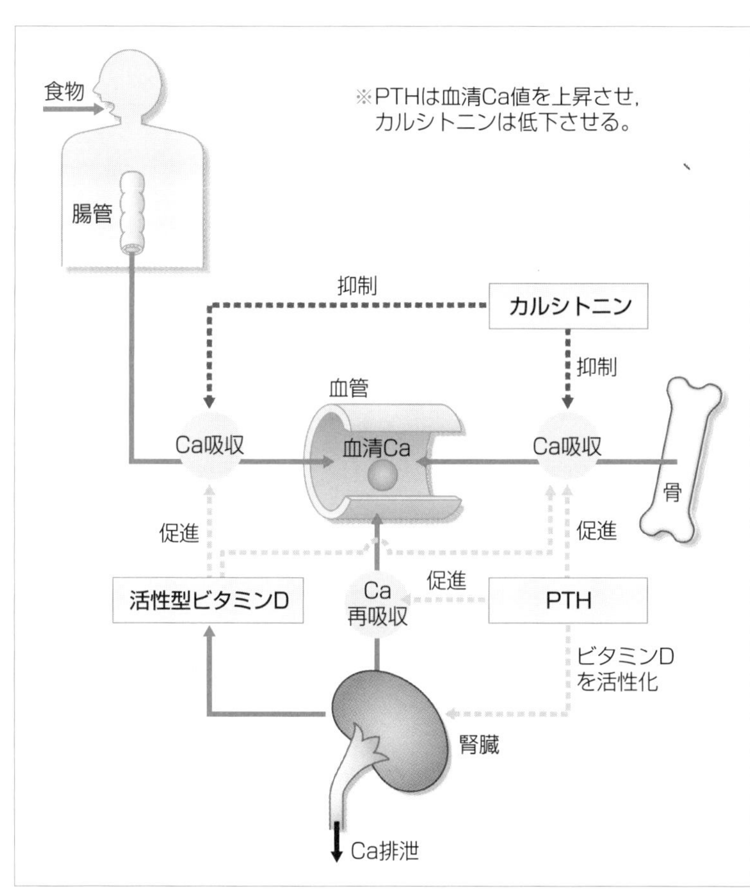

＊52-1　血清カルシウムの調節＊

検査項目 53

リン

英文	元素記号
phosphorus	P

基準値

	基準値
P	2.4～4.3mg/dL

生理学的意義

体内のリンの80～85%は骨の中にあり，骨の構成成分となっている(53-1)。このほかにリンは，エネルギー代謝，糖代謝，タンパク質リン酸化，酸塩基平衡などに重要な役割を果たす。

血清リン濃度は，腸管からの吸収，骨からの移動，体内での利用，腎臓からの排泄などで調節される。副甲状腺ホルモン（PTH）は尿中へのリンの排泄を促進し，カルシウムとリンの溶解積を一定に保つ作用がある。

血清中ではリンとカルシウムはしばしば相反する関係になっており，リンが高値の場合にはカルシウムは低値になる。

検査の意義

代謝性骨疾患や副甲状腺疾患などでの病態の解析に有用である。

異常値になるメカニズム

リンが低値になるのは，副甲状腺機能亢進症による副甲状腺ホルモン分泌過剰か，腎臓での先天性リン吸収障害によることが多い。

リンが高値になるのは，腎障害が原因であることがほとんどである。

リンが異常値になるのは，次のような病態がある。

◆低値になる場合

①副甲状腺機能亢進症
②ビタミンD欠乏症
③食事での摂取不足
④吸収不良症候群

◆高値になる場合

①副甲状腺機能低下症
②急性腎不全
③慢性腎不全

メモ

飢餓状態にあった患者に食事を与える場合，食物中にリンが少ないと低リン血症が発生しうる。

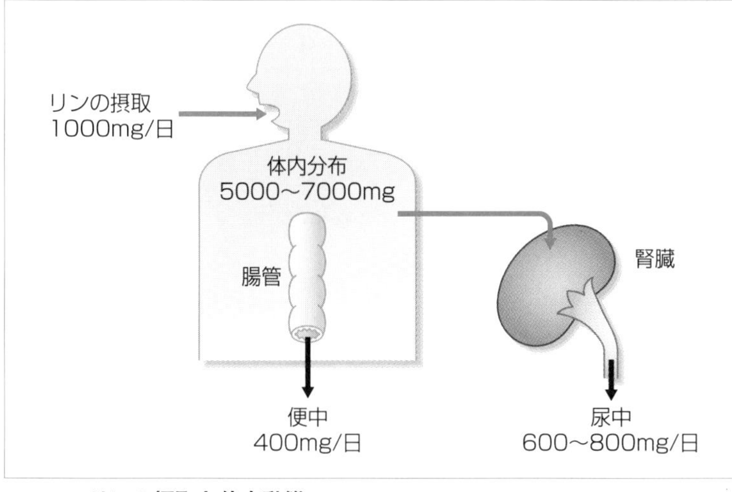

＊53-1　リンの摂取と体内動態＊

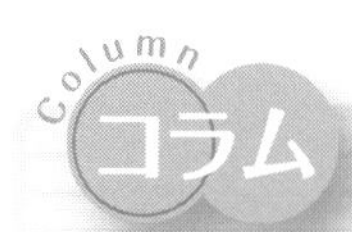

慢性腎不全におけるリンの制限

慢性腎不全の保存期の食事療法では，低タンパク食，水分・食塩制限を基本とするが，低タンパク食が実践できていなくて，尿中リン排出量が500mg/日以上（あるいは血清リン値が5mg/dL以上）の場合はリンの制限を行う※。これは，タンパク質には多くのリンが含まれていて，リンにより腎不全の進行が促進されると考えられているためである。

低リン食のポイントとしては，高タンパク質の食品，リン酸塩を多く含む加工食品，ビールなどを控える。また，リンを含む食品であっても，大量の湯で茹でることで，リンを水中に溶出させることができる。

※日本腎臓学会：腎疾患患者の生活指導・食事療法に関するガイドライン

H ホルモン検査

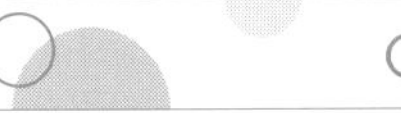

内分泌腺から分泌されるホルモンは血液中を流れて標的器官に到達し，標的器官のレセプターと結合してそれぞれの作用を発揮する(H-1)。

ホルモンはH-2，3のような様々な器官から分泌されるが，どのホルモンも微量で活性をもつ。このため，わずかな過剰・不足により，生体の機能に重大な支障をきたすことがある。それを防ぐべく，ホルモンの産生と分泌は，上位内分泌腺からの刺激，そして下位にあたる臓器からのネガテイブ・フィードバックによって巧妙に調節されている。内分泌疾患の疑いがある場合には，これらの制御系を考慮した上で検査結果を解釈することが重要である。

ホルモン検査では，血清もしくは尿中の基礎濃度を測定する。さらに必要に応じて，薬物などを投与して分泌予備能を測定する負荷試験がしばしば行われる。一般に，基礎分泌が異常に低いときには分泌刺激試験を，基礎分泌が異常に高いときには分泌抑制試験を行う。

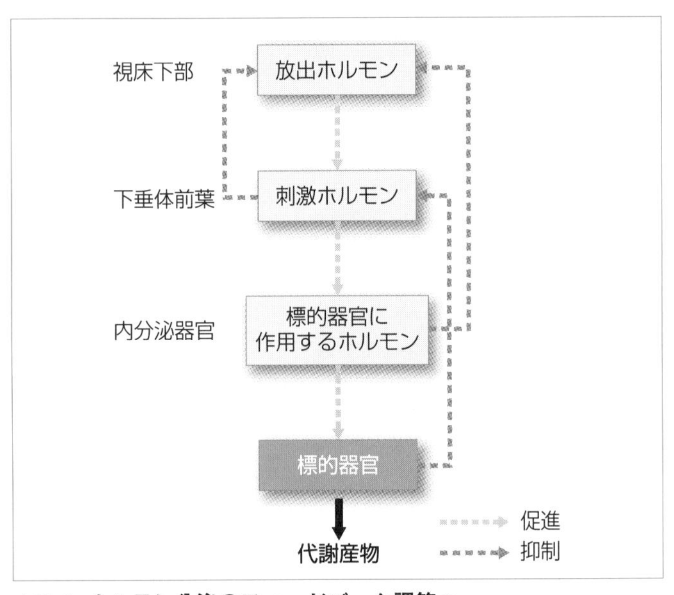

＊H-1 ホルモン分泌のフィードバック調節＊

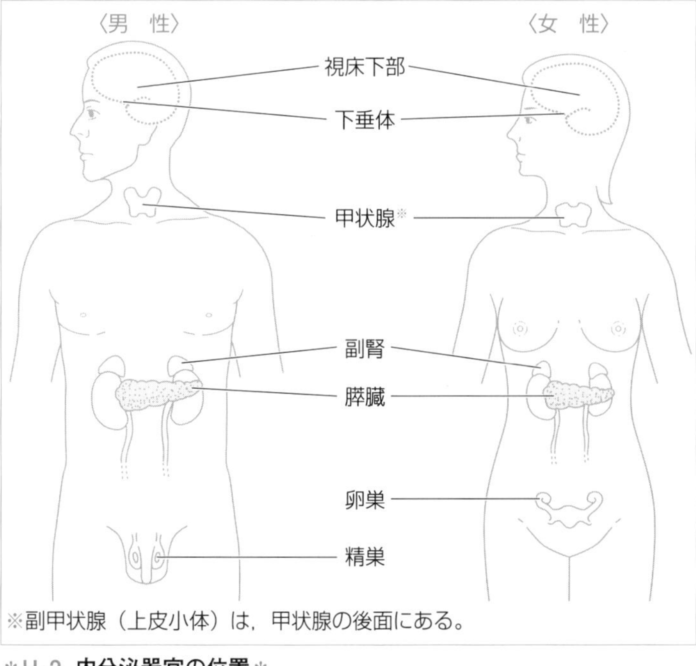

※副甲状腺（上皮小体）は，甲状腺の後面にある。

＊H-2 **内分泌器官の位置**＊

分泌腺		主に分泌されるホルモン
視床下部		甲状腺刺激ホルモン放出ホルモン（TRH），副腎皮質刺激ホルモン（CRH）など
下垂体		a-1，2（p.174～175）を参照。
甲状腺		サイロキシン，トリヨードサイロキシン
副甲状腺		副甲状腺ホルモン（パラトルモン）
副腎	皮質	コルチゾール，アルドステロン，アンドロゲン
	髄質	アドレナリン，ノルアドレナリン
性腺	精巣	テストステロン
	卵巣	エストロゲン，プロゲステロン
膵臓		インスリン，グルカゴン

＊H-3 **分泌腺から分泌される主なホルモン**＊

a　下垂体ホルモン

下垂体は頭蓋骨のトルコ鞍というくぼみにすっぽり収まった臓器であり，重さはわずか0.5～1.0gで，小指の先くらいの大きさである。視床下部など中枢からの刺激を受けて種々のホルモンを分泌する(a-1)。

下垂体の3／4は前葉，1／4は後葉と呼ばれ，a-2に示すようなホルモンが分泌される。これらの多くは甲状腺などの下位の内分泌腺におけるホルモン分泌を制御する。

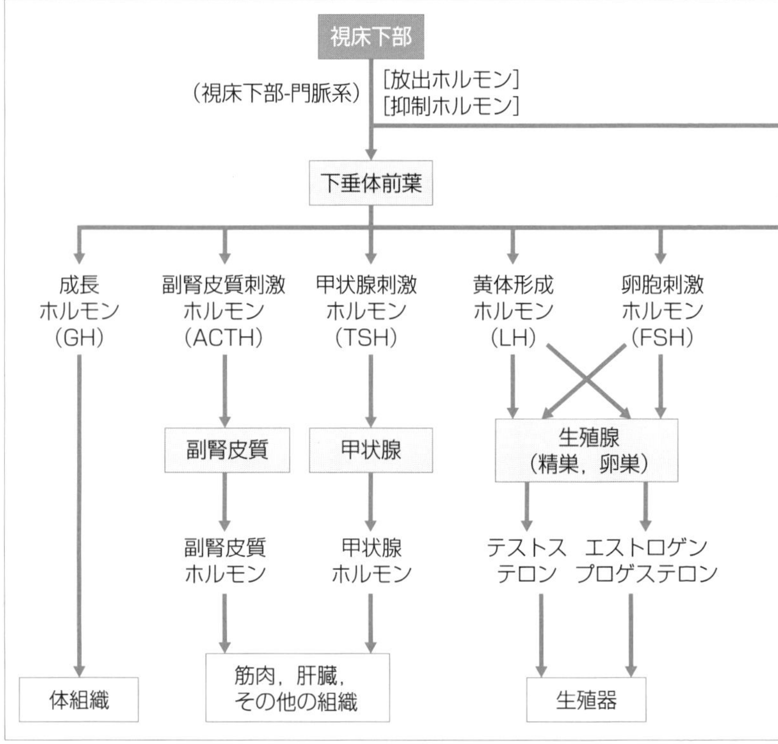

＊a-1　ホルモン分泌のネットワーク＊

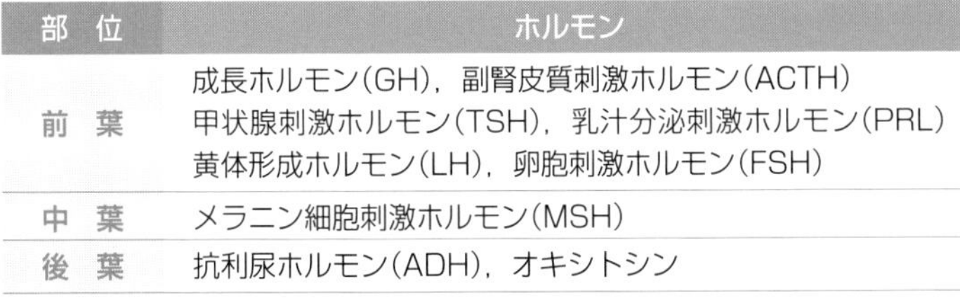

部 位	ホルモン
前 葉	成長ホルモン(GH)，副腎皮質刺激ホルモン(ACTH) 甲状腺刺激ホルモン(TSH)，乳汁分泌刺激ホルモン(PRL) 黄体形成ホルモン(LH)，卵胞刺激ホルモン(FSH)
中 葉	メラニン細胞刺激ホルモン(MSH)
後 葉	抗利尿ホルモン(ADH)，オキシトシン

＊a-2 **下垂体で分泌されるホルモン**＊

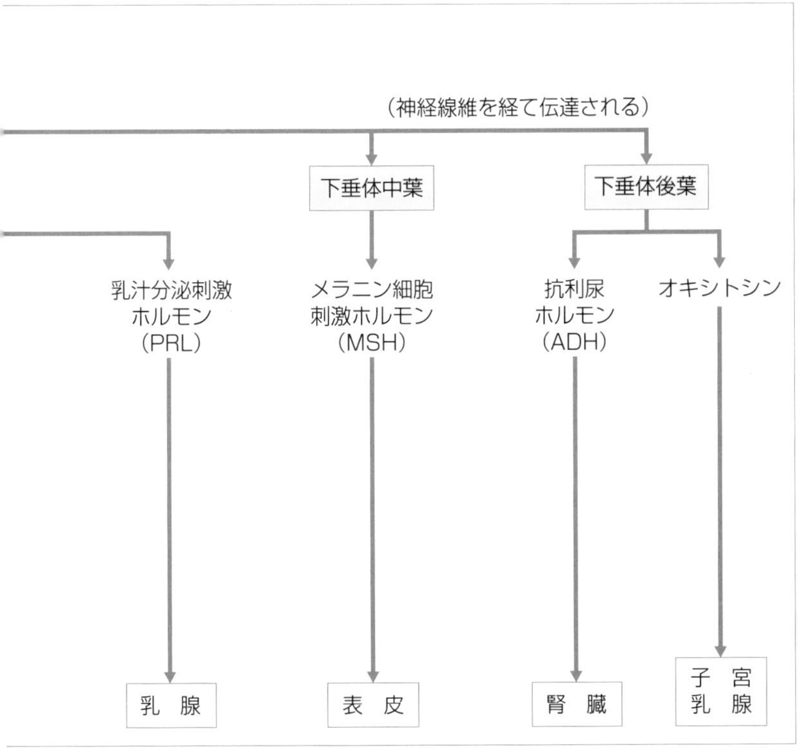

(神経線維を経て伝達される)

下垂体中葉

下垂体後葉

乳汁分泌刺激ホルモン(PRL)

メラニン細胞刺激ホルモン(MSH)

抗利尿ホルモン(ADH)

オキシトシン

乳 腺

表 皮

腎 臓

子 宮
乳 腺

検査項目 54

成長ホルモン

英文: growth hormone　略語: GH

基準値

	基準値
GH	男性　1.5ng/mL以下 女性　0.2〜9.0ng/mL （早朝空腹時）

生理学的意義

成長ホルモンは，視床下部からの成長ホルモン放出ホルモン（GRH）によって分泌が刺激され，成長ホルモン抑制ホルモン（ソマトスタチン）によって抑制される。

成長ホルモンは，肝臓でソマトメジンの産生を介して骨端部軟骨の増殖を促進して身長を増加させる。また，タンパク質の合成促進，脂肪の分解促進，抗インスリン作用などを示す。

検査の意義

小人症，巨人症・先端巨大症の診断のほか，視床下部ー下垂体系の機能を評価するのに有用である。

異常値になるメカニズム

下垂体に腺腫や悪性腫瘍ができるとホルモン産生が異常になる。また，上位の視床下部によって制御されるので，上位中枢の異常でも異常値になる。

◆低値になる場合

①下垂体性小人症

②下垂体機能低下症

◆高値になる場合

①巨人症

②先端巨大症

③神経性食欲不振症

④異所性GH産生腫瘍

メ　モ

成長ホルモンの基礎分泌が少なく，下垂体性小人症が疑われるときには分泌刺激試験を行って確認する。成長ホルモンの基礎分泌が多く，巨人症もしくは先端巨大症が疑われるときには分泌抑制試験を行う。下垂体に異常のある疾患では，刺激に反応しない。

検査項目 55

副腎皮質刺激ホルモン

英文: adrenocorticotropic hormone　略語: ACTH

基準値

	基準値
ACTH	5～40pg/mL （早朝空腹安静時）

生理学的意義

副腎皮質刺激ホルモンは，視床下部から分泌される副腎皮質刺激ホルモン放出ホルモン（corticotropin releasing hormone：CRH）によって分泌を刺激され，副腎皮質ホルモンによって抑制される。副腎皮質に作用してコルチゾール，アルドステロンの合成・分泌を促進する。このほか，メラニン細胞刺激作用，脂肪動員作用などもある。

検査の意義

視床下部－下垂体－副腎皮質系における異常を診断するのに役立つ。

異常値になるメカニズム

腫瘍や出血などの下垂体疾患のほか，下垂体以外にACTHを産生する腫瘍が過剰産生をする場合もある（異所性ホルモン産生腫瘍）。

◆低値になる場合

①下垂体前葉機能低下症

②副腎皮質腫瘍によるクッシング症候群

③ステロイド剤の長期使用

◆高値になる場合

①下垂体のACTH産生腫瘍によるクッシング症候群

②アジソン病

③分娩

④ストレス状態

メモ

副腎皮質ホルモンが過剰に産生され，満月様顔貌（ムーンフェイス），多毛，肥満，高血圧，糖尿病などをきたす病態をクッシング症候群という。このうち，下垂体腺腫によってACTHが過剰産生され，その結果として副腎皮質ホルモンが過剰に分泌されるものをクッシング病という。副腎皮質腫瘍によるクッシング症候群の場合には，副腎皮質ホルモンが過剰に分泌される結果，ネガティブ・フィードバックのためにかえってACTHは低くなる。

検査項目 56

甲状腺刺激ホルモン

英文	略語
thyroid stimulating hormone	TSH

基準値

	基準値
TSH	0.3～4.0μU/mL

生理学的意義

甲状腺刺激ホルモンは，視床下部から分泌される甲状腺刺激ホルモン放出ホルモン（TRH）によって分泌が刺激され，甲状腺ホルモンによって抑制される(56-1)。TSHは甲状腺ホルモンの合成・分泌ならびに甲状腺組織の増殖を促進する。

検査の意義

視床下部—下垂体—甲状腺系の障害を診断するのに有用である。TSHの低下は原発性の甲状腺機能亢進を，TSHの上昇は原発性の甲状腺機能低下を意味する。

異常値になるメカニズム

下垂体自身の疾患でTSHが低値や高値になることもあるが，甲状腺疾患のためにネガティブ・フィードバックでTSHが異常になることが多い。

TSHが異常値になるのは，次のような病態がある。

◆低値になる場合

①**甲状腺疾患**　原発性甲状腺機能亢進症，バセドウ病，プランマー病など。

②**視床下部—下垂体疾患**　下垂体機能不全など。

◆高値になる場合

①**甲状腺疾患**　原発性甲状腺機能低下症，慢性甲状腺炎など。

②**視床下部—下垂体疾患**　下垂体TSH産生腫瘍など。

メモ

甲状腺機能亢進症もしくは機能低下症の患者では，甲状腺自体に異常があるのか，あるいは下垂体からの制御に異常があるのかを区別する目的でTSHを検査する。

慢性甲状腺炎（橋本病）に対しては不足している甲状腺ホルモンを投与するが，仮に甲状腺ホルモンが正常値になっていても，まだTSHが高値のままである場合には甲状腺ホルモンの投与量が十分ではないと判断される。

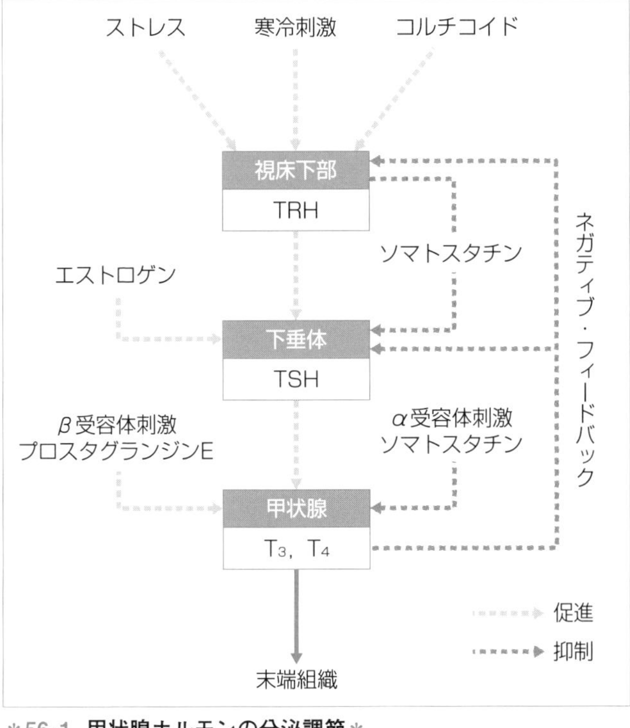

＊56-1　甲状腺ホルモンの分泌調節＊

外部の刺激などにより，視床下部から甲状腺刺激ホルモン放出ホルモン（TRH）→下垂体から甲状腺刺激ホルモン（TSH）→甲状腺から甲状腺ホルモン（T_3，T_4）の分泌が促進される。甲状腺ホルモンの血中濃度が高くなると，ネガティブ・フィードバックによって分泌が抑制され，血中濃度が一定に保たれる。

検査項目 57

黄体形成ホルモン
卵胞刺激ホルモン

英文	略語
luteinizing hormone	LH
follicle stimulating hormone	FSH

基準値

女性	基準値	
LH	卵胞期1～16mU/mL	排卵期　3～90mU/mL
	黄体期1～30mU/mL	閉経期　4～80mU/mL
FSH	卵胞期1～14mU/mL	排卵期　3～25mU/mL
	黄体期1～17mU/mL	閉経期12～235mU/mL

男性	基準値		基準値
LH	1～10mU/mL	FSH	1～15mU/mL

生理学的意義

LH，FSHは，それぞれ視床下部の黄体形成ホルモン放出ホルモン（LH-RH），卵胞刺激ホルモン放出ホルモン（FSH-RH）の刺激を受けて下垂体前葉から分泌される性腺刺激ホルモンで，卵巣あるいは精巣からの性ステロイド分泌を調節する。

女性では，LHは排卵誘発，黄体形成の促進，プロゲステロンの産生を促進し，FSHは卵胞発育促進，エストロゲン産生を刺激する。

男性では，LH，FSHの作用により精巣間質細胞でのアンドロゲン生合成と，精細管での精子形成が行われる。

検査の意義

視床下部－下垂体－卵巣（精巣）系の状態を把握するのに重要である。

異常値になるメカニズム

LH，FSHともに下垂体疾患によるほか，卵巣機能の異常によって異常値になる。

LH，FSHが異常値になるのは，次のような病態がある。

◆低値になる場合

①下垂体機能低下症

②神経性食欲不振症

◆高値になる場合

①原発性卵巣機能不全　ターナー

症候群など。

②**原発性精巣機能不全**　クラインフェルター症候群など。

③**睾丸女性化症候群**

メ　モ

無月経や不妊症のある場合，その原因が卵巣にあるのか，下垂体にあるのかを調べる目的で検査される。卵巣機能が障害されている場合には，女性ホルモンの分泌が低下し，このためにネガティブ・フィードバックが生じてLH，FSHが高値になる。

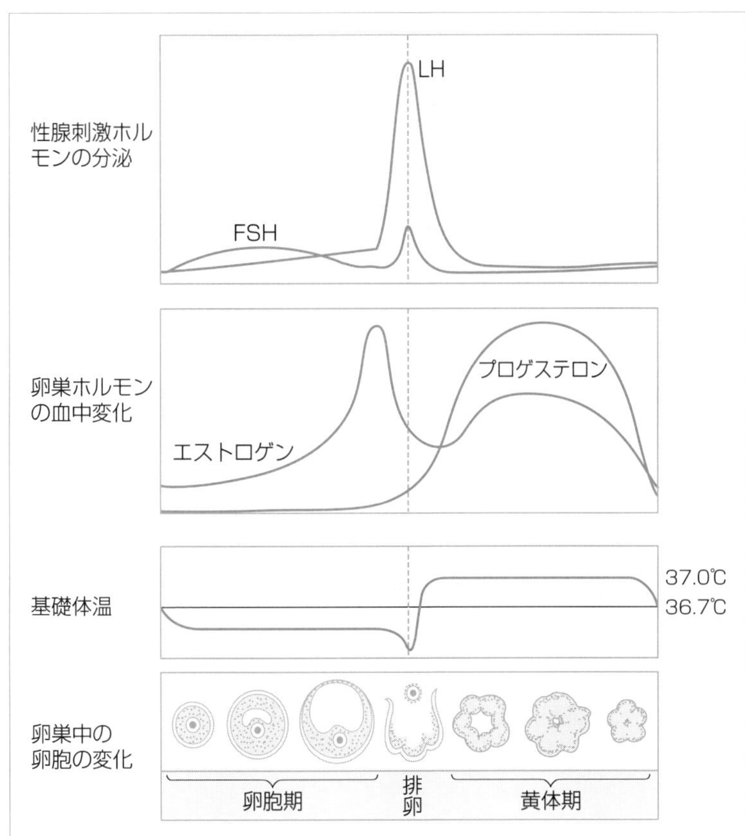

＊57-1　**性腺刺激ホルモン，卵巣ホルモン，基礎体温，卵胞の月経周期に伴う変化**＊

検査項目 58

抗利尿ホルモン

英文	略語
antidiuretic hormone	ADH

基準値

	基準値
ADH	0.3〜3.5pg/mL

生理学的意義

抗利尿ホルモン（バソプレシンともいう）は視床下部で合成され，下垂体後葉から放出される。

ADHは腎臓の集合管にはたらいて水の透過性を高め，体液の浸透圧と体液量を一定に保つ作用がある。

検査の意義

尿崩症など，視床下部－下垂体後葉系の疾患の診断，低ナトリウム血症などの診断に有用である。

異常値になるメカニズム

下垂体自体の疾患で分泌が低下して多尿になる尿崩症のほか，肺ガンなどの疾患で異所性に分泌されたり，腎臓の集合管でのADHに対する感受性が低下するために分泌が過剰になったりする。

◆低値になる場合

①**血漿浸透圧が高値**　中枢性尿崩症（いわゆる尿崩症）など。

②**血漿浸透圧が低値**　心因性多飲症など。

◆高値になる場合

①**血漿浸透圧が低値**　ADH不適切分泌症候群（SIADH）など。

②**血漿浸透圧が高値**　腎性尿崩症

メ　モ

1日当たりの尿量が5L以上出される多尿の場合は，中枢性尿崩症，心因性多飲症，腎性尿崩症のいずれであるかを鑑別する必要がある。

多尿性疾患の鑑別は58-1のような負荷試験を行って判断する。

	中枢性尿崩症	心因性多飲症	腎性尿崩症
水制限試験	ADH増加（－） 尿量減少　（－）	ADH増加（＋） 尿量減少　（＋）	ADH増加（－） 尿量減少　（－）
高張食塩水負荷試験	ADH増加（－） 尿量減少　（－）	ADH増加（＋） 尿量減少　（＋）	ADH増加（－） 尿量減少　（－）
ピトレシン試験	尿量減少　（＋）	尿量減少　（＋）	尿量減少　（－）

＊58-1　**多尿性疾患の鑑別診断**＊

b　甲状腺ホルモン

甲状腺ホルモンは，下垂体が分泌する甲状腺刺激ホルモン（TSH）の刺激を受けて，甲状腺で産生・分泌される（p.179，56-1）。

甲状腺ホルモンには，サイロキシン（チロキシン thyroxine：T_4）とトリヨードサイロニン（トリヨードチロニン triiodothyronine：T_3）の２種類がある。T_3の約70％は末梢組織においてT_4の脱ヨード化によって作成され，甲状腺からのT_3分泌は約30％に過ぎない。血中のT_3濃度はT_4濃度の１～２％ほどしかないが，T_3はT_4の５～８倍程度の生物活性をもつ。甲状腺ホルモンは血中では大部分がサイログロブリンと結合し，遊離型ホルモン（free T_4，free T_3）となる。その量は全体の0.03％に過ぎないが，甲状腺機能は遊離型ホルモンに影響される。

甲状腺ホルモンは，あらゆる生命活動に欠かすことができず，成長や成熟に影響を与えたり，脂質代謝，糖代謝，タンパク質代謝，循環系，造血系などの調節を司っている。

このため，甲状腺ホルモンが少ないと，元気がなくなり，寒気，眠気，脱毛などが出現する。また，発汗が少なく皮膚が乾燥し，浮腫になったりする。活気がないことから，うつ病と間違われることもよくある。成長期にこのホルモンが不足すると，身体と知能の発育が遅れてしまう。

逆に，甲状腺ホルモンが多すぎると代謝が亢進し，脈拍が早くなり，手足が震えたり，汗が多くなり，下痢をきたしたりする。時には眼球がとび出してくることもある。

検査項目 59

サイロキシン / 遊離型サイロキシン / トリヨードサイロニン / 遊離型トリヨードサイロニン

	英文	略語
サイロキシン	thyroxine	T_4
遊離型サイロキシン	free thyroxine	FT_4
トリヨードサイロニン	triiodothyronine	T_3
遊離型トリヨードサイロニン	free triiodothyronine	FT_3

基準値

	基準値		基準値
T_4	5.0～13.0 μg/dL	FT_4	0.85～2.15 ng/dL
T_3	0.7～2.1 ng/mL	FT_3	3.0～5.8 pg/mL

生理学的意義

T_4，T_3は結合タンパクの量に左右されるので，甲状腺機能の評価には遊離型であるFT_4，FT_3を測定するほうがより重要である。

検査の意義

甲状腺機能の評価に有用である。軽度の甲状腺機能異常症では甲状腺ホルモン濃度には異常が検出されず，ネガテイブ・フィードバックによりTSH（甲状腺刺激ホルモン）に異常がみられることがある。このため，甲状腺機能の評価には，同時にTSHを測定する。

異常値になるメカニズム

甲状腺疾患のほか，上位の下垂体機能障害によって甲状腺ホルモンが異常になる。

甲状腺ホルモンが異常値になるのは，次のような病態がある。

◆低値になる場合

①TSHが高値　原発性甲状腺機能低下症（慢性甲状腺炎，粘液水腫）など。

②TSHが正常～低値　下垂体性甲状腺機能低下症など。

◆高値になる場合

①TSHが低値　原発性甲状腺機能亢進症（バセドウ病，プランマー病など），亜急性甲状腺炎，無痛性甲状腺炎など。

②TSHが正常～高値　TSH産生

腫瘍など。

メモ

甲状腺ホルモンは脂質代謝にも影響するので，甲状腺ホルモンが欠乏する甲状腺機能低下症(橋本病など)では血清コレステロールやトリグリセリドが高値になり，甲状腺ホルモンが過剰になる甲状腺機能亢進症（バセドウ病など）では血清コレステロールやトリグリセリドは低値になる。

c 副甲状腺ホルモン

副甲状腺は甲状腺にある米粒ほどの小さな臓器で，上下左右に4つある(c-1)。上皮小体とも呼ばれ，副甲状腺からは副甲状腺ホルモン（PTH）が分泌され，カルシウム，リンの代謝に主要な役割を果たしている。

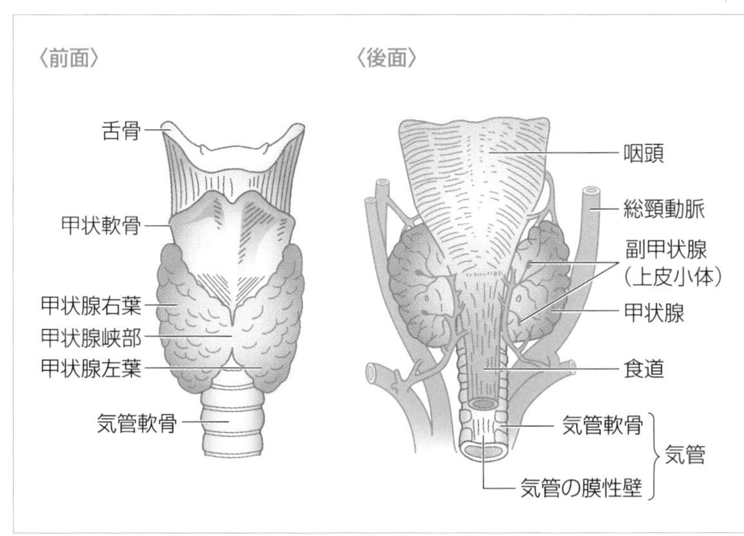

＊c-1 **甲状腺と副甲状腺の形態と位置**＊

甲状腺は内分泌腺としては人体で最も大きく，気管の前面に位置する。副甲状腺は甲状腺の後面に密着している。

検査項目 60

副甲状腺ホルモン

英文	略語
parathyroid hormone	PTH

基準値

	基準値		基準値
インタクトPTH	6.5～59.7pg/mL	高感度PTH	180～560pg/mL
PTH-N	0.12ng/mL以下	PTH-C	1.3ng/mL以下

生理学的意義

PTHは副甲状腺から分泌され，カルシウムとリンの調節に重要な役割を果たす。①骨吸収を促進して血中カルシウムを増加，②腎尿細管でリンの再吸収を抑制して尿中リンの排泄を高める，③腎臓でビタミンDを活性化し，その活性型ビタミンD（1,25(OH)$_2$D$_3$）が腸管でカルシウム吸収を促進する，といった作用がある（p.169，52-1）。

PTHは84個のアミノ酸からなるペプチドホルモンで，分泌後に肝臓でN末端が，腎臓でC末端が代謝されるので，血中には種々のフラグメントが存在する。

検査の意義

カルシウム，リンの代謝異常症での鑑別診断に重要である。

異常値になるメカニズム

副甲状腺の腺腫や悪性腫瘍でPTHが異常になる。また，ビタミンDやカルシウム代謝に影響される。

PTHが異常値になるのは，次のような病態がある。

◆低値になる場合

①血清Caが高値　ビタミンD過剰や悪性腫瘍による高カルシウム血症など。

②血清Caが低値　特発性副甲状腺機能低下症など。

◆高値になる場合

①血清Caが高値　原発性副甲状腺機能亢進症など。

②血清Caが低値　慢性腎不全やビタミンD不足などによる続発性副甲状腺機能亢進症，偽性副甲状腺機能低下症など。

メモ

血清Ca値が異常の場合にはPTHを測定して副甲状腺疾患の有無を確認することが大切になる。

d　副腎皮質ホルモン

副腎は，腎臓の上にある小さな三角形の臓器で，左右を合わせても，6 g ほどしかない。周辺部が皮質，中心部が髄質と呼ばれる。副腎皮質は約80%を占め，3層に分かれて，それぞれから異なるホルモンが産生される（d-1）。

副腎皮質からは，下垂体からの副腎皮質刺激ホルモン（ACTH）の刺激を受けて，ステロイドホルモンが分泌される。これには，主に電解質を調節する電解質コルチコイド（アルドステロンなど）と，糖代謝に関与する糖質コルチコイド（コルチゾールなど）があり，男性ホルモン（アンドロゲンなど）も皮質から分泌される。

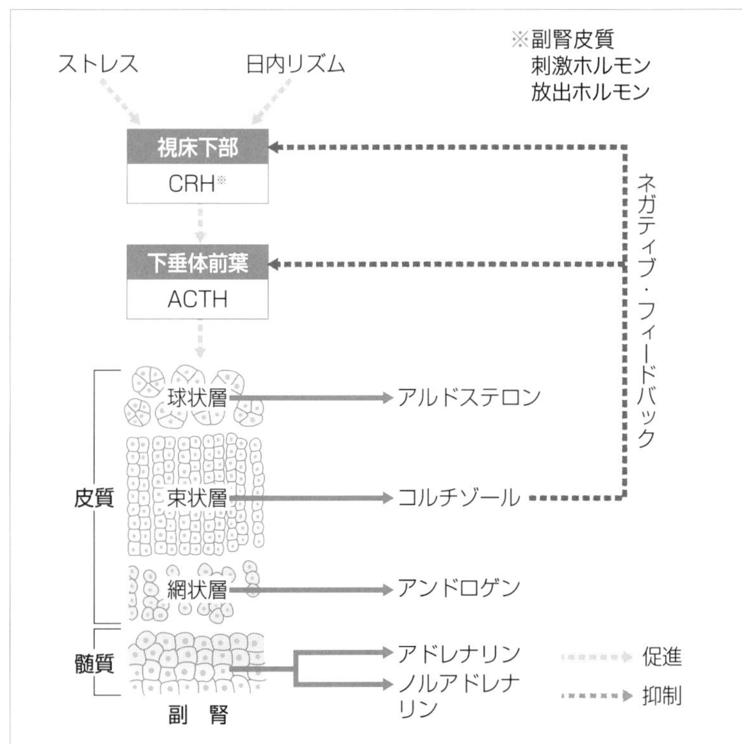

＊d-1　副腎から分泌されるホルモンと分泌調節のメカニズム＊

検査項目 61

コルチゾール

英文

cortisol

基準値

	基準値
血漿コルチゾール	6～22μg/dL (早朝安静時)

生理学的意義

下垂体からの副腎皮質刺激ホルモン（ACTH）の刺激を受けて副腎皮質の束状層から合成・分泌されるステロイドホルモンである。

糖代謝，タンパク代謝，脂質代謝，水・電解質代謝，消炎，免疫抑制などに関わり，ストレスにも反応するなど，生命維持にとって極めて重要な役割を果たす。

代謝された後は，17-ヒドロキシコルチコイド(17-OHCS）として尿中に排泄される。

検査の意義

視床下部(副腎皮質刺激ホルモン放出ホルモン：CRH）－下垂体(ACTH)—副腎皮質系の異常を検出するのに役立つ。

異常値になるメカニズム

原発性の副腎疾患のほか，下垂体疾患などの影響も受ける。

コルチゾールが異常値になるのは，次のような病態がある。

◆**低値になる場合**

①**原発性副腎機能不全**　アジソン病など。

②**二次性副腎不全**　下垂体機能不全など。

◆**高値になる場合**

①**副腎皮質の疾患**　副腎皮質腫瘍・過形成によるクッシング症候群など。

②**下垂体の疾患**　下垂体腫瘍によるクッシング病など。

③**異所性ACTH産生腫瘍**

メモ

副腎皮質機能を評価するには，副腎皮質ホルモンの基礎分泌を検査するだけでなく，必要に応じて種々の負荷試験が行われる。

検査項目 62

アルドステロン

英文	略語
aldosterone	Ald

基準値

	基準値
血漿Ald	早朝臥位3～13ng/dL
	早朝立位5～20ng/dL

生理学的意義

アルドステロンは副腎皮質の球状層から分泌される電解質コルチコイドで，レニン・アンジオテンシン系の刺激や下垂体のACTH刺激，あるいはカリウムイオンによって分泌が調節される。

腎尿細管や集合管におけるNa^+再吸収，K^+排泄の作用を示し，水・電解質の調節，血圧のコントロールに重要な役割を果たす。

検査の意義

下垂体—副腎皮質系の異常，レニン・アンジオテンシン・アルドステロン系の異常の診断に役立つ。高血圧症，水・電解質異常（低カリウム血症），代謝性アルカローシスなどのときに検査する。

異常値になるメカニズム

結核などで副腎機能が障害されるとアルドステロンの分泌が低下し，アジソン病となる。副腎腺腫ではアルドステロン分泌が過剰になる。そのほか，ネフローゼ症候群やうっ血性心不全などの全身性疾患でもアルドステロンは異常値になる。

アルドステロンが異常値になるのは，次のような病態がある。

◆低値になる場合

①**原発性副腎機能低下症**　アジソン病など。

②**続発性副腎機能低下症**

◆高値になる場合

①**副腎原発性の分泌増加**　原発性アルドステロン症（副腎腺腫），特発性アルドステロン症（副腎過形成）など。

②**レニン分泌増加による続発性アルドステロン症**　浮腫性疾患（ネフローゼ症候群），肝硬変，うっ血性心不全（循環血液量の減少），出血，腎虚血性疾患（悪性高血圧，腎血管性高血圧）など。

メモ

高血圧症で低カリウム血症がみられる場合は原発性アルドステロン症の可能性がある。

e　副腎髄質ホルモン

副腎髄質は発生学的にみると，交感神経の節後線維にあたる。このため，分泌されるのは交感神経から分泌される神経伝達物質と同様にアドレナリンやノルアドレナリンで，これらはカテコールアミンと総称される。

生体内でのカテコールアミンは，アドレナリン（エピネフリン），ノルアドレナリン（ノルエピネフリン），および前駆物質のドーパミンがある（63-1）。アドレナリンは主として副腎髄質から分泌され，心拍数増加，心収縮力増加，血管拡張，気管支拡張作用などがあり，β作用と呼ばれる。ノルアドレナリンは交感神経末端から分泌されることが多く，末梢血管収縮，血圧上昇などの作用があり，α作用と呼ばれる。

副腎髄質からのカテコールアミンの分泌は安静時には少なく，寒冷・低血糖・ストレス・運動などの刺激を受けると大量に分泌される。カテコールアミンは，肝臓で代謝され，約1％はそのままの形で，約8％はメトキシ化されてメタネフリン，ノルメタネフリンとして，そして残り約90％はバニリルマンデリン酸となって尿中に排泄される。

検査項目 63　カテコールアミン catecholamines

	英文	略語
アドレナリン	adrenaline	Ad
ノルアドレナリン	noradrenaline	NorAd
ドーパミン	dopamine	DA

基準値

	基準値	
Ad	血中 100pg/mL以下	尿中 3～15μg/日以下
NorAd	血中 500pg/mL以下	尿中 20～120μg/日以下
DA	血中 300pg/mL以下	尿中 100～700μg/日以下

生理学的意義

アドレナリン，ノルアドレナリン，ドーパミンを測定する。血中濃度はストレスなどの影響が強いため，1日の分泌量を調べる場合には尿中の排泄量を測定する。

検査の意義

交感神経由来の交感神経芽細胞腫や，副腎髄質由来の褐色細胞腫の診断，治療効果の判定に用いられる。

異常値になるメカニズム

褐色細胞腫などではカテコールアミンが過剰に産生される。

カテコールアミンが異常値になるのは，次のような病態がある。

◆低値になる場合

①起立性低血圧

◆高値になる場合

①神経芽細胞腫

②褐色細胞腫

③うっ血性心不全

メ　モ

褐色細胞腫では高血圧症，動悸発作，顔面紅潮発作などが特徴である。

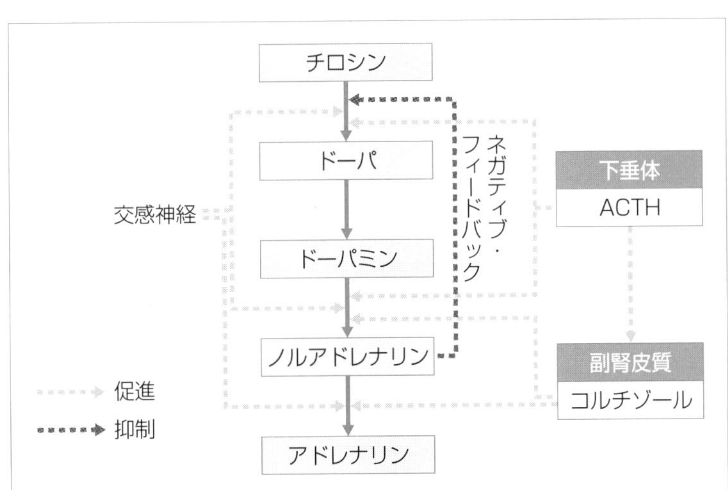

＊63-1 カテコールアミンの生成とメカニズム＊

図の左側が交感神経などの神経性調節，右側がホルモンなどの体液性調節を示している。

f 性腺ホルモン

性腺は視床下部（黄体形成ホルモン放出因子，LH-RH）－下垂体（FSH, LH）の調節を受けてホルモンを分泌する。

男性の精巣は精細管と間質細胞からなり，精細管には精細胞とセルトリ細胞がある。精細管ではFSH，LHの作用を受けて精子が形成され，間質細胞ではLHの作用でテストステロンの産生分泌が行われる。

女性では，下垂体からのFSH，LHおよび妊娠時には胎盤からの絨毛性性腺刺激ホルモン（human chorionic gonadotropin：HCG）の刺激によって，卵巣からエストロゲンとプロゲステロンが産生分泌される。エストロゲンは女性の二次性徴発現を司り，エストラジオール（estradiol：E_2）とエストリオール（estriol：E_3）が生理的に重要である。E_2は卵巣機能を，E_3は主として胎児胎盤機能を現す。プロゲステロンは卵巣機能，胎盤機能を現し，妊娠の持続作用，高体温作用を示す。

検査項目 64

テストステロン

英文 testosterone

基準値

	基準値
テストステロン	成人男性4.0～8.0ng/mL
	成人女性0.2～0.6ng/mL

生理的意義

代表的な男性ホルモンで，主に精巣，一部は副腎皮質，卵巣でつくられる。性器発育促進と機能維持，性欲亢進，タンパク同化促進，脂肪異化促進，体毛発育促進などの作用がある。

検査の意義

男性では性腺機能の指標となり，女性では男性化の出現する疾患の診断に有用である。

異常値になるメカニズム

性腺や副腎の腫瘍でアンドロゲンの分泌が上昇する場合と，性腺自体の障害もしくは下垂体からのゴナドトロピン（性腺刺激ホルモン）の分泌異常によるアンドロゲンの減少がある。

テストステロンが異常値になるのは，次のような病態がある。

◆低値になる場合

①原発性性腺不全　クラインフェルター症候群

②下垂体性性腺機能不全

◆高値になる場合

①男性ホルモン産生腫瘍

②先天性副腎過形成

③甲状腺機能亢進症

④男性化副腎腫瘍

⑤精巣性女性化症候群

メ　モ

テストステロンは64-1のように合成される。血中DHEA（デヒドロエピアンドロステロン），DHEA-S，尿中17-KSも測定される。

男子のアンドロゲン過剰では性早熟になる。

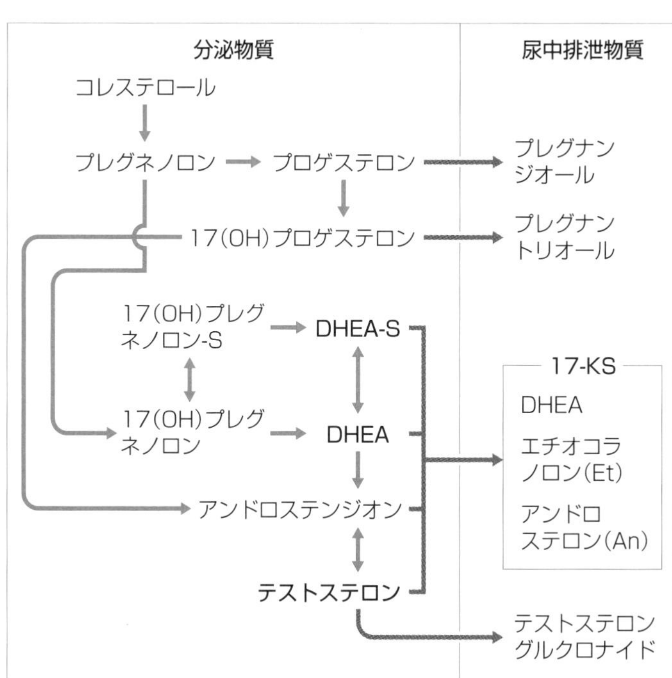

＊64-1　テストステロンの合成と排泄＊

検査項目 65

エストロゲン

英文 estrogen

基準値

女性	基準値			
E_1	卵胞期	10〜60pg/mL	排卵期	25〜100pg/mL
	黄体期	25〜80pg/mL	更年期	20〜80pg/mL
E_2	卵胞期	10〜80pg/mL	排卵期	50〜350pg/mL
	黄体期	30〜150pg/mL	更年期	10〜30pg/mL
E_3	卵胞期	0〜20pg/mL	排卵期	5〜40pg/mL
	黄体期	5〜40pg/mL	更年期	0〜20pg/mL

男性	基準値				
E_1	30〜60pg/mL	E_2	10〜40pg/mL	E_3	0〜15pg/mL

生理学的意義

エストロゲンは，エストロン（E_1），エストラジオール（E_2），エストリオール（E_3）を主とする卵胞作用をもったステロイドホルモンの総称で，E_2が最も強力な女性ホルモンである。

胎盤で最も多く合成され，次いで卵巣で多く合成される。精巣，副腎での合成は少ない。卵巣・精巣・副腎ではコレステロールからプレグネノロン，次いでアンドロステンジオンを経てE_1，E_2が合成分泌され，肝臓で代謝を受けてE_3になる（65-1）。

検査の意義

月経異常や不妊症の診断に役立つ。

異常値になるメカニズム

卵巣機能の障害で低値となり，多胎妊娠などで高値となる。

エストロゲンが異常値になるのは，次のような病態がある。

◆E_2が低値になる場合

①卵巣機能不全

②卵巣低（無）形成　ターナー症候群

◆E_2が高値になる場合

①エストロゲン産生卵巣腫瘍

②卵巣過剰刺激症候群

③思春期早発症

④妊娠

⑤多胎妊娠

⑥肝疾患

◆E_3が低値になる場合

①胞状奇胎

②胎児赤芽球症

③重症妊娠高血圧症候群

④腎機能障害

◆E_3が高値になる場合

①多胎妊娠

②肝疾患

メモ

エストリオールは妊婦尿中や胎盤中に多く存在し，胎児胎盤機能を反映する(65-2)。

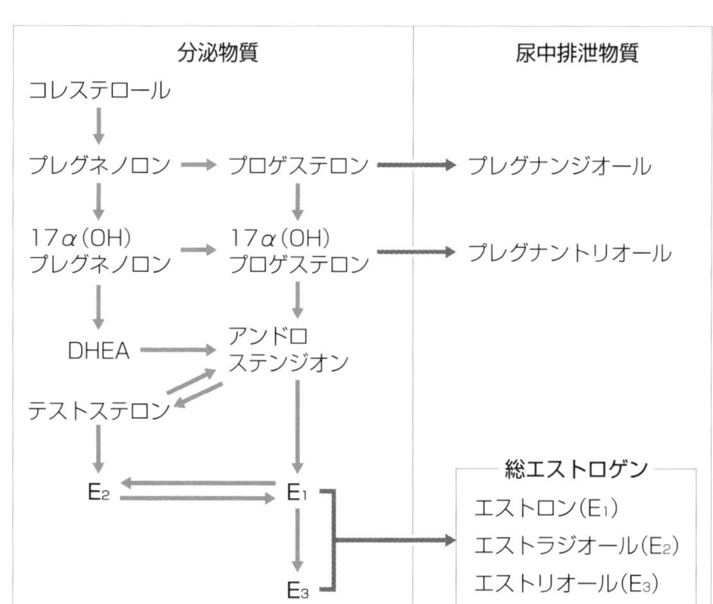

＊65-1 エストロゲン，プロゲステロンの合成と排泄＊

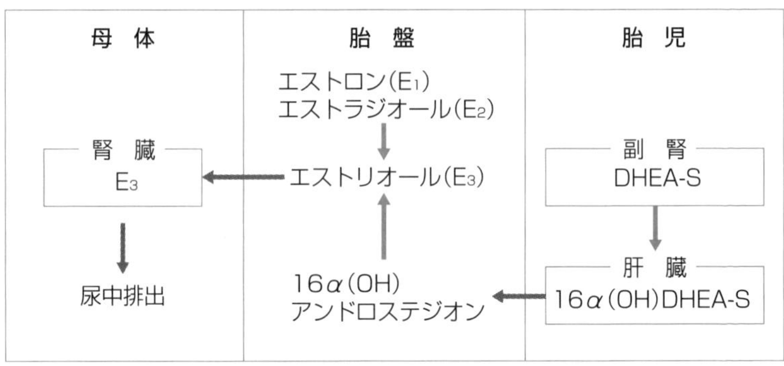

＊65-2 **母体－胎盤－胎児におけるエストリオールの生成過程**＊

孔子の言葉から臨床検査を見直す

『鶏を割くに，焉くんぞ牛刀を用いん』という孔子の言葉がある。これは，小さなことをするのにわざわざ大げさなものを持ち出す必要はない，という孔子の教えである。

近年，検査技術や，CT・MRI機器の急速な発達を受け，患者の疾病を診断するのに様々な検査が行われるようになった。こうした精密検査は，適切な診断や治療につながるため，意義深いことである。しかし，あえて必要のない検査が行われることによって，医療費の高騰の原因ともなっている。

疾病を診断するには，注意深く患者の訴えを聞きとり，医療従事者が自らの眼，指，耳，ときには鼻などを使い，五感を駆使して患者に現れた所見をきちんと診察することが大切である。こうした医療行為だけで診断ができる疾患も少なくはない。

臨床検査は最低限必要な範囲で行う。こうならなければ，効率よく，しかも短時間で診断して治療を行うことができない。そのためには，日頃から患者の話をよく聞き，注意深く観察を行うように心がける必要がある。

検査項目 66

プロゲステロン

英文 progesterone

基準値

女性	基準値	
プロゲステロン	卵胞期　0.3～1.0 ng/mL	排卵期　1.0～5.0 ng/mL
	黄体期　5～15 ng/mL	更年期　0.3～0.4 ng/mL

男性	基準値
プロゲステロン	0.1～0.3 ng/mL

生理学的意義

プロゲステロンは卵巣，胎盤で産生されるホルモンである。

女性では卵胞期に低く，黄体期に高くなる。妊娠とともに高値となる。

検査の意義

女性の卵巣機能，胎盤機能を評価できる。

異常値になるメカニズム

黄体機能不全をきたすと，低値を示す。

プロゲステロンが異常値になるのは，次の病態がある。

◆**低値になる場合**

①**黄体機能不全**

②**胎盤機能不全**

③**副腎機能不全**　アジソン病など。

◆**高値になる場合**

①**先天性副腎過形成**

②**男性化副腎腫瘍**

メ　モ

無排卵婦人では血中プロゲステロンの上昇がみられない。

g　膵臓ホルモン

膵臓から分泌されるインスリンとグルカゴンは糖代謝に重要な役割を果たす。インスリンは血糖値を低下させる方向にはたらき，グルカゴンはそれと拮抗して血糖値を上昇させる。

検査項目 67

インスリン

英文
insulin

基準値

	基準値
インスリン	空腹時5～15μU/mL

生理学的意義

インスリンは，膵臓ランゲルハンス島B細胞でプレプロインスリンからプロインスリンを経て産生される(67-1)。この際，つくられるCペプチドはホルモン活性をもたない。膵臓から分泌されるインスリンは肝臓でのグルコース（ブドウ糖）の取り込みを増加させ，さらに肝臓からのグルコース放出を抑制して，血糖値を低下させる。このほか，グリコーゲン蓄積，脂肪蓄積，タンパク合成などの作用を示す。

検査の意義

糖尿病や低血糖など，糖代謝異常の診断に有用である。

異常になるメカニズム

膵臓ランゲルハンス島が自己免疫機序で障害されるとインスリンが分泌されず，1型糖尿病になる。膵臓ガンや膵炎が広範におよぶとインスリン分泌が低下する。

インスリンが異常値になるのは，次のような病態がある。

◆低値になる場合

①糖尿病
②膵臓ガン
③膵炎

◆高値になる場合

①肥満者
②肝硬変
③腎不全
④インスリノーマ
⑤インスリン抗体

メ　モ

グルコース負荷試験のときに血糖だけでなくインスリン分泌状態を調べることにより，1型糖尿病か2型糖尿病かの判断ができる。

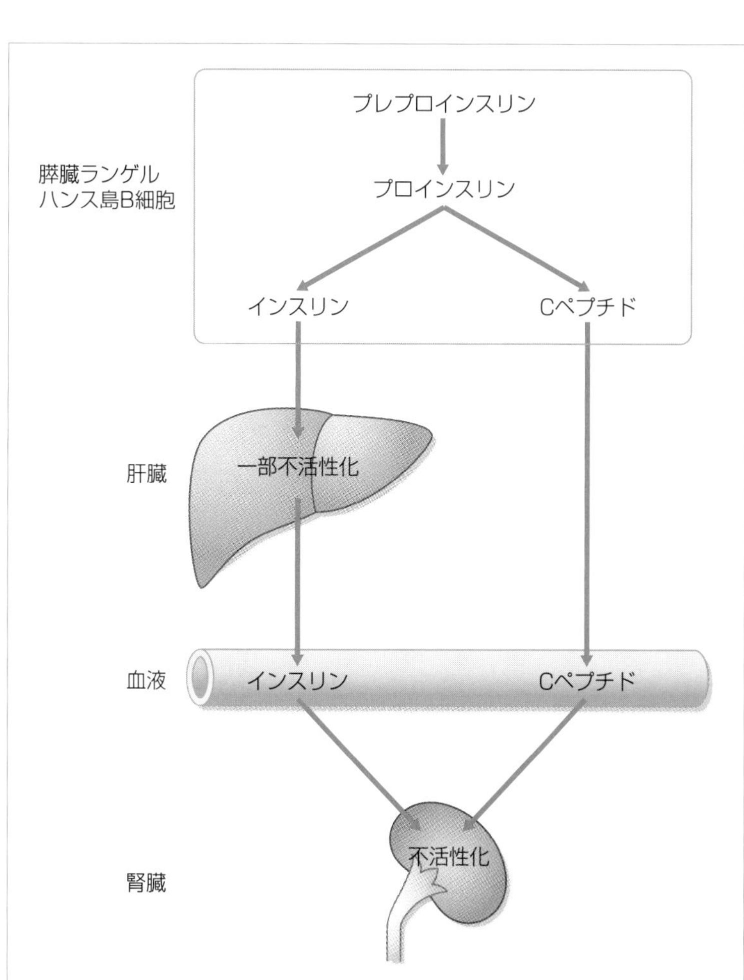

＊67-1　インスリン，Cペプチドの生成と代謝＊

I 無機質検査

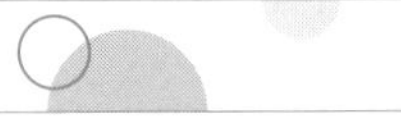

無機質は，鉄がヘモグロビンの合成に必須なように微量でも生体に不可欠なものがある。ただし，過剰になると組織に沈着して問題になることがある。

検査項目 68

鉄	英文	元素記号
	iron	Fe

基準値

		基準値
Fe	男性	60～200μg/dL
	女性	50～160μg/dL

生理学的意義

体重70kgの人ではおよそ3.5gの鉄が体内にあり，その約2／3はヘモグロビンに，残りは筋肉や肝臓，脾臓などに蓄えられている(68-1)。毎日およそ1mgの鉄が吸収され，一方，同じ1mgが便・尿・汗などから排泄される(68-2)。

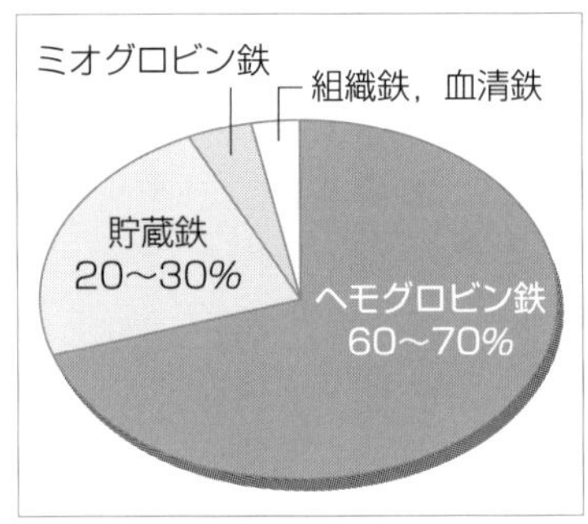

＊68-1 鉄の体内分布＊

検査の意義

鉄欠乏性貧血の診断や，鉄過剰症の診断に重要である。鉄の過不足を評価するには，必ず検査項目69(p.202)の総鉄結合能もしくは不飽和鉄結合能を同時に検査して判定する。

異常値になるメカニズム

鉄は摂取不足，喪失過剰，利用障害などで低値になり，鉄代謝異常や造血器障害で高値になる。

◆**低値になる場合**

①**鉄の欠乏**　鉄欠乏性貧血など。

②**造血の亢進**　真性多血症，妊娠など。

③**鉄利用障害**　悪性腫瘍，関節リウマチ，無トランスフェリン血症など。

◆**高値になる場合**

①**鉄貯蔵の増加**　ヘモクロマトーシス，ヘモジデローシスなど。

②**造血器障害**　再生不良性貧血，巨赤芽球性貧血，溶血性貧血など。

③**実質臓器の崩壊**　急性肝炎など。

メ　モ

鉄欠乏では鉄欠乏性貧血を起こす。偏食で鉄摂取が不足していることもあるが，原因として多いのは過多月経や消化器ガンや潰瘍による慢性出血で鉄が失われることである。このため，鉄の欠乏している患者では原因を明らかにして適切な処置を行うことが重要である。

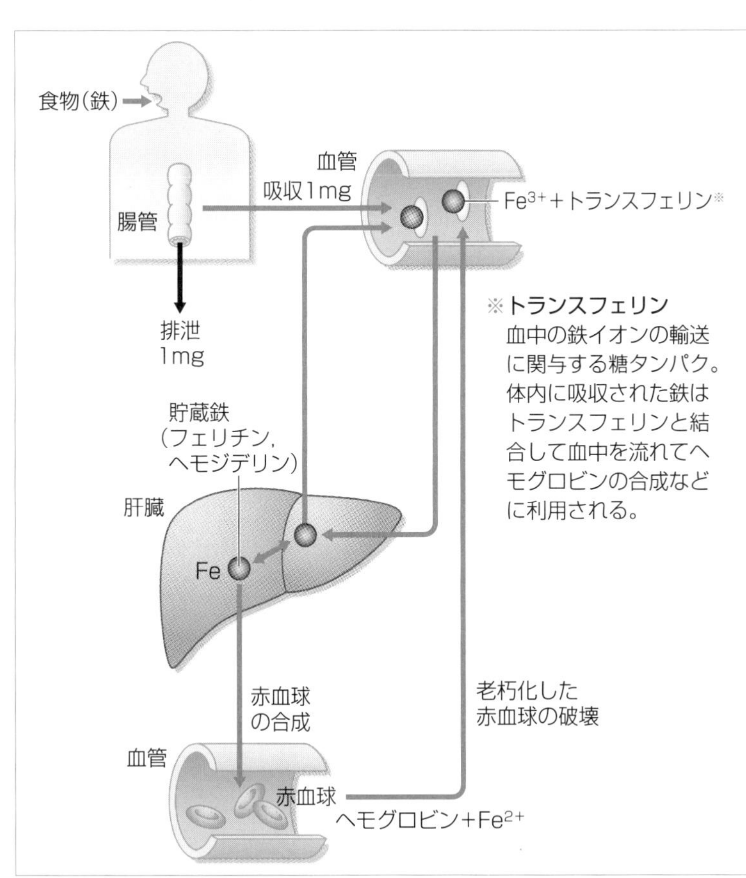

＊68-2　**鉄の吸収と体内動態**＊

検査項目 69

総鉄結合能
不飽和鉄結合能

英文	略語
total iron binding capacity	TIBC
unsaturated iron binding capacity	UIBC

基準値

	基準値	
TIBC	男性　253～365μg/dL	女性　246～410μg/dL
UIBC	男性　77～304μg/dL	女性　132～412μg/dL

生理学的意義

血清タンパクのトランスフェリンが結合しうる鉄の総量を総鉄結合能(TIBC)といい，血清鉄が結合していない鉄結合能を不飽和鉄結合能(UIBC)という(69-1)。

検査の意義

鉄欠乏症，鉄過剰症の病態解析に重要である。

異常値になるメカニズム

鉄欠乏症の場合，反応性に総鉄結合能が上昇して鉄の利用を多くしようとする。総鉄結合能が低値になるのはトランスフェリンの合成障害や代謝異常である。

総鉄結合能が異常値になるのは，次のような病態がある。

◆低値になる場合

①トランスフェリンの合成障害

肝硬変，無トランスフェリン血症。

②トランスフェリンの体外喪失

ネフローゼ症候群など。

③トランスフェリンの代謝異常

鉄過剰，悪性腫瘍，慢性炎症など。

◆高値になる場合

①鉄の欠乏　鉄欠乏性貧血など。

②造血の亢進　真性多血症，妊娠。

メモ

鉄欠乏性貧血では血清鉄が低下し，総鉄結合能は上昇している。一方，鉄欠乏性貧血と混同されやすい小球性低色素性貧血に，関節リウマチなど慢性炎症による貧血がある。この場合は血清鉄が低いが，総鉄結合能は上昇しておらず，鉄利用の障害があることから区別できる。

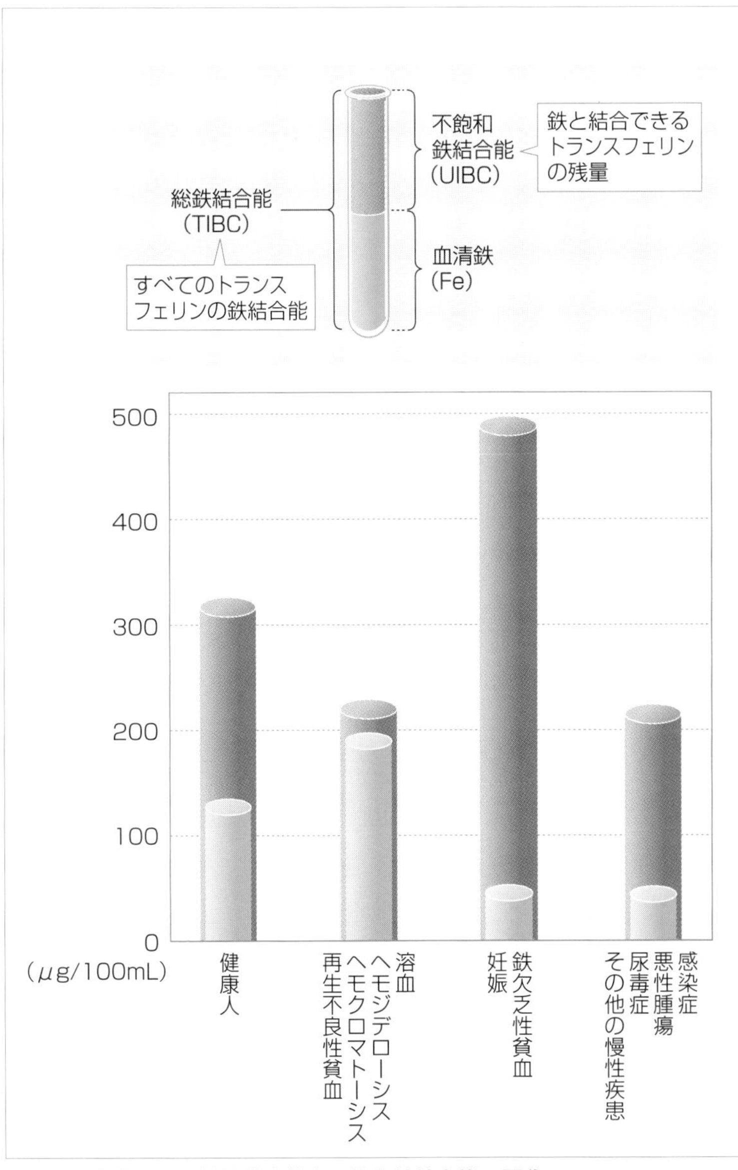

＊69-1 病態による総鉄結合態と不飽和鉄結合態の悪化＊

検査項目 70

フェリチン

英文
ferritin

基準値

		基準値
フェリチン	男性	26～240ng/mL
	女性	8～74ng/mL

生理学的意義

フェリチンは鉄貯蔵タンパクの一種で，血清フェリチン値は貯蔵鉄量と細胞の破壊に依存する。

検査の意義

鉄代謝異常の評価に有用である。生体に鉄が欠乏すると最初は貯蔵鉄が減少し，次いで血清鉄が減り，その後ヘモグロビンなどの血色素鉄が減少して鉄欠乏性貧血になる(70-1)。つまり，鉄欠乏性貧血として発症した場合には，すでにかなりの鉄欠乏状態にあるといえる。

早期に鉄欠乏状態のあることを診断するにはフェリチンの検査が有用になる。

異常値になるメカニズム

鉄の摂取不足，喪失過剰，造血の亢進などで低下する。一方，鉄代謝異常や悪性腫瘍，炎症などで高値になる。

フェリチンが異常値になるのは，次のような病態がある。

◆低値になる場合

①**鉄の欠乏**　鉄欠乏性貧血など。

②**造血の亢進**　真性多血症など。

◆高値になる場合

①**貯蔵鉄の増加**　ヘモクロマトーシス，ヘモジデローシスなど。

②**細胞破壊**　悪性腫瘍，炎症，手術など。

メ　モ

鉄欠乏性貧血患者には鉄を補給するが，血液所見がよくなってすぐに鉄補給を中止すると早晩貧血が再発する。そうならないよう，鉄貯蔵を示すフェリチンが17ng/mL以上になってから鉄補給を中止するようにする。

〈正常〉

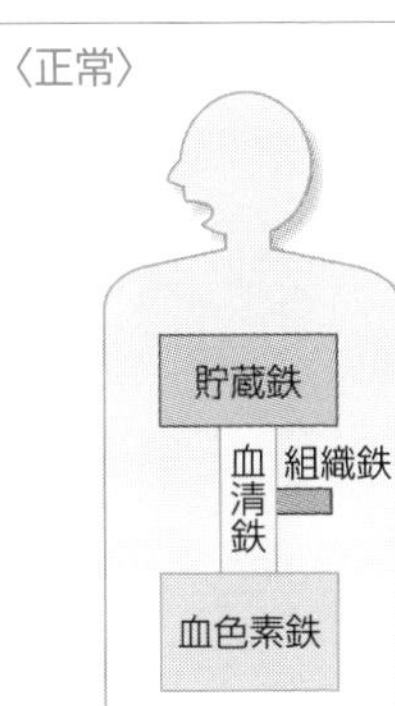

- **貯蔵鉄**：フェリチン・ヘモジデリンとして肝臓，脾臓などに存在。
- **血清鉄**：トランスフェリンと$\frac{1}{3}$が結合，$\frac{2}{3}$が結合せずに存在。
- **血色素鉄**：ヘモグロビン，ミオグロビン，ヘム酵素として存在。

〈鉄欠乏性貧血の進行〉

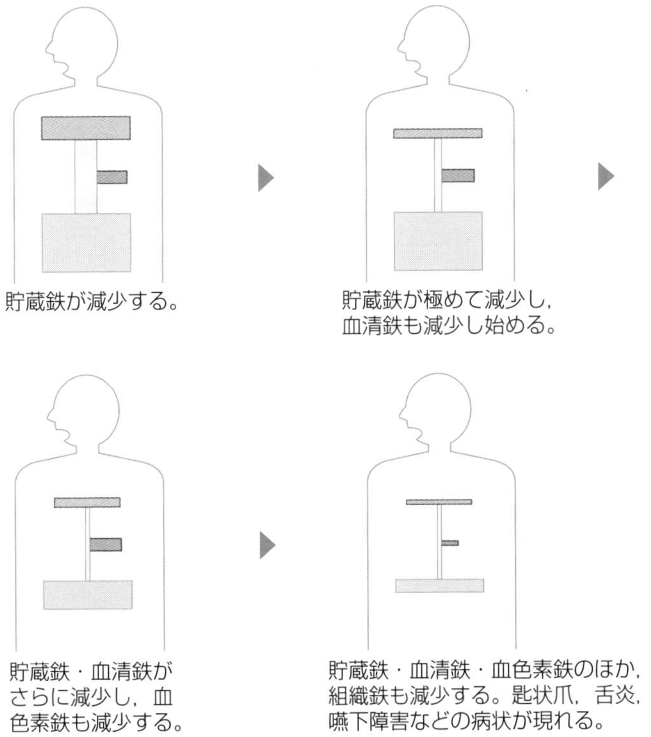

貯蔵鉄が減少する。

▶

貯蔵鉄が極めて減少し，血清鉄も減少し始める。

▶

貯蔵鉄・血清鉄がさらに減少し，血色素鉄も減少する。

▶

貯蔵鉄・血清鉄・血色素鉄のほか，組織鉄も減少する。匙状爪，舌炎，嚥下障害などの病状が現れる。

＊70-1 鉄欠乏性貧血の進行と体内鉄量の変化のモデル＊

J ビタミン検査

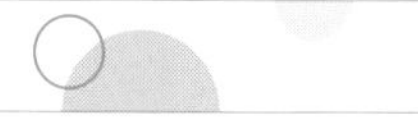

ビタミン検査は,ビタミン欠乏症または過剰症が疑われたときに検査する。

検査項目 71

	英文	略語
ビタミンB_{12}	vitaminB_{12}	VB_{12}
葉酸	folic acid	FA

基準値

	基準値
血清VB_{12}	249～938 pg/mL(CLIA法)
血清葉酸	2.4～9.8 ng/mL(CLIA法)

検査の意義

ビタミンB_{12}と葉酸はともに核酸代謝に重要な役割を果たしている。不足すると細胞代謝異常をきたし,この結果,巨赤芽球性貧血を起こす。さらにビタミンB_{12}欠乏では,深部知覚障害などを伴う亜急性連合性脊髄変性症をきたす。

異常値になるメカニズム

欠乏症や過剰症は,種々の病態で起こりうる。

71-1に異常値になる主な原因と疾患・病態を示す。

メモ

胃全摘,悪性貧血に対しては,ビタミンB_{12}が筋注により補充される。

種類	異常値になる主な原因	疾患・病態
VB_{12}	吸収障害(胃全摘,抗内因子抗体),需要量増大(妊娠など),活性化障害(肝障害など),菜食主義,VB_{12}の競合,薬物	悪性貧血(巨赤芽球性貧血,舌炎,亜急性連合性脊髄変性症)
葉酸	吸収障害(アルコールなど),需要量増大(妊娠など),食事性,葉酸拮抗物質,先天性葉酸吸収不全症,先天性葉酸転送障害症	大球性貧血,肝脾腫,下痢,舌炎

＊71-1 ビタミンB_{12}・葉酸が異常値になる主な原因と疾患・病態＊

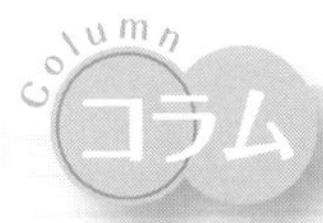

ビタミンの生理作用

ビタミンは生体の代謝・生理機能を維持するために必要な栄養素である。ビタミンの必要量は微量であるが，体内でその量を合成できないため，食事からの摂取が欠かせない。臨床現場では，欠乏症や過剰症に着目されるが，今一度，ビタミンの生理作用などについて確認しておく必要がある。

種類	主な生理作用	多く含有する食品
VA	・上皮粘膜の維持 ・視覚や粘膜の機能に関与	肝臓，緑黄色野菜，うなぎ，卵黄，乳製品
VB_1	・糖質代謝の補酵素 ・中枢神経・末梢神経の機能維持	豚肉，豆類，胚芽
VB_2	・脂質代謝の補酵素 ・皮膚，髪，爪の健康維持	肝臓，卵，チーズ，魚類
VB_6	・タンパク質・アミノ酸代謝の補酵素	肝臓，肉類，魚類，卵
VB_{12}	・赤血球の合成に関与	肝臓，肉類，貝類，牛乳
VD	・CaとPの吸収促進 ・骨の形成	肝臓，魚類，きのこ
VE	・抗酸化作用	植物油，緑黄色野菜，胚芽
葉酸	・タンパク質・核酸（DNA・RNA）の合成に関与 ・造血作用	肝臓，肉類，豆類

検査項目 72

	英文	略語
ビタミンA	vitamin A	VA
ビタミン$B_{1,2,6}$	vitamin $B_{1,2,6}$	$VB_{1,2,6}$
ビタミンD	vitamin D	VD
ビタミンE	vitamin E	VE

基準値

	基準値		基準値
血清レチノール	277～544ng/mL(HPLC法)	全血VB_1	28～56ng/mL(HPLC法)
全血VB_2	50～84ng/mL(HPLC法)	全血VB_6	4.5～41ng/mL(HPLC法)
血清25(OH)D	12～62ng/mL(CPBA法)		
血清αトコフェノール	5.9～13.2μg/mL(HPLC法)		
血清1α,25$(OH)_2$D	20～50pg/mL(RRA法)		

検査の意義

欠乏症や過剰症が疑われるときに検査する。

脂溶性ビタミンであるビタミンA（レチノール），ビタミンD（25(OH)D，1α,25$(OH)_2$D），ビタミンE（αトコフェノール）は過剰になると問題になる。

ビタミンAの過剰は，中毒，脂質異常症，脂肪肝，腎不全などで起きる。ビタミンDの過剰は，中毒，原発性副甲状腺機能亢進症，ビタミンD依存性くる病Ⅱ型などで起こる。ビタミンEの過剰は，高脂血症や妊婦で起こる。

異常値になるメカニズム

欠乏症や過剰症は，種々の病態で起こりうる。

72-1に低値になる主な原因と疾患・病態を示す。

メモ

ビタミンが欠乏すると，72-1のような病態をきたす。脚気などのビタミン欠乏症は現在の食生活では少ないが，誤ったダイエットなどで発症することがあり，注意が必要である。

種類	低値になる主な原因	疾患・病態
VA	食事性，吸収障害（膵線維症など），需要量増大（感染症など），レチノール結合タンパク異常，閉塞性黄疸	夜盲（暗順応不良），眼球乾燥，毛孔角化，皮膚乾燥，多数のにきび ※発育期では成長停止・知能障害
VB_1	食事性，吸収障害（アルコールなど），活性化障害（肝障害など），需要量増大（糖質過剰摂取，激労など）	脚気，ウェルニッケ脳症
VB_2	食事性，吸収障害，活性化障害（肝障害，甲状腺機能低下），腸内細菌ビタミンB_2合成抑制（抗菌薬など），需要量増大	口角炎，口唇炎，口内炎，舌炎，羞明，流涙，角膜の表在性血管新生，脂漏性皮膚炎
VB_6	食事性，吸収障害，活性化障害（INH，ペニシラミンなど），腸内細菌ビタミンB_6合成抑制（抗菌薬など），需要量増大，血液透析	低色素性小血球性貧血，多発性末梢神経炎，脂漏性皮膚炎，口角炎，舌炎 ※乳幼児では痙攣，嘔吐
VD	日光の照射不足，食事性，吸収障害（胆管閉塞など），活性化障害（肝・腎障害など），副甲状腺機能低下症，ビタミンD依存症くる病Ⅰ型，低リン血清ビタミンD抵抗性くる病，低マグネシウム血症，腎尿細管性アシドーシス	くる病（発育期の骨端線の化骨障害，頭蓋癆，鳩胸，O脚，X脚），骨軟化症（骨の発育が終了した成人に起こる）
VE	未熟児，吸収障害，不飽和脂肪酸過剰投与，胆道閉塞，β-リポタンパク欠損症，家族性E欠乏症 ※ヒトでは欠乏が起こりにくい。	溶血性貧血 ※未熟児では浮腫，脱毛，皮膚乾燥落屑，頭部脂漏

＊72-1 **ビタミンA, B群, D, Eが低値になる主な原因と疾患・病態**＊

Ⅳ 免疫・血清検査

免疫・血清検査では，主として抗原抗体反応を応用して，感染症の病原微生物を検出したり，自己抗体の検出による免疫異常の検査，あるいは腫瘍マーカーの検索などが行われる。

A 炎症マーカー検査

感染症，外傷，腫瘍などによって生体に炎症が起きると，種々の急性期反応物質（急性期タンパク）がつくられる。そこで，逆に急性期反応物質を測定すれば，炎症の有無，程度，活動性，あるいは治療効果などを判定できることになる。急性期反応物質にはいくつかあるが，最も よく臨床検査で応用されるのはCRPである。

検査項目 73

	英文	略語
C反応性タンパク	C-reactive protein	CRP

基準値

	基準値
CRP	0.3 mg/dL以下

生理学的意義

CRPは肺炎球菌の細胞壁にあるC多糖体と反応するタンパク質である。急性感染症や心筋梗塞などの炎症が起こるとマクロファージが活性化され，マクロファージからインターロイキン-1（IL-1），インターロイキン-6（IL-6），腫瘍壊死因子（TNF）などのサイトカインが放出される。それらのサイトカインの刺激を受けて，CRPなどの急性期反応物質が肝臓で速やかに合成される（73-1）。急性炎症が起きた場合，CRPは6～8時間で急速に増加し，48～72時間で最高値となる。炎症が治まると速やかに減少する。

検査の意義

疾患を特定することはできないが，炎症の存在・活動性・重症度・経過の判断に有用である。

異常値になるメカニズム

感染症，組織崩壊などで身体に炎症反応が起きる病態で高値になる。

CRPが異常値になるのは，次のような病態がある。

◆低値になる場合

①**合成障害**　重症肝疾患など。

◆高値になる場合

①**感染症**　細菌感染症，ウイルス感染症など。

②**膠原病**　全身性エリテマトーデス（SLE），リウマチ熱，慢性関節リウマチなど。

③**悪性腫瘍**

④**梗塞**　心筋梗塞，肺梗塞など。

⑤**その他**　外傷，熱傷，手術など。

メ　モ

炎症マーカーとして，かつては赤血球沈降速度（血沈）が利用された。しかし，血沈は炎症が起きてしばらくしてから異常値となり，かつ炎症が終息してもすぐには正常に戻らない。また，血沈検査は検査者への感染の危険もある。こうしたことから炎症のマーカーとして血沈が利用されることは少なくなっている。

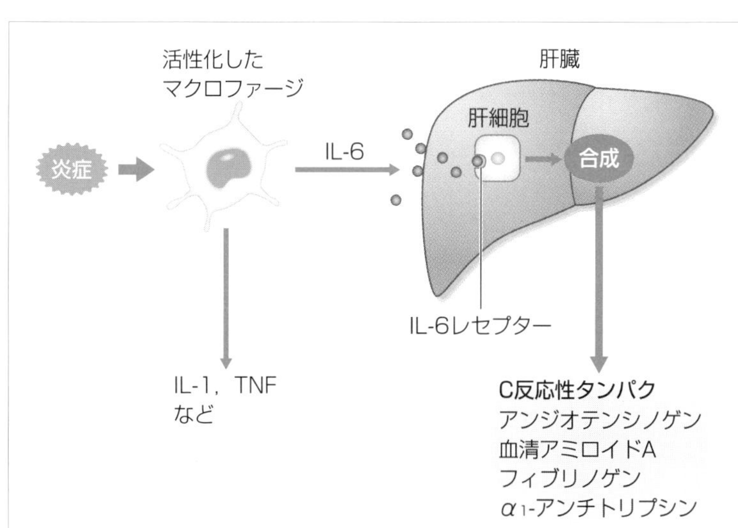

＊73-1　CRP産生のメカニズム＊

B 感染症関連の免疫・血清検査 ○

感染症の原因となった病原微生物を検出するには，感染部位から病原体を分離・培養して直接同定したり，特異抗体を用いて抗原を検出，あるいは既知の抗原を使って抗体を検出したりする。さらに，病原体のDNAやRNAを検出する遺伝子検査もある。

免疫・血清検査では，抗原検出法と，抗体検出法が行われる。前者は迅速診断に役立つが，後者は感染してから抗体がつくられるまでに2週間〜6ヶ月はかかるので，病初期の診断には役立たない。このため，抗体検出法は，ウイルスのように培養が困難か不可能な病原体の検出に利用される。

検査項目 74

抗ストレプトリジンO抗体

英文	略語
antistreptolysin O	ASO

基準値

	基準値
ASO （Todd単位）	成人　166倍以下
	小児　250倍以下

生理学的意義

溶血性連鎖球菌（溶連菌）は扁桃炎，皮膚化膿症，猩紅熱などを引き起こすグラム陽性球菌で，種々の菌体外産生物を放出する(74-1)。溶連菌に感染した場合には，これらの菌体外産生物（毒素）や菌体成分に対して抗体がつくられる。このうち，ASOは主にA群溶血性連鎖球菌の産生する外毒素（ストレプトリジンO）に対する抗体で，溶血性連鎖球菌の感染によって上昇する。

検査の意義

溶血性連鎖球菌感染症を診断するのに有用である。

異常値になるメカニズム

溶連菌に感染した場合に抗体として産生され，高値になる。

ASOが異常値になるのは，次のような病態がある。

◆**高値になる場合**

①溶血性連鎖球菌の一次感染　扁桃炎，皮膚化膿症，猩紅熱など。

②**続発症**　リウマチ熱，急性糸球体腎炎など。

③**非特異的反応**　多発性骨髄腫，肝疾患，脂質異常症など。

メ　モ

溶連菌感染は，扁桃炎や皮膚化膿症を起こすだけでなく，リウマチ熱や急性糸球体腎炎を続発することがあり，むしろこれらが問題になる。そこで溶連菌感染であるかどうかを明確にしておき，適切な治療を受けるためにASOの検査が重要になる。

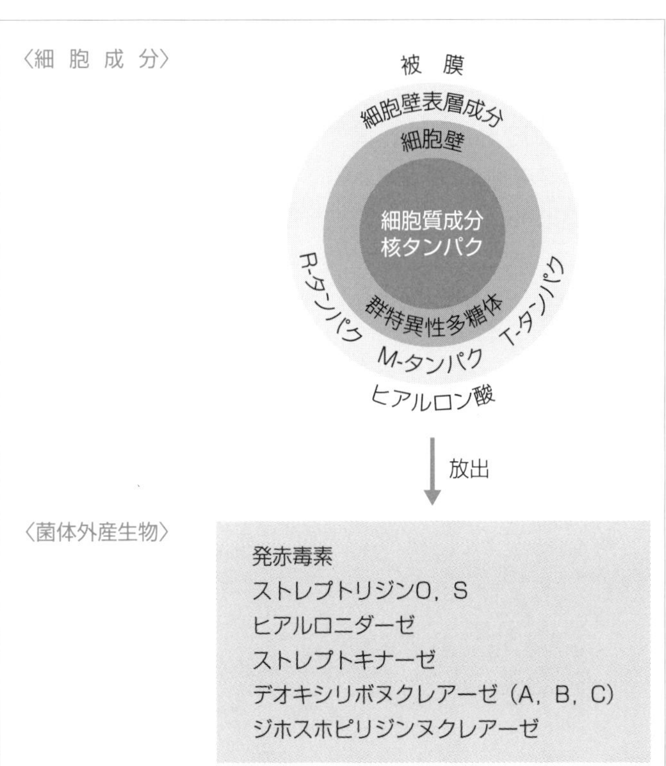

＊74-1　溶血性連鎖球菌の構造と菌体外産生物＊

検査項目 75

梅毒血清反応

英文: serological tests for syphilis
略語: STS

基準値

	基準値
梅毒血清反応	陰性〔1倍未満〕(STSガラス板法)
	陰性〔1倍未満〕(RPR法)
	陰性〔80倍未満〕(TPHA法)

生理学的意義

梅毒の血清診断法には，リン脂質（カルジオリピン）を抗原として検査する梅毒血清反応（STS）と，梅毒トレポネーマの菌体成分を抗原とするTP抗原法とがある。

検査の意義

梅毒を診断するのに有用である。

異常値になるメカニズム

梅毒トレポネーマに感染するとそれに対する抗体ができる(75-1)。できた抗体は梅毒トレポネーマだけでなく，リン脂質とも交差反応する。

◆陽性になる場合

①**梅毒**

②**生物学的偽陽性**　全身性エリテマトーデス（SLE），抗リン脂質症候群，感染症，肝疾患，妊娠など。

メモ

STSは梅毒でなくても膠原病や肝疾患，異型肺炎，妊娠でも陽性になることがある。これを生物学的偽陽性という。

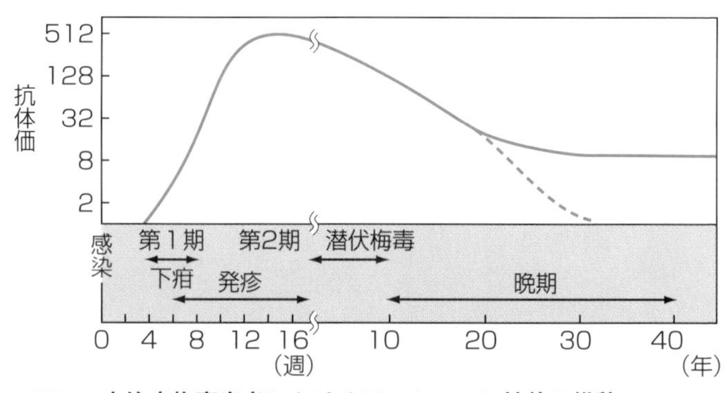

＊75-1　未治療梅毒患者におけるワッセルマン抗体の推移＊

検査項目 76

A型肝炎ウイルス検査

英文	略語
hepatitis A virus	HAV

基準値

	基準値
HAV検査	陰性　HA抗体
	陰性　IgM型HA抗体

生理学的意義

Ａ型肝炎ウイルス（HAV）はエンテロウイルス72型で，生ガキなどの新鮮な魚介類を経口摂取して感染する。

HAVが体内に入って急性肝炎を発症しても，その後治癒することが多い。慢性化することはほとんどない。

検査の意義

HAVに感染後，HA抗体が産生される。IgM型HA抗体は発症１週目から陽性となって３～６ケ月持続する。IgG型HA抗体は発症２～４週前後で陽性となって終生持続する。IgA型HA抗体は発症１～２週目から出現し，１～２年持続する（76-1）。

この抗体が産生される時期の差を利用し，免疫グロブリン別HA抗体を検査するとHAVの感染時期が分かる。

異常値になるメカニズム

Ａ型肝炎に感染して特異的に抗体が産生される。

HAV検査が異常値になるのは，次のような病態がある。

◆陽性になる場合

①Ａ型肝炎

②Ａ型肝炎の既往感染　IgG型抗体のみ陽性

メ　モ

HAVが侵入しても発病せず，いわゆる不顕性感染を示すことが多い。これらの不顕性感染者はIgG型HA抗体が終生陽性になる。したがって，最近，Ａ型肝炎ウイルスに感染したかどうかを診断するには，IgM型HA抗体を検出しなければ臨床的な意義はない。

A型肝炎は，特に東南アジア諸国などで生の魚介類を食べて発症することが多い。

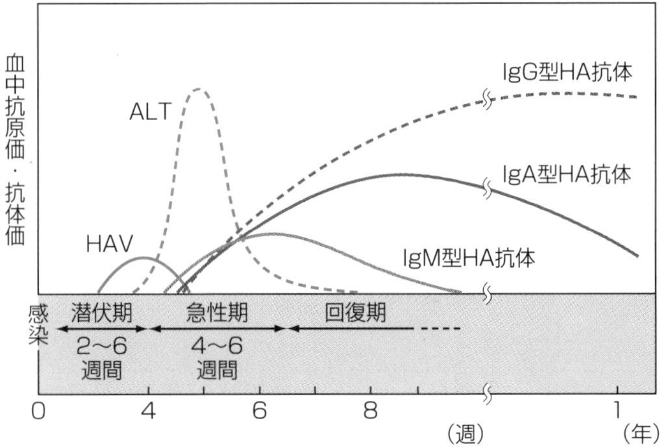

＊76-1 **HAV感染後の抗原・抗体の推移**＊

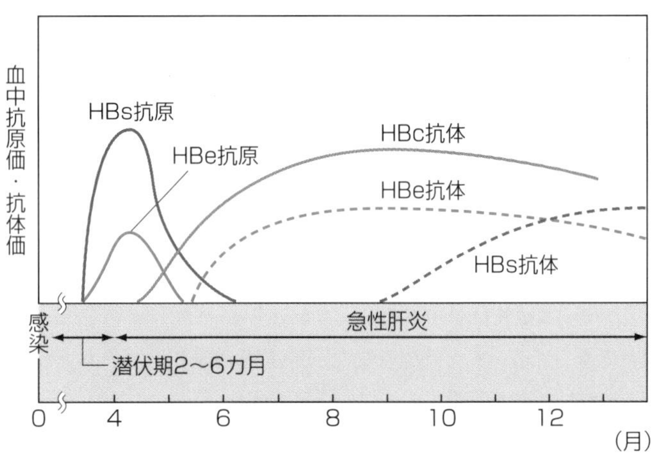

＊77-1 **HBV感染後の抗原・抗体の推移**＊

検査項目 77

B型肝炎ウイルス検査

英文	略語
hepatitis B virus	HBV

基準値

	基準値
HBV検査	陰性　HBs抗体
	陰性　HBs，HBe抗原

生理学的意義

B型肝炎ウイルス（HBV）はウイルスを保有する母親から分娩時などに血液を介して感染（母子感染または垂直感染）したり，HBVに汚染された血液製剤を輸血されたりして感染する。

新生児期に感染した場合，持続的にHBVを保有するキャリアとなって慢性肝炎になることがある。新生児期以降に感染すると高率でB型急性肝炎を発症し，重症の劇症肝炎になることもある。

検査の意義

種々の抗原，抗体を検査することにより，HBV感染後の経過を判断できる(p.216，77-1)。

異常値になるメカニズム

B型肝炎に感染して特異的に抗体が産生される。

HBV検査が異常値になるのは，次のような病態がある。

◆HBs抗原が陽性になる場合

①現在のHBV感染

◆HBs抗体が陽性になる場合

①既往のHBV感染

②ワクチン接種後

◆HBe抗原が陽性になる場合

①HBVの過多　HBV量が多く，肝炎の持続と強い感染性を示す。

メ　モ

B型肝炎に感染した場合には急性肝炎を発症し，ときには劇症肝炎になって危険なことがある。治癒した場合には，C型肝炎よりも頻度は少ないが，慢性肝炎に移行することもある。

B型肝炎は，血液を介して感染するもので，医療従事者など，患者の血液と接触する機会がある者は，ワクチンで予防するようにする。

検査項目 78

C型肝炎ウイルス検査

英文	略語
hepatitis C virus	HCV

基準値

	基準値
HCV検査	陰性 HCV抗体

生理学的意義

C型肝炎ウイルス（HCV）はレトロウイルス科のRNAウイルスで，汚染された血液製剤の輸血などによって感染する。HCVに感染するとHCV抗体が産生され，ウイルス量に並行して高値となる。

検査の意義

HCV抗体を検査し，HCVに感染しているかを知ることができる。

異常値になるメカニズム

HCV検査が異常値になるのは，次のような病態がある。

◆陽性になる場合

①HCV感染

メモ

HCVに感染すると急性肝炎になるが，このほとんどは重症化することなく寛解する。しかし，慢性肝炎に移行し，数年経て肝硬変，さらに肝細胞ガンになることがあるので，注意が必要である（78-1）。

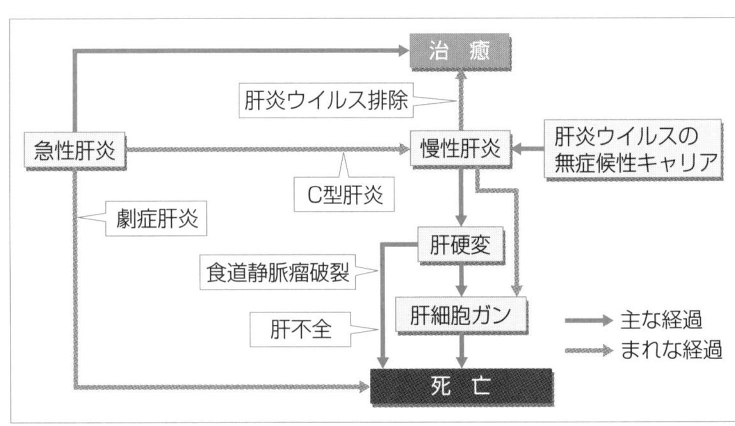

＊78-1 ウイルス性肝炎の経過＊

検査項目 79

エイズウイルス検査

英文: human immunodeficiency virus
略語: HIV

基準値

	基準値
HIV検査	陰性　HIV抗体
	陰性　HIV抗原

生理学的意義

HIVは，後天性免疫不全症候群(acquired immunodeficiency syndrome：AIDS) を起こすレトロウイルスである。HIVはCD４陽性Tリンパ球に侵入し，自らを増殖してCD４陽性Tリンパ球を減少させ，免疫不全状態を招く(79-1)。主な感染経路は，性交渉，汚染された血液製剤の輸注，母子感染である。

検査の意義

HIVに感染後６～８週間で抗体が検出され，診断に有用である。

ウイルス自体を証明するには，酵素抗体法による抗原の検査，PCR法によるプロウイルスDNAの検出，感染リンパ球からウイルス分離などがある。

異常値になるメカニズム

HIVに感染すると特異的に抗体が産生される。

HIV検査が異常値になるのは，次のような病態がある。

◆抗原，抗体が陽性となる場合

①HIV感染

メ　モ

HIVに感染すると当初は感冒のような急性感染症状を示すが，やがて軽快し，数年間は無症状のままである。しかし，体内でウイルスが増殖するにつれてCD４陽性Tリンパ球が破壊されて免疫機能が低下する。このため，日和見感染を起こして真菌に対して感染したり，カポジ肉腫のような悪性腫瘍を併発する。そして，最後には免疫不全によって死亡する。

HIVは血液を介して感染する。もしも汚染された血液に接触する場合は，早期に抗ウイルス薬を服用して感染を防ぐようにする。

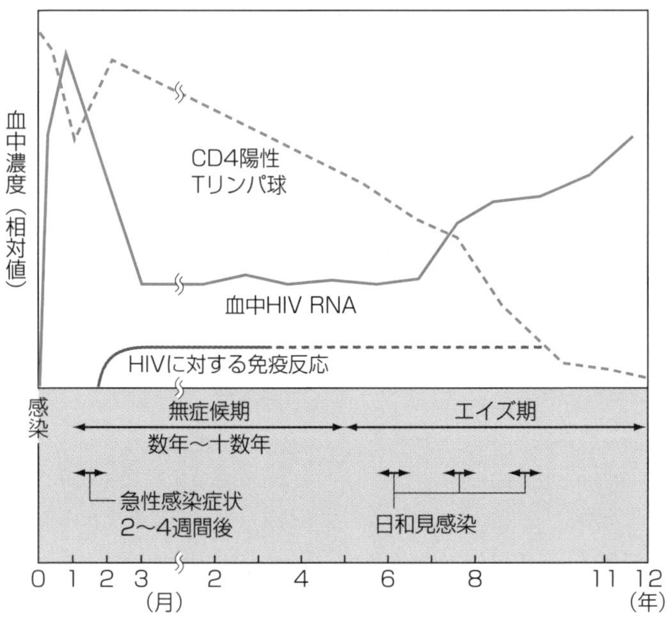

＊79-1　HIV感染後の各種値の推移＊

C 免疫グロブリン検査

免疫グロブリンは，B細胞（Bリンパ球）が産生する抗体としての活性をもつタンパクで，IgG，IgA，IgM，IgD，IgEの５種類がある（C-1）。それぞれ２本ずつの重鎖（H鎖）と軽鎖（L鎖）から構成される。

慢性感染症，慢性肝疾患，膠原病，悪性腫瘍などによって抗体産生系が持続的に刺激されると，種々の免疫グロブリンが多クローン性に増える。一方，多発性骨髄腫，原発性マクログロブリン血症などでは形質細胞もしくはB細胞が腫瘍性に増殖し，単一クラスの免疫グロブリンが単クローン性に増える。ただし，良性の疾患でも単クローン性に免疫グロブリンの増加する場合があり，これを良性Mタンパク血症と呼ぶ。

体液性免疫不全症では，免疫グロブリンが減少あるいは欠損する。免疫不全症のタイプにより，欠損する免疫グロブリンの種類は異なる。

	分子量（約）	血清中濃度（mg/mL）	特　徴
IgG	150,000	12.4	血清中の全抗体の約80%を占める。胎盤を通過できるため，母親のIgGは胎児の免疫にはたらく。
IgA	160,000（半量体） 400,000（分泌型）	2.8	消化管粘膜や気道粘膜の表面からの病原体の侵入を防ぐ。また，母乳中にも分泌され，乳児の感染予防に役立つ。
IgM	900,000	1.2	5個のサブユニットが結合した形をとり，マクログロブリンと呼ばれる。感染早期につくられ，短期間で抗体価が下降するため，急性感染のマーカーとして用いられる。
IgD	180,000	0.03	はっきりした機能はまだ明らかでない。
IgE	190,000	0.0003	好塩基球や肥満細胞に結合して存在し，アレルギー反応に関与する。検査項目85（p.231）を参照。

＊C-1　免疫グロブリンの種類と特徴＊

検査項目 80

血清免疫電気泳動

英文 immunoelectrophoresis　略語 IEP

基準値

正常人対照と比較して異常所見を認めない。

生理学的意義

寒天ゲルに血清を入れて電気泳動を行うと，血清中のそれぞれのタンパクは移動度の差異から拡散し，分画される。そこに抗血清を加えると，各タンパクは抗血清と反応して沈降線をつくる。

この沈降線について，質的あるいは量的な変化を調べる。

検査の意義

各タンパクの増減，あるいは異常タンパクの出現するタンパク異常症の診断に有用である。特に多発性骨髄腫，原発性マクログロブリン血症ではM-bowと呼ばれる弓が反り返ったような沈降線をつくるので，診断的価値が高い(80-1)。

異常値になるメカニズム

血清免疫電気泳動が異常になるのは，次のような病態がある。

◆M-bowの出現

①多発性骨髄腫　IgG，IgA，IgDまたはIgEの増加がみられる。

②原発性マクログロブリン血症　IgMの増加がみられる。

◆アルブミン減少，グロブリン増加

①肝硬変

②膠原病

③慢性感染症

④悪性腫瘍

◆γ-グロブリン低下

①無γ-グロブリン血症

メモ

多発性骨髄腫でも原発性マクログロブリン血症でもなく，まったく健康と思われる人にM-bowの認められることがある。これを良性Mタンパク血症または意義のないMタンパク血症（MGUS）という。特に臨床的な問題はないが，数年後してから多発性骨髄腫などに移行することもあるので，経過観察を慎重に行う。

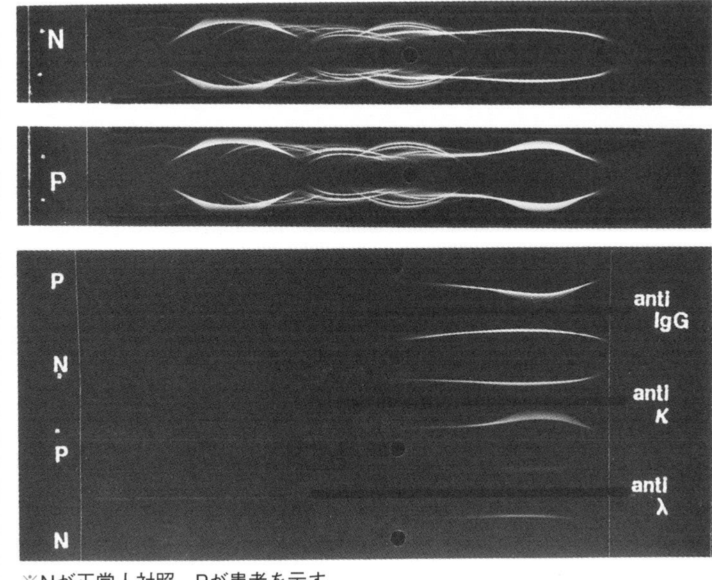

※Nが正常人対照，Pが患者を示す。

＊80-1　血清免疫電気泳動の所見＊

抗(anti) IgGと抗κについて，患者と正常人対照の沈降線を比較すると，患者のほうが強くしなっている。あたかも弓をしぼっているようにみえることから，M-bow（Mとは単クローン性，bowとは弓の意味）と呼ばれる。これは，骨髄腫では単一の免疫グロブリンが増えていることによるためである。

検査項目 81

免疫グロブリン定量

英文	略語
immunoglobulin	Ig

基準値

	基準値		基準値		基準値
IgG	850～1800mg/dL	IgA	80～400mg/dL	IgM	40～230mg/dL
IgD	9mg/dL以下	IgE	400U/mL以下		

生理学的意義

血清中の免疫グロブリンの約80%はIgGで，免疫抗体のほとんどがIgGに属する。胎盤通過性があり，新生児期から乳児期にかけての感染防御に重要な役割を果たしている。

IgAは鼻汁や気管分泌液など分泌物中に多く，粘膜面での局所免疫に役立っている。胎盤通過性はなく，思春期以降に成人のレベルに達する。

IgMは分子量が大きく，胎盤通過性がなく，生後9ヶ月頃には成人のレベルに達する。感染症にかかった場合，初期抗体として最初に血中に出現してくる。

IgDの機能は不明である。

IgEは即時型アレルギー反応で主役を演じる。

詳しくはC-1(p.221)を参照。

検査の意義

液性の免疫異常症や，免疫グロブリンが異常に増加する多発性骨髄腫，原発性マクログロブリン血症などの診断・経過観察に有用である。

異常値になるメカニズム

感染症や炎症性疾患においてB細胞が刺激されるような病態で免疫グロブリンの産生が上昇する。多発性骨髄腫や原発性マクログロブリン血症などでは腫瘍性に免疫グロブリンが過剰に産生され，異常高値をとる。免疫不全症でB細胞の機能が低下していれば免疫グロブリンは低下する。

免疫グロブリン定量が異常になるのは，次のような病態がある。

◆多クローン性IgGが増加

①慢性感染症　②肝疾患
③自己免疫疾患　④悪性腫瘍
④リンパ増殖性疾患

◆単クローン性IgGが増加

①IgG型多発性骨髄腫
②良性Mタンパク血症

◆**IgGが減少**

①免疫不全症候群

②タンパク漏出性疾患

③副腎皮質ステロイド薬服用

④IgG型以外の多発性骨髄腫

◆**多クローン性IgAが増加**

①慢性感染症

②肝疾患

③自己免疫疾患

④悪性腫瘍

⑤リンパ増殖性疾患

⑥IgA腎症

◆**単クローン性IgAが増加**

①IgA型多発性骨髄腫

②良性Mタンパク血症

◆**IgAが減少**

①免疫不全症候群

②タンパク漏出性疾患

③免疫抑制薬使用

④IgA型以外の多発性骨髄腫

◆**多クローン性IgMが増加**

①慢性感染症

②肝疾患

③自己免疫疾患

④悪性腫瘍

⑤リンパ増殖性疾患

⑥急性ウイルス感染症

◆**単クローン性IgMが増加**

①原発性マクログロブリン血症

②良性Mタンパク血症

◆**IgMが減少**

①免疫不全症候群

②タンパク漏出性疾患

③免疫抑制薬使用

④多発性骨髄腫

◆**IgDが増加**

①IgD型多発性骨髄腫

◆**IgEが高値**

①アレルギー疾患　アレルギー性鼻炎，気管支喘息，アトピー性皮膚炎など。

②寄生虫症

③高IgE症候群

④IgE型骨髄腫

⑤肝疾患

◆**IgEが低値**

①免疫不全症

②IgE型以外の多発性骨髄腫

メ　モ

多発性骨髄腫や原発性マクログロブリン血症では，一種類の免疫グロブリンが腫瘍性に増え，単クローン性に免疫グロブリンが増加する。このため，腫瘍性に産生される以外の免疫グロブリンはかえって産生が抑制されて減少する。

D 自己抗体検査

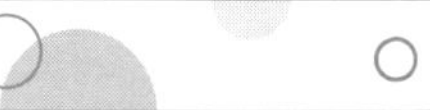

抗体とは，本来は外来からの異物である抗原を排除する目的でつくられる。ところが，自分自身の組織や臓器が標的となって抗体のつくられることがあり，これを自己抗体（autoantibody）と呼ぶ。自己抗体は自己の組織に傷害を与え，その結果として種々の病態が発生しうる。こうして発症する疾患が自己免疫疾患であり，全身性エリテマトーデス（SLE）をはじめとする膠原病がその代表である。

自己抗体には臓器に特異的なものと臓器とは関係なく非特異的なものがある。また，自己抗体の種類は種々のものがあり，それらが病態の発生に深く関連する疾患も多い（**D-1**）。そこで，血清中の自己抗体を検査することは，自己免疫疾患の診断や，治療経過を観察する上で重要である。

自己検体は，特定の膠原病を診断するのに有用なものがあり，臨床症状にあわせて，診断的価値が高い検査である。

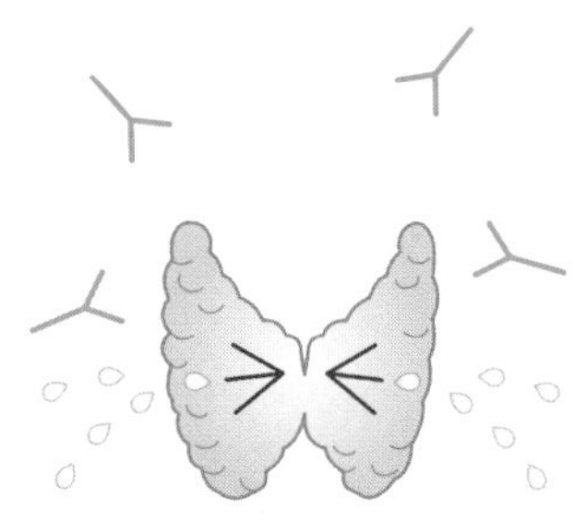

	自己抗体の種類	高い陽性率を示す疾患
臓器特異性自己抗体	温式赤血球自己抗体	自己免疫性溶血性貧血
	寒冷凝集素	慢性寒冷凝集素症
	ドナート·ランドスタイナー抗体	発作性寒冷ヘモグロビン尿症
	抗サイログロブリン抗体	原発性甲状腺機能低下症（約65%），橋本病（約60%），バセドウ病（約45%）
	抗マイクロゾーム抗体	橋本病（約95%），粘液水腫（約85%），バセドウ病（約80%）
	抗胃壁抗体（抗パリエタル細胞抗体）	悪性貧血（約80%），萎縮性胃炎（約40%），甲状腺疾患（20～50%）
	抗内因子抗体	悪性貧血（30～70%）
	抗横紋筋抗体	重症筋無力症（約50%）
	抗心筋抗体	リウマチ熱(約70%)，細菌性心内膜炎(約80%)，心筋梗塞（約65%），膠原病(約30%)
	抗副腎皮質抗体	特発性アジソン病（約60%）
	抗インスリン抗体	インスリン自己免疫症候群
	抗インスリン受容体抗体	インスリン抵抗性糖尿病（まれ）
	抗アセチルコリン受容体抗体	重症筋無力症(病型により異なる。10～100%)
臓器非特異性自己抗体	ワッセルマン抗体	全身性エリテマトーデス（SLE）（10～20%），梅毒（90～100%）
	リウマチ因子（抗IgG抗体）	関節リウマチ（約80%），慢性肝疾患（約40%），ほかの膠原病（20%以下）
	抗核抗体	SLE(98%)，全身性硬化症（約80%），ほかの膠原病（約20%）
	抗DNA抗体	SLE（92%），オーバーラップ症候群（約65%），混合性結合組織病（約55%），ほかの膠原病（30%以下）
	抗凝血素	出血素因（まれ）
	抗ミトコンドリア抗体	原発性胆汁性肝硬変症（約90%），肝硬変症（約20%）
	抗IgA抗体	IgA欠損症（約30%）

＊D-1　おもな自己抗体と陽性を示す疾患＊

検査項目 82

リウマチ因子

英文 rheumatoid factor　略語 RF

基準値

	基準値
RAテスト	陰性
RF定量	35IU/mL以下

生理学的意義

リウマチ因子(リウマトイド因子)は，免疫グロブリンの1種のIgGのFc部分に対する自己抗体であり，関節リウマチ患者でしばしば陽性になる。

検査の意義

関節リウマチ患者の約80%が陽性になり，診断，治療効果の判定に役立つ。

異常値になるメカニズム

自己免疫性のメカニズムでリウマチ因子が産生される。

RFが異常になるのは，次のような病態がある。

◆陽性になる場合

①**自己免疫疾患**　関節リウマチ，全身性エリテマトーデス（SLE），強皮症，シェーグレン症候群など。

②**肝疾患**　肝硬変，慢性肝炎など。

③**感染症**　結核，細菌性心内膜炎，ウイルス感染症など。

④**その他**　高齢

メ モ

リウマチ因子は，名称からすると関節リウマチに特異的に考えられがちであるが，SLEなどのほかの膠原病や，肝疾患，高齢者などにも認められることがある。

関節リウマチはかつては慢性関節リウマチと表現されていたが，現在では「関節リウマチ」という病名になっている。関節リウマチは難治性であるが，治療薬の進歩によって軽快することも多くなっている。

検査項目 83

抗核抗体

英文 antinuclear antibody　略語 ANA

基準値

	基準値
ANA	40倍未満

生理学的意義

抗核抗体は，細胞の核成分（DNA，RNA，核タンパクなど）に対する自己抗体である。抗核抗体が陽性の場合には，抗体に反応する抗原物質の存在について，蛍光抗体法で染色パターンを認識する。

検査の意義

膠原病などの自己免疫疾患の診断に有用である。特に活動期の全身性エリテマトーデス（SLE）でほぼ100%に陽性になる。

異常値になるメカニズム

自身の細胞の核成分に対して自己免疫性に抗体が産生され，その結果として組織が傷害される。

抗核抗体が異常になるのは，次のような病態がある。

◆陽性になる場合

①膠原病・自己免疫疾患　SLE，混合性結合組織病，強皮症，シェーグレン症候群，多発性筋炎など。

②その他　感染症，悪性腫瘍など。

メモ

SLEでは様々な自己抗体が陽性になる。このうち，抗核抗体が代表的なものである。

SLEでは，抗ds-DNA抗体，抗Sm抗体は特異的に陽性になり，これらの抗体もあわせて検査される。また，SLEの状態が悪くなる活動期には血清補体価（CH_{50}）が低値になる。

検査項目 84

抗甲状腺抗体

英 文

antithyroid antibody

基準値

	基準値
抗サイログロブリン抗体	0.7U/mL以下
抗マイクロゾーム抗体	100倍未満（マイクロゾームテスト）
抗甲状腺ペルオキシダーゼ抗体	0.1IU/mL未満

生理学的意義

抗甲状腺抗体は，甲状腺の抗原成分に対する自己抗体である。このうち，抗サイログロブリン抗体は，甲状腺ろ胞内にあるコロイドの主成分であるサイログロブリンに対する自己抗体である。また，抗マイクロゾーム抗体は，甲状腺ろ胞細胞のマイクロゾーム分画に対する抗体で，対応する抗原はマイクロゾーム分画中の甲状腺ペルオキシダーゼである。

検査の意義

自己免疫性甲状腺疾患，すなわちバセドウ病（グレーブス病），橋本病，特発性粘液水腫などの診断に有用である。

異常値になるメカニズム

甲状腺の成分に対する自己抗体が免疫異常のために産生され，陽性を示す。

抗甲状腺抗体が異常になるのは，次のような病態がある。

◆陽性になる場合

①**自己免疫性甲状腺疾患**　バセドウ病，橋本病，特発性粘液水腫など。

②**その他の自己免疫疾患**　全身性エリテマトーデス（SLE），関節リウマチ，シェーグレン症候群など。

メ　モ

代表的な甲状腺疾患はバセドウ病と橋本病であるが，いずれも自己免疫疾患と考えられている。家族内で両疾患が発病することもある。前者は抗甲状腺薬，後者は甲状腺ホルモンを投与して治療する。

E アレルギー検査

人間が本来もっているタンパク質とは異なる異物により抗体や感作細胞が動員され，抗原抗体反応が過剰にはたらいて起きる生体に不利な病的反応をアレルギーという。アレルギー性鼻炎，気管支喘息，蕁麻疹，アトピー性皮膚炎，アナフィラキシーなどが代表的なアレルギーである。原因となった抗原（アレルゲン）を特定し，それを遠ざけることが重要である。

検査項目 85

免疫グロブリンE

英文：immunoglobulin E　略語：IgE

基準値

	基準値
IgE	250IU/mL以下（RIST）
	0.34PRU/mL以下（RAST）

生理学的意義

アレルギーにはⅠ～Ⅴ型がある(85-1)。このうち気管支喘息や食物アレルギーなどの多くはⅠ型のいわゆる即時型アレルギーである。このアレルギーに深く関与するのが抗原に対するIgEである。そこで，アレルギーの存在は，血清中のIgEの総量を測定し，増加していることで判断できる。次いで，アレルゲンに特異的に反応するIgEを測定し，アレルゲンを同定する(85-2)。

検査の意義

IgEの総量はRIST（radioimmunosorbent test）で，各種アレルゲンに対する特異的IgEはRAST（radioallergosorbent test）などの検査法で測定する。

異常値になるメカニズム

種々のアレルゲンに対するIgEが産生され，アレルギーの原因になる。

IgEが異常値になるのは，次のような病態がある。

◆RISTが高値になる場合

①アレルギー性疾患

②寄生虫症

③IgE型多発性骨髄腫

④原発性免疫不全症候群の一部

⑤ホジキン病

◆RASTが高値になる場合

①各種アレルギー

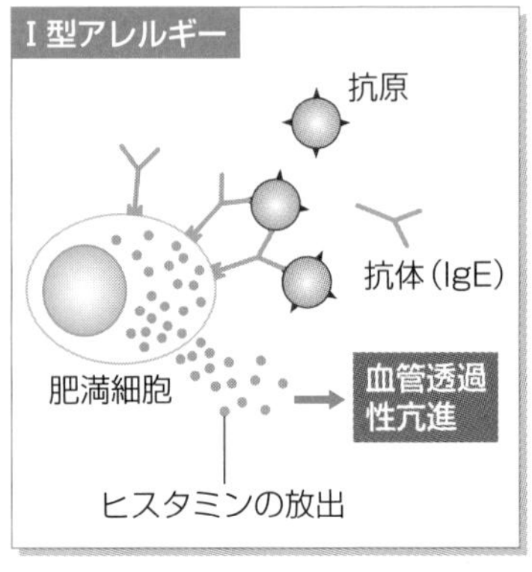

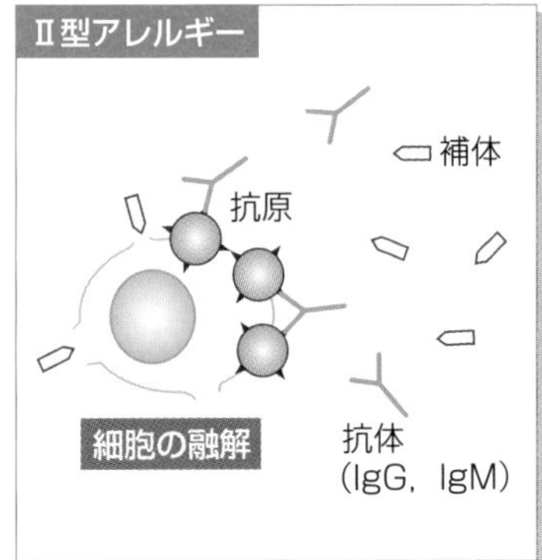

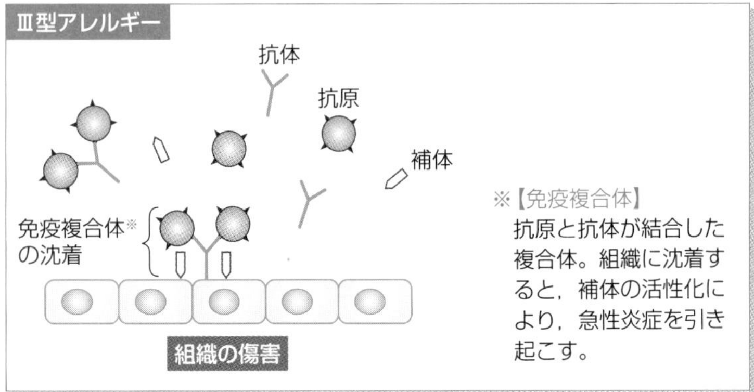

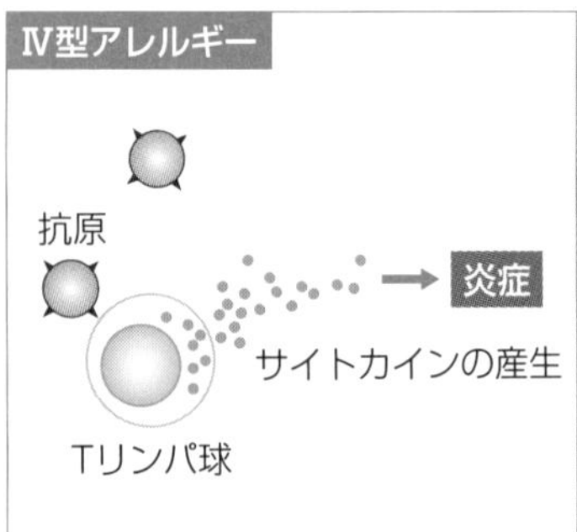

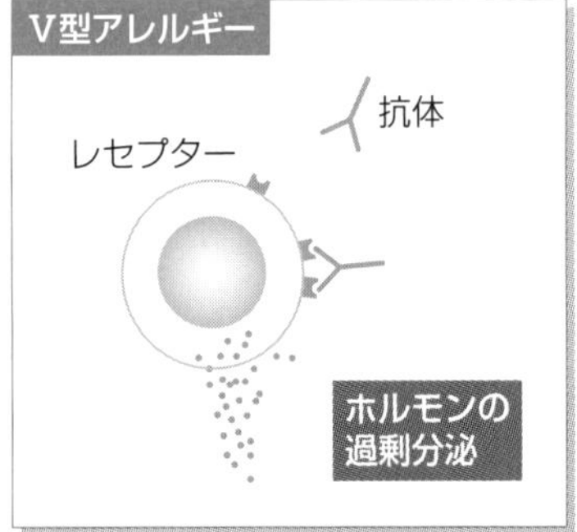

＊85-1 アレルギーのⅠ～Ⅴ型の特徴＊

メ モ

食物アレルギーの原因物質には85-2のようなものがある。

アレルゲンを特定するには，実際に疑われる抗原を投与してアレルギー反応が起きるかどうかを確認するのが正確であるが，このような誘発試験は重篤なアレルギー発作を起こす可能性もある。そこで，臨床検査としては，疑われるアレルゲンに対する特異的IgEを測定することでアレルゲンを同定する。

分類	主な原因物質
牛乳とその加工品	牛乳，粉ミルク，バター，チーズなど
卵とその加工品	卵，鶏肉，マヨネーズ，ケーキ，フライ，天ぷらなど
穀類・豆類	米，そば，小麦粉，大豆，落花生など
魚介類	サバ，マグロ，アジ，エビ，カニなど
野菜・果物類	ほうれんそう，なす，たけのこ，山いも，リンゴ，バナナ，キウイフルーツ，メロンなど

＊85-2 **食物アレルギーの主な原因物質**＊

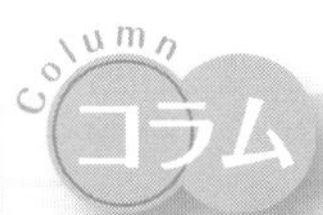

加工食品のアレルギー表示

食物アレルギーは，アレルゲンを含む食品摂取を避けることが，症状を発症させない有効な手段である。このため，原材料がわかりにくい加工食品などでは，原材料の表示が重要になってくる。2014年８月31日までにカシューナッツ，ごまが追加され，容器包装に入れられた加工食品は，下表のような原材料の表示がされることとなっている。

区分	原材料
表示義務	卵，乳，小麦，エビ，カニ，そば，落花生
努力義務	あわび, いか, イクラ, オレンジ, カシューナッツ, キウイフルーツ, 牛肉, くるみ, ごま, サケ, サバ, 大豆，鶏肉, バナナ, 豚肉, まつたけ, もも, やまいも, りんご, ゼラチン

F 腫瘍マーカー検査

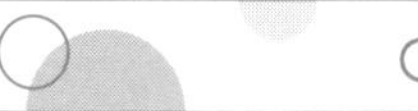

腫瘍マーカー（tumor marker）とは，腫瘍細胞に特有の成分，あるいは腫瘍細胞が産生する成分で，それを検査することがガンの診療に役立つものをいう。通常はモノクローナル抗体を用いて検査される。

腫瘍マーカー検査は，ガンの進展度，経過観察での指標，治療後の再発のモニターなどとして応用される。ガンのスクリーニング検査としての応用も

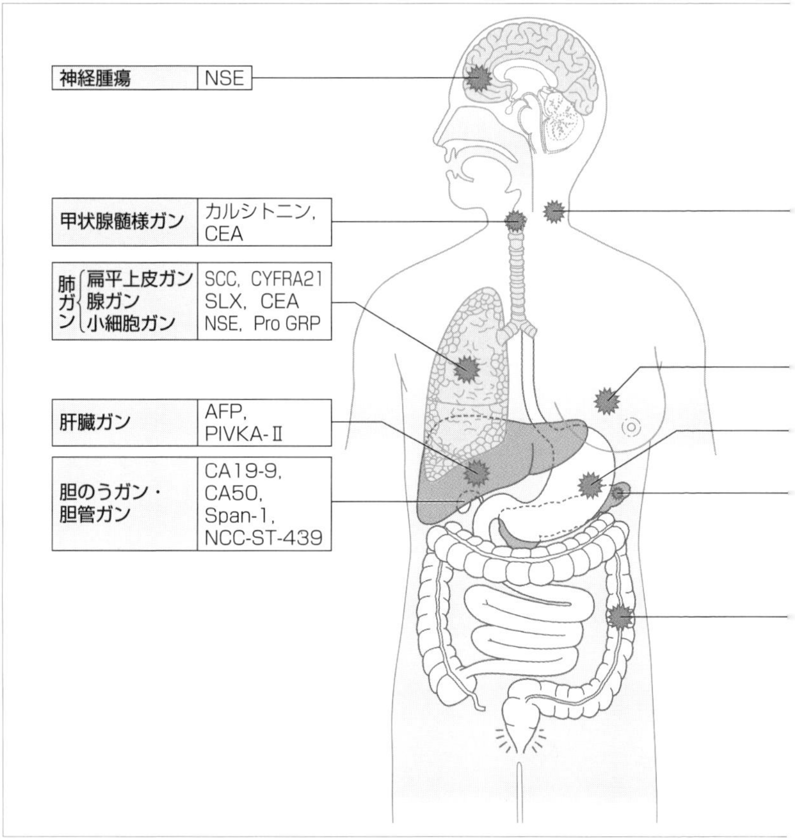

神経腫瘍	NSE
甲状腺髄様ガン	カルシトニン，CEA
肺ガン 扁平上皮ガン	SCC，CYFRA21
肺ガン 腺ガン	SLX，CEA
肺ガン 小細胞ガン	NSE，Pro GRP
肝臓ガン	AFP，PIVKA-Ⅱ
胆のうガン・胆管ガン	CA19-9，CA50，Span-1，NCC-ST-439

＊F-1　主な腫瘍マーカーと反応する臓器＊

あるが，ガン以外の良性疾患でも陽性になることがあり，ガンを早期診断する目的には必ずしも適していない。ただし，慢性肝炎や肝硬変など，肝臓ガンの発症リスクの高い患者では，定期的にアルファフェトプロテインなどの腫瘍マーカーを調べることが肝臓ガンの発症を診断するのに有用である。

腫瘍マーカーには，F-1，2のように様々な種類があり，腫瘍の種類を問わない臓器非特異的マーカーと，特定の腫瘍で高率に検出される臓器特異的マーカーがある。これらを適宜組み合わせてガンの診療に応用される。

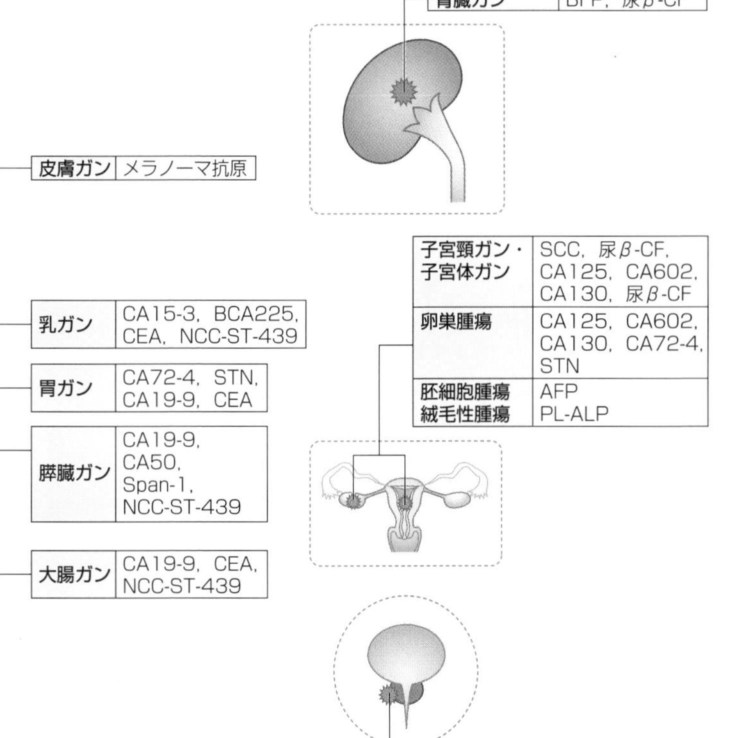

腫瘍マーカー(カットオフ値)	甲状腺ガン	肺ガン	食道ガン	胃ガン	結腸ガン・直腸ガン	膵臓ガン
AFP(<20ng/mL)						
BCA225(≦160U/mL)						
BFP(≦75ng/mL)		●	●	●	●	
CA15-3 (≦30U/mL)						
CA19-9(≦37U/mL)		●	●	●	●	●
CA50(≦40U/mL)						●
CA72-4(≦4.0U/mL)				●	●	
CA125(≦50U/mL)		●				●
CA130(≦35U/mL)		●				●
CEA(≦2.5ng/mL)	●	●	●	●	●	●
DUPAN-2(≦150U/mL)				●		●
IAP(≦500μg/mL)		●	●	●	●	
KM01(<530U/mL)						●※4
NCC-ST-439(≦7.0U/mL)		●※1		●	●	●※5
NSE(≦10ng/mL)		●※2				
PIVKA-Ⅱ(≦0.1AU/mL)						
POA(≦15U/mL)						●
SCC(≦1.5ng/mL)		●※3	●			
SLX(≦38U/mL)		●				●
SPan-1(≦30U/mL)						●
STN(≦45U/mL)				●	●	
TPA(≦110U/l)		●	●	●	●	
エラスターゼ1 (100~400ng/dL)						●
その他のマーカー	A					

＊F-2 腫瘍マーカーの種類，カットオフ値，対象となる腫瘍＊

※1 腺ガン，※2 肺小細胞ガン，※3 肺扁平上皮ガン，※4 1型糖鎖抗原，※5 2型糖鎖抗原
※6 子宮頸部ガン

肝細胞ガン	肝内胆管ガン	胆道ガン 胆のうガン・	腎臓ガン	膀胱ガン	乳ガン	子宮ガン	腺ガン 卵巣ガン・	前立腺ガン	精巣ガン
●									
					●				
			●	●		●	●	●	●
					●				
	●	●					●		
●	●	●							
							●		
						●	●		
●							●		
	●	●			●		●		
●	●	●	●						
			●	●		●	●		
●	●	●※4							
	●	●※5			●				
●									
	●	●							
		●				●※6			
	●	●					●		
●	●	●							
							●		
				●	●	●	●		
								B	

A：サイログロブリン，カルシトニンは健康人より極端に多く分泌されて，カルシウム代謝異常を起こしたりする。

B：PSA，PAP，γ-Sm

検査項目 86

アルファフェトプロテイン

英文	略語
alpha-fetoprotein	AFP

基準値

	基準値
AFP	10ng/mL以下

生理学的意義

元来は胎児の肝臓と卵黄のうで産生される分子量約6万5000の糖タンパクで，出生後には急速に低下するが，肝臓ガン細胞ではこのタンパクの合成が活発になる。胎児におけるAFPの機能は明らかではないが，アルブミンと分子量が近いので，物質の運搬作用や，免疫機能などに関与していることが考えられている。

検査の意義

肝臓ガンの約90%で陽性になり，肝臓ガンの診断，治療後の経過観察，転移や再発のモニターとして有用である。

異常値になるメカニズム

肝細胞ガンや劇症肝炎からの回復期など，肝細胞の増殖が活発になるときに産生が亢進する。

AFPが異常値になるのは，次のような病態がある。

◆高値になる場合

①**悪性腫瘍**　肝細胞ガン，転移性肝臓ガンなど。

②**肝疾患**　急性肝炎，慢性肝炎，肝硬変など。

③**その他**　腎不全，糖尿病，妊娠など。

メモ

C型肝炎ウイルスの感染者では慢性肝炎から肝硬変を経て肝細胞ガンを発症することが多い。このため，C型肝炎ウイルス陽性者に対しては定期的にAFPをチェックしておくことが望ましい。

AFPは慢性肝炎や肝硬変でも高値となり，高値だからといって必ずしも肝細胞ガンとは限らない。しかし，慢性肝炎や肝硬変で経過を観察している患者で，AFPが急激に高値になったときは肝細胞ガンの存在を疑う。

検査項目 87

ガン胎児性抗原

英文	略語
carcinoembryonic antigen	CEA

基準値

	基準値
CEA	2.5ng/mL以下

生理学的意義

大腸ガンなど，主に消化器ガン細胞の産生する分子量約18万の糖タンパクである。

検査の意義

ガンの早期診断には役立たないが，CEA産生腫瘍を疑う場合には診断の補助になる。CEA陽性のガンの治療効果判定，経過観察，再発のモニターに有用である。

異常値になるメカニズム

消化管細胞が腫瘍化する際にCEAを過剰に産生するようになる。

CEAが異常値になるのは，次のような病態がある。

◆高値になる場合

①**腫瘍**　結腸・直腸ガン，胃ガン，肺ガン，乳ガン，卵巣ガン，甲状腺髄様ガンなど。

②**非腫瘍性疾患**　肺炎，気管支炎，結核，潰瘍性大腸炎，急性肝炎，慢性肝炎，肝硬変など。

③**その他**　ヘビースモーカー，加齢など。

メ　モ

大腸ガンの患者では，手術前にCEAを測定しておき，手術後にCEAをモニターして治療効果の判定を行う。また，定期的なチェックにより，転移や再発の有無を確認することができる。

CEAはヘビースモーカーや高齢者でも高値になることがある。しかし，これらの高値は軽度であり，かなりの高値の場合はガンを疑う。

検査項目 88

CA19-9

英文

carbohydrate antigen 19-9

基準値

	基準値
CA19-9	37U/mL以下

生理学的意義

CA19-9は，ルイスA（Lea）の血液型糖鎖にシアル酸が結合した形のシアリルルイスAで，血清中では分子量が500万以上の巨大シアロムチンとして存在する。唾液腺，胆管上皮，膵管上皮の組織中に微量に検出され，膵管・胆管・消化器・気管支の腺ガンで多く産生される。

検査の意義

CA19-9を産生する腫瘍の診断の補助，治療効果の判定，経過観察，再発モニターに有用である。

異常値になるメカニズム

消化器系の悪性腫瘍を中心に陽性になる。

CA19-9が異常値になるのは，次のような病態がある。

◆高値になる場合

①**腫瘍**　膵臓ガン，胆のう・胆管ガン，胃ガン，大腸ガン，卵巣ガン，子宮内膜ガン，肺ガンなど。

②**非腫瘍性疾患**　胆石症，胆管炎，膵炎，気管支のう胞，気管支拡張症，肺結核，卵巣のう腫など。

メモ

CA19-9が高値になる代表的な疾患が膵臓ガンである。膵臓ガンは症状が出にくく，かつ検査でも発見しにくいことが多いが，CA19-9が膵臓ガンの発見に役立つことがある。

CA19-9は胆管や膵管などに分泌されるため，分泌が障害される胆石症や膵炎で高値になる。

第3章
検査の基準値

＊表1 **尿検査**＊

検査項目	基準値		異常値を示す主な疾患
タンパク	(−)〜(±)		陽性：腎炎，ネフローゼ症候群，発熱 p.88
糖	(−)		陽性：糖尿病，腎性糖尿，ステロイド服用，膵炎，脳出血，妊娠 p.86
潜血	(−)		陽性：腎・尿路系の炎症，結石，腫瘍，出血性素因，腎臓外傷 p.90
ウロビリノゲン	(±)〜(+)		強陽性：肝障害，血管内溶血，体質性黄疸，便秘
ビリルビン	(−)		陽性：閉塞性黄疸，体質性黄疸
ケトン体	(−)		陽性：飢餓，糖尿病性ケトアシドーシス，嘔吐，下痢，空腹，発熱
沈渣	赤血球：＜2個/毎視野		陽性：腎・尿路系の炎症，結石，腫瘍，出血性素因
	白血球：＜4個/毎視野		陽性：膀胱炎，腎盂炎，尿道炎，前立腺炎
	上皮細胞：(−)〜扁平上皮が少数		陽性：膀胱炎
	円柱：(−)〜硝子円柱が少数		陽性：腎炎，尿細管障害，ネフローゼ症候群
	結晶：(−)〜尿酸塩，リン酸塩，シュウ酸塩		陽性：尿路結石症
	細菌：＜4個/毎視野		陽性：膀胱炎，腎盂炎，尿道炎

＊表2 **便検査**＊

検査項目	基準値	異常値を示す主な疾患
潜血反応	(−)	陽性：消化管出血(潰瘍，悪性腫瘍)
寄生虫卵	(−)	陽性：寄生虫症

＊表3 **血球検査**＊

検査項目	基準値	異常値を示す主な疾患
赤血球数（RBC）	男410万～530万/μL 女380万～480万/μL	高値：真性多血症，脱水，ストレス，多血症 低値：貧血，白血病，悪性腫瘍，出血 p.92
ヘモグロビン（Hb）	男14～18g/dL 女12～16g/dL	
ヘマトクリット（Ht）	男40～48% 女36～42%	
平均赤血球容積（MCV）	81～99fL	高値：大球性貧血 低値：小球性貧血 p.92
平均赤血球ヘモグロビン量（MCH）	26～32pg	低値：低色素性貧血 p.92
平均赤血球ヘモグロビン濃度（MCHC）	32～36%	
白血球数（WBC）	4000～9000/μL	高値：感染症，急性心筋梗塞，白血病，真性多血症，溶血 低値：全身性エリテマトーデス（SLE），白血病，無顆粒球症，再生不良性貧血，骨髄異形成症候群，薬剤副作用 p.96
白血球分画	桿状核好中球：2.0～13.0% 分葉核好中球：38.0～58.0%	高値：感染症，炎症，急性中毒 低値：ウイルス感染症，腸チフス，再生不良性貧血，白血病，SLE，無顆粒球症，肝硬変 p.98
	好酸球：0.2～6.8%	高値：アレルギー性疾患，寄生虫症，膠原病 低値：腸チフス，クッシング症候群，ストレス p.98
	好塩基球：0.0～1.0%	高値：慢性骨髄性白血病 p.98
	単球：2.3～7.7%	高値：骨髄単球性白血病，無顆粒球症の回復期 低値：重症敗血症，悪性貧血 p.98

白血球分画	リンパ球：26.2～46.6%	高値：ウイルス感染症，伝染性単核球症，アレルギー性疾患，慢性リンパ性白血病 低値：急性感染症の初期，悪性リンパ腫，全身性エリテマトーデス(SLE) p.98
血小板数(PLT)	12万～40万/μL	高値：本態性血小板血症，真性多血症，出血 低値：特発性血小板減少性紫斑病(ITP)，肝硬変，抗ガン薬使用 p.101

＊表4 **止血関連検査**＊

検査項目	基準値	異常値を示す主な疾患
プロトロンビン時間(PT)	10～12秒	延長：Ⅱ・Ⅴ・Ⅶ・Ⅹ因子欠乏症，肝障害，播種性血管内凝固症候群(DIC)，ビタミンK欠乏症 p.104
プロトロンビン比	0.85～1.2	
活性化部分トロンボプラスチン時間(APTT)	30～40秒	延長：Ⅻ・Ⅺ・Ⅹ・Ⅸ・Ⅷ因子欠乏症，DIC，ビタミンK 欠乏症，肝障害 p.104
フィブリノゲン(Fbg)	170～410mg/dL	高値：感染症，悪性腫瘍，脳血栓症，心筋梗塞，膠原病，手術後 低値：無フィブリノゲン血症，DIC，肝障害 p.104
FDP	5μg/mL以下	高値：DIC，血栓症，悪性腫瘍，手術後 p.104

＊表5 **血液生化学検査**＊

検査項目	基準値	異常値を示す主な疾患
総タンパク質(TP)	6.5～8.1g/dL	高値：炎症，脱水，多発性骨髄腫 低値：低栄養，吸収不良症候群，肝障害，ネフローゼ症候群，火傷 p.109
アルブミン(Alb)	4.1～5.1g/dL	高値：脱水 低値：肝硬変，ネフローゼ症候群，吸収不良症候群，低栄養 p.112

総コレステロール（T-Chol）	130～220mg/dL	高値：原発性・続発性高コレステロール血症，甲状腺機能低下症，ネフローゼ症候群，閉鎖性黄疸，悪性腫瘍 低値：家族性低コレステロール血症，肝障害，甲状腺機能亢進症 p.113
HDLコレステロール（HDL-Chol）	男37～57mg/dL 女36～70mg/dL	高値：家族性高HDLコレステロール血症，コレステロールエステル転送タンパク質（CETP）欠損症 低値：高リポタンパク血症，虚血性心疾患，脳梗塞，肥満症，喫煙 p.119
トリグリセリド（TG）	55～149mg/dL	高値：肥満症，糖尿病，肝・胆道系疾患，甲状腺機能低下症 低値：甲状腺機能亢進症，肝硬変，低栄養 p.120
血糖（BS，GLU）	60～110mg/dL（空腹時）	高値：糖尿病，肝疾患，脳血管障害 低値：肝疾患，経口糖尿病薬使用 p.124
HbA1c（ヘモグロビンA1c）	4.3～5.8%	高値：高血糖状態の持続 低値：赤血球寿命の短縮 p.128
総ビリルビン（T-Bil）	0.3～1.2mg/dL	高値：肝炎，肝硬変，肝ガン，胆石症，溶血性貧血 p.143
直接ビリルビン（D-Bil）	0.0～0.2mg/dL	高値：肝炎，胆汁うっ滞，胆石症 p.143
TTT（チモール混濁試験）	0～5単位	高値：慢性肝炎，肝硬変，肝ガン，多発性骨髄腫 p.148
ZTT（硫酸亜鉛混濁試験）	4～12単位	高値：慢性肝炎，肝硬変，肝ガン，多発性骨髄腫 p.148
CK（クレアチンキナーゼ）	35～175U	高値：心筋梗塞，筋ジストロフィ，ショック，運動，手術後
AST（GOT）	13～35 IU/L	高値：急性肝炎，心筋梗塞，肝硬変 p.132
ALT（GPT）	8～48 IU/L	高値：急性肝炎，慢性肝炎，肝硬変，肝ガン，脂肪肝 p.132
LD（乳酸脱水素酵素）	109～210 IU/L	高値：肝炎，心筋梗塞，悪性腫瘍，多発性筋炎，悪性貧血 p.135

γ-GT	男 7 ～60 IU/L 女 7 ～38 IU/L	高値：アルコール性肝炎，閉塞性黄疸，薬剤性肝炎 p.138
ALP(アルカリホスファターゼ)	86～252 IU/L	高値：肝・胆道系疾患，骨疾患，副甲状腺機能亢進症，妊娠，小児 p.140
コリンエステラーゼ(ChE)	172～457 IU/L	高値：ネフローゼ症候群，糖尿病性腎症 低値：肝硬変，農薬中毒，サリン中毒 p.146
アミラーゼ(AMY)	50～180 IU/L	高値：急性膵炎，慢性膵炎，膵ガン，イレウス，耳下腺炎 p.151
血中尿素窒素(UN)	7 ～19mg/dL	高値：腎不全，腎炎，心不全，脱水，消化管出血 p.155
クレアチニン(Crea)	男0.7～1.1mg/dL 女0.5～0.9mg/dL	高値：腎炎，腎不全，先端巨大症，甲状腺機能亢進症 p.157
尿酸(UA)	男4.0～7.0mg/dL 女3.0～5.5mg/dL	高値：痛風，白血病，腎不全 p.159
アポタンパク	Apo-AⅠ： 122～161mg/dL Apo-AⅡ： 25～35mg/dL	増加：高HDL-コレステロール血症，糖尿病 低下：高トリグリセリド血症，肝・胆道系疾患，腎不全
	Apo-B： 69～105mg/dL	増加：家族性高コレステロール血症，家族性複合型脂質異常症，糖尿病，甲状腺機能低下症，ネフローゼ症候群
	Apo-CⅡ： 1.6～4.2mg/dL Apo-CⅢ： 5.5～9.5mg/dL	増加：原発性高カイロミクロン血症，高トリグリセリド血症，Ⅲ型脂質異常症，糖尿病 低下：肝硬変
	Apo-E： 2.7～4.5mg/dL	増加：Ⅲ型脂質異常症，糖尿病，肝疾患，ネフローゼ症候群 低下：アポE欠損症
ナトリウム(Na)	135～147mEq/L	高値：脱水，下痢，発汗，尿崩症，原発性アルドステロン症 低値：アジソン病，利尿薬使用，嘔吐，下痢，抗利尿ホルモン(ADH)不適切分泌症候群 p.162

カリウム (K)	3.5〜5.0mEq/L	高値：腎不全，アジソン病，血管内溶血 低値：利尿薬使用，原発性アルドステロン症 p.165
クロール (Cl)	98〜108mEq/L	高値：脱水，代謝性アシドーシス，呼吸性アルカローシス 低値：嘔吐，腎不全，代謝性アルカローシス，呼吸性アシドーシス p.167
カルシウム (Ca)	8.5〜10.1mg/dL	高値：副甲状腺機能亢進症，多発性骨髄腫，悪性腫瘍，ビタミンD過剰症，急性腎不全 低値：副甲状腺機能低下症，慢性腎不全，ビタミンD欠乏症 p.168
リン (P)	2.4〜4.3mg/dL	高値：急性腎不全，慢性腎不全，副甲状腺機能低下症 低値：副甲状腺機能亢進症，ビタミンD欠乏症，吸収不良症候群 p.170
鉄 (Fe)	男60〜200μg/dL 女50〜160μg/dL	高値：ヘモクロマトーシス，再生不良性貧血 低値：鉄欠乏性貧血，多血症，無トランスフェリン血症 p.200
不飽和鉄結合能 (UIBC)	男 77〜304μg/dL 女132〜412μg/dL	高値：鉄欠乏性貧血，多血症 低値：肝硬変，ネフローゼ症候群，悪性腫瘍，慢性炎症 p.202

＊表6 **ホルモン検査**＊

検査項目	基準値	異常値を示す主な疾患
成長ホルモン (GH)	男1.5ng/mL以下 女0.2〜9.0ng/mL (早朝空腹時)	高値：下垂体腫瘍(巨人症・先端巨大症)，異所性GH産生腫瘍 低値：下垂体機能低下症(下垂体腫瘍，分娩後など)，下垂体性小人症 p.176
副腎皮質刺激ホルモン (ACTH)	5〜40pg/mL (早朝空腹安静時)	高値：下垂体性クッシング症候群，ACTH産生腫瘍 低値：副腎皮質腫瘍によるクッシング症候群，コルチゾール産生腫瘍 p.177

甲状腺刺激ホルモン(TSH)	0.3～4.0 μU/mL	高値：甲状腺機能低下症，TSH産生腫瘍，慢性甲状腺炎 低値：甲状腺機能亢進症 p.178
抗利尿ホルモン(ADH)	0.3～3.5pg/mL	高値：ADH不適切分泌症候群（SIADH），腎性尿崩症 低値：尿崩症 p.182
遊離型トリヨードサイロニン(FT_3)	3.0～5.8pg/mL	高値：甲状腺機能亢進症，亜急性甲状腺炎，橋本病の急性増悪 低値：甲状腺機能低下症，低T_3症候群，副腎皮質ステロイド服用 p.184
遊離型サイロキシン(FT_4)	0.85～2.15ng/dL	高値：甲状腺機能亢進症，亜急性甲状腺炎，橋本病の急性増悪 低値：甲状腺機能低下症，副腎皮質ステロイド服用 p.184
副甲状腺ホルモン(PTH)	1.3ng/mL以下(PTH-C)	高値：副甲状腺機能亢進症，腎不全，ビタミンD欠乏症 低値：副甲状腺機能低下症，高カルシウム血症 p.186

＊表7　**炎症関連の免疫・血清検査**＊

検査項目	基準値	異常値を示す主な疾患
CRP	0.3mg/dL以下	高値：細菌・ウイルス感染症，膠原病，悪性腫瘍，梗塞性疾患 p.210
抗核抗体(ANA)	40倍未満	高値：全身性エリテマトーデス(SLE)，混合性結合組織病，多発性筋炎，全身性硬化症，自己免疫性肝炎 p.229
抗DNA抗体	40 IU以下	高値：SLE，混合性結合組織病，シェーグレン症候群
リウマチ因子(RF)	35 IU/mL以下	高値：関節リウマチ，SLE，強皮症，肝硬変，ウイルス感染症 p.228
抗サイログロブリン抗体	0.7U/mL以下	高値：バセドウ病，橋本病，特発性粘液水腫 p.230

抗マイクロゾーム抗体	100倍未満	高値：バセドウ病，橋本病，特発性粘液水腫 p.230
抗TSHレセプター抗体	陰性	陽性：バセドウ病
クームス試験	陰性	陽性：自己免疫性溶血性貧血，不適合輸血，不適合妊娠

＊表8　感染症関連の免疫・血清検査＊

検査項目	基準値	異常値を示す主な疾患
抗ストレプトリジンO抗体(ASO)	成人：166倍以下 小児：250倍以下	高値：溶血性連鎖球菌感染(扁桃炎，猩紅熱)，リウマチ熱，急性糸球体腎炎 p.212
梅毒血清反応(STSガラス板法，RPR法)	陰性(定性) 1倍未満(定量)	陽性：梅毒，生物学的偽陽性反応(妊娠，SLE，結核，抗リン脂質症候群，肝疾患，ウイルス感染など) p.214
梅毒血清反応(TPHA法)	陰性(定性) 80倍未満(定量)	陽性：梅毒 p.214
A型肝炎ウイルス抗体(HA抗体)	陰性	陽性：A型肝炎 p.215
B型肝炎ウイルスs抗体(HBs抗体)	陰性	陽性：B型肝炎の既往，B型肝炎ウイルスワクチン接種 p.217
B型肝炎ウイルスs抗原(HBs抗原)	陰性	陽性：B型肝炎，キャリア p.217
C型肝炎ウイルス抗体(HCV抗体)	陰性	陽性：C型肝炎 p.218
HIV抗体	陰性	陽性：エイズ p.219

＊表9 **腫瘍マーカー検査**＊

検査項目	カットオフ値※	異常値を示す主な疾患
アルファフェトプロテイン（AFP）	10ng/mL	肝細胞ガン，転移性肝ガン，急性肝炎，慢性肝炎，肝硬変，腎不全，妊娠 p.238
BCA225	160U/mL	乳ガン
CA19-9	37U/mL	膵ガン，胆のうガン，胆道ガン，胃ガン，大腸ガン p.240
CA125	35U/mL	卵巣ガン，子宮内膜症，妊娠，膵ガン，胆管ガン，肝ガン，胃ガン，肺ガン
CEA（ガン胎児性抗原）	2.5ng/mL	大腸ガン，胃ガン，肺ガン，乳ガン，卵巣ガン，肺炎，気管支炎，結核，潰瘍性大腸炎，肝炎，肝硬変，喫煙者 p.239
CYFRA21	3.5ng/mL	肺扁平上皮ガン，肺腺ガン，間質性肺炎，気管支拡張症
γ-Sm	4 ng/mL	前立腺ガン，前立腺肥大症，前立腺炎
NCC-ST-439	7 U/mL	膵ガン，胃ガン，大腸ガン，胆のう・胆管ガン，肺ガン，乳ガン，肝ガン，慢性肝疾患
NSE	10ng/mL	肺小細胞ガン，神経芽細胞腫，褐色細胞腫，網膜芽細胞腫，胃ガン，大腸ガン
PSA	3 ng/mL	前立腺ガン，前立腺肥大症，前立腺炎
SCC	1.5ng/mL	肺扁平上皮ガン，子宮頸ガン，食道ガン，皮膚ガン，肺炎，肺結核，気管支喘息，腎不全
SLX	40U/mL	肺腺ガン，膵ガン，卵巣ガン，胃ガン，大腸ガン，肝硬変
Span-1	30U/mL	膵ガン，胆のう·胆管ガン，肝ガン，胃ガン，大腸ガン，肺ガン，乳ガン，肝硬変，肝炎

※【カットオフ値】 その値を境界にして陽性か陰性かを判別する病態判断値である。

参考図書

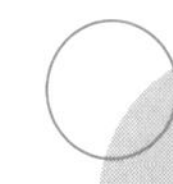

・奈良信雄著：「人体の構造・機能と疾病の成り立ち」医歯薬出版，2003年
・高久史麿他監修：「新臨床内科学第８版」医学書院，2002年
・奈良信雄著：「臨床検査小事典」中外医学社，2002年
・奈良信雄編：「治療薬マニュアル」中外医学社，2002年
・奈良信雄著：「臨床医学総論／臨床検査医学総論」医歯薬出版，2008年
・奈良信雄著：「看護アセスメントに役立つ検査値のみかた・読み方」南江堂，2001年
・奈良信雄著：「看護・栄養指導のための治療薬ハンドブック」医歯薬出版，2001年
・小柳仁他編：「標準外科学」医学書院，2001年
・福井次矢，奈良信雄編：「内科診断学第２版」医学書院，2008年
・奈良信雄著：「看護・栄養指導のための臨床検査ハンドブック第４版」医歯薬出版，2008年
・奈良信雄編：「薬の処方ハンドブック」羊土社，1999年
・黒川清他編：「EBM現代内科学」金芳堂，1997年
・奈良信雄著：「検査と疾患」メディカルカルチュア社，1996年
・奈良信雄，中村丁次著：「身体診察による栄養アセスメント—症状・身体徴候からみた栄養状態の評価・判定—」第一出版，2006年

索引

略語

欧文

数字・ギリシャ文字

A

B

C

D

E

F

G

H

I

L

M

和文

ア・あ

イ・い

ウ・う

エ・え

オ・お

カ・か

キ・き

ク・く

ケ・け

コ・こ

サ・さ

シ・し

ス・す

セ・せ

ソ・そ

タ・た

チ・ち

ツ・つ

フ・ふ

ヘ・へ

ホ・ほ

マ・ま

ム・む

URL　https://daiichi-shuppan.co.jp

上記の弊社ホームページにアクセスしてください。

＊訂正・正誤等の追加情報をご覧いただけます。

＊書籍の内容，お気づきの点，出版案内等に関するお問い合わせは，「ご意見・お問い合わせ」専用フォームよりご送信ください。

＊書籍のご注文も承ります。

＊書籍のデザイン，価格等は，予告なく変更される場合がございます。ご了承ください。

図表でわかる臨床症状・検査異常値のメカニズム

平成20(2008)年 7 月26日　初版第 1 刷発行
平成26(2014)年 5 月 1 日　第 2 版第 1 刷発行
令和 4 (2022)年 9 月12日　第 2 版第 2 刷発行

著　者　奈良信雄
発行者　井上由香

発行所　第一出版株式会社
〒102-0073 東京都千代田区九段北2-3-1 増田ビル1階
電話(03)5226-0999　FAX(03)5226-0906

印刷・製本　明和印刷

※ 著者の了解により検印は省略
定価は表紙に表示してあります。乱丁・落丁本は，お取替えいたします。

ISBN978-4-8041-1458-3　C3047